青年期			成人期			
思春期		青年後期	成人前期	成人中期		
青年前期	青年中期					
中学生期	高校生期	大学生 (新社会人)期	成人期	壮年期	向老期	老年期
13～15歳	16～18歳	19～22歳	23～35歳	36～50歳	51～64歳	65歳以上
長の個人差 肢，肩，胴，胸郭 成長	男女の身体的・生理的発達 性的充足		成長の停止 身体・体型の完成 性機能の充実	身体・精神面の充実	老化の始まり	姿勢・体型，呼吸循環系の退行性変化 体幹の前傾・前屈 下肢の屈曲変形 骨粗鬆症，転倒・骨折
	第3臼歯萌出 永久歯32本		【異常と障害】 歯周病		【異常と障害】 変形性関節症 骨折の増加	骨粗鬆症 現在歯の減少
差の拡大			年齢に伴う筋量の減少（30歳をピーク） 【異常と障害】 メタボリックシンドローム			サルコペニア 廃用性症候群
			加齢に伴う筋力の低下 →→→→→→→→→			サルコペニア 廃用性症候群
			年齢に伴う筋力の低下 →→→→→→→			呼吸循環機能低下
			良好な姿勢制御		有効支持基底面の減少→転倒骨折	
			専門的技能の習得		上肢機能の低下→ADL能力低下	
			多様な動作パターン		抗重力活動減少→起立性低血圧 骨萎縮	
			効率的な歩行		歩行速度の低下→cautious gait	
						脳重量の減少
						神経伝達物質の減少
発達						運動機能低下
呼吸機能発達の好機	呼吸数は減少，その後徐々に上昇	呼吸機能のピーク	喫煙，粉塵曝露など生活背景による呼吸機能低下 【異常と障害】 気管支喘息の慢性化，若年性COPDなど			加齢に伴う呼吸機能（1秒量）の低下
成人とほぼ同容量 循環機能発達の好機	成人とほぼ同重量 心拍数は最少		心拍数は加齢に伴わずその後一定	加齢，生活習慣による冠血管，刺激伝導路の異常		
				アミロイドなどの沈着，コラーゲン増加による線維化，石灰化		
I型糖尿病好発年齢	基礎代謝量のピーク			加齢，生活習慣によるⅡ型糖尿病，脂質異常および内分泌異常		

シンプル
理学療法学
作業療法学
シリーズ

人間発達学テキスト

監修
細田多穂
埼玉県立大学名誉教授

編集
植松光俊
星城大学名誉教授

中川法一
医療法人増原クリニック

大工谷新一
北陸大学

南江堂

● 監　修

| 細田多穂 | ほそだ　かずほ | 埼玉県立大学名誉教授 |

● 編　集

植松光俊	うえまつ　みつとし	星城大学名誉教授
中川法一	なかがわ　のりかず	医療法人増原クリニック副院長
大工谷新一	だいくや　しんいち	北陸大学医療保健学部教授

● 執筆者（執筆順）

植松光俊	うえまつ　みつとし	星城大学名誉教授
山田和政	やまだ　かずまさ	星城大学リハビリテーション学部教授
長谷川龍一	はせがわ　りゅういち	中部大学生命健康科学部教授
藤原加奈江	ふじわら　かなえ	東北文化学園大学医療福祉学部教授
中　徹	なか　とおる	アール医療専門職大学理学療法学科教授
日髙正巳	ひだか　まさみ	兵庫医科大学リハビリテーション学部教授
小形晶子	おがた　あきこ	神戸学院大学総合リハビリテーション学部助教
松本　泉	まつもと　いずみ	熊本駅前看護リハビリテーション学院理学療法学科学科長
磯崎弘司	いそざき　こうじ	常葉大学健康科学部教授
勝木員子	かつき　かずこ	了德寺大学健康科学部講師
松田雅弘	まつだ　ただみつ	順天堂大学保健医療学部理学療法学科先任准教授
小塚直樹	こづか　なおき	札幌医科大学保健医療学部教授
金井　章	かない　あきら	豊橋創造大学保健医療学部教授
大畑光司	おおはた　こうじ	京都大学大学院医学研究科講師
堀江　淳	ほりえ　じゅん	京都橘大学健康科学部教授
小林隆司	こばやし　りゅうじ	岡山医療専門職大学健康科学部教授
山口　忍	やまぐち　しのぶ	大阪保健医療大学保健医療学部教授
齋藤典昭	さいとう　のりあき	大阪保健医療大学保健医療学部講師
工藤芳幸	くどう　よしゆき	関西福祉科学大学保健医療学部講師
吉機俊雄	よしき　としお	姫路獨協大学医療保健学部特別教授
田村文彦	たむら　ふみひこ	元河原医療大学校作業療法学科
大工谷新一	だいくや　しんいち	北陸大学医療保健学部教授
中川法一	なかがわ　のりかず	医療法人増原クリニック副院長

監修のことば

　近年，高齢社会を迎え，理学療法士・作業療法士の需要が高まっている．したがって，教育には，これらを目指す学生に対する教育の質を保証し，教育水準の向上および均質化に努める責務がある．

　その一方で学生には，学習した内容を単に"暗記する"だけでなく，"理解して覚える"ということが求められるようになってきた．そのため講義で学んだ知識・技術を確実に理解できる新しい形の教科書として，理学療法領域の専門科目を網羅した「シンプル理学療法学シリーズ」が刊行された．

　そして，このたび，このシリーズと同じ理念のもとに理学療法士・作業療法士の共通基礎科目の教科書シリーズとして「シンプル理学療法学・作業療法学シリーズ」が刊行される運びとなった．

　編集にあたっては，「シンプル理学療法学シリーズ」と同様に以下の5点を特徴とし，これらを過不足のないように盛り込んだ．

1. 理学療法・作業療法の教育カリキュラムに準拠し，教育現場での使いやすさを追求する．
2. 障害を系統別に分類し，障害を引き起こす疾患の成り立ちを解説した上で，理学療法・作業療法の基礎的なガイドラインを提示する．このことにより，基本的な治療原則を間違えずに，的確な治療方法を適応できる思考を養えるようにする．
3. 実際の講義に即して，原則として1章が講義の1コマにおさまる内容にまとめる．さらに，演習，実習，PBL（問題解決型学習）の課題を取り込み，臨床関連のトピックスを「ヒント」としてコラム形式で解説する．また，エビデンスについても最新の情報を盛り込む．これらの講義のプラスアルファとなる内容を，教員が取捨選択できるような構成を目指し，さらに，学生の自習や発展学習にも対応し，臨床に対する興味へつながるように工夫する．
4. 網羅的な教科書とは異なり，理学療法士・作業療法士を目指す学生にとって必要かつ十分な知識・技術を厳選する．長文での解説は避け，箇条書きでの簡潔な解説と，豊富な図表・写真を駆使し，多彩な知識をシンプルに整理した理解しやすい紙面構成になるように努める．
5. 学生の理解を促すために，2色刷，キーワード等により重要なポイントがひとめでわかるようにする．また，予習・復習に活用できるように，「調べておこう」，「学習到達度自己評価問題」などの項目を設ける．

　また，いずれの理学療法士・作業療法士養成校で教育を受けても同等の臨床遂行能力が体得できるような，標準化かつ精選された「理学療法・作業療法教育ガイドライン＝理学療法・作業療法教育モデル・コアカリキュラム」となり得ることをめざした．これらの目的を達成するために，執筆者として各養成施設で教鞭をとられている実力派若手教員に参加いただいたことは大変に意味深いことであった．

　既存の教科書の概念を刷新した本シリーズが，学生の自己研鑽に活用されることを切望するとともに，理学療法士・作業療法士の養成教育のさらなる発展の契機となることを期待する．

　最後に，発刊・編集作業においてご尽力をいただいた諸兄に，心より感謝の意を表したい．

2014年5月

埼玉県立大学名誉教授　細田多穂

序　文

　人間発達学は"人間の一生涯にわたる発達について学ぶ学問"である．人間の発達は，決して子どもに限ったものではなく，誕生から成長，成熟を経て，最終的に死を迎える成人や高齢者にも当てはまる．ヒトの一生涯のあらゆる時期における"生活再建の支援"，つまり，リハビリテーションサービス提供を使命とする理学療法士・作業療法士・言語聴覚士にとって，人間発達学は必要不可欠な学問といえる．したがって，リハビリテーション領域における専門職を目指す学生がリハビリテーションに人間発達学を応用する意義を早くから理解できるような「人間発達学」テキストの存在が求められていた．つまり，「人間発達学」を学ぶにあたって，教育学，心理学や社会学を中心とした子どもが育つ過程である「成長」だけに重点が置かれたものではなく，一生涯を通しての「発達」に目を向け，またリハビリテーション領域で欠かせない「国際生活機能分類（ICF：International Classification of Functioning, Disability and Health）」において扱われる生活機能の構造と障害や，ヒトの発達過程における各心身機能の遅れや異常，さらには老化による影響についての理解を進めてリハビリテーション専門職の資質養成につなげるように作られたテキストの出現が待たれていた．

　こうした状況を背景に，人間発達学教育のスタンダードとなることを目指し，この度『シンプル理学療法学・作業療法学シリーズ』の1冊として本書『人間発達学テキスト』を刊行する運びとなった．本書の構成は，以下のごとく，リハビリテーションが対象とする障害の理解に重点を置いたものとしている．

1. 生活機能分類の視点（ICF）からみたリハビリテーション専門職教育に視点を置き，身体構造・脳神経・内部臓器の成長・変化，運動・感覚・認知（精神）・言語機能を中心としながらも，人間の運動機能・動作能力に影響を与えるハンドスキル，コミュニケーション，心理，精神，社会学（性）にも最小限ながら触れた章立て構成とした．
2. 各論各章末において，各機能に関する異常と障害について国際生活機能分類（ICF）に触れて簡潔に解説するとともに，各機能間の発達関連性の整理・統合のため，見返しに各論1〜9章における各機能の発達と障害の関係一覧表および発達評価の説明を加えた．
3. "生殖を終えた後の「後生殖期」が際立って長い"生物として，個体の主体化・自立を"より高い社会性"にまで発達させてきたヒトの，生涯発達の中での「生」と「死」についても触れた内容とした．

　学生が将来の治療やリハビリテーションにおいて対象とする，多岐にわたる心身機能やその成長の遅れや疾病（異常），および老化に起因する障害像について，医学をベースとしてできるだけシンプルに理解しやすいものにしたつもりであるが，十分でないところもあるかと思う．講義される先生方や学生諸君には是非とも忌憚のないご意見・ご批評をいただければと切にお願いするところである．

　最後に発刊にあたり，編集のお手伝いをいただいた南江堂の諸氏に感謝の意を表したい．

2014年5月

編集者を代表して　植松光俊

目　次

総　論

1章　人間発達とは … 1
- A　人間発達とは ……植松光俊, 山田和政　1
  - 1 発達と成長・成熟, そして老化とは …… 2
  - 2 発達の特性・規則 …… 3
  - 3 発達段階と発達課題 …… 4
  - 4 ライフステージとリハビリテーション医療 …… 4
- B　人間発達学の介護やリハビリテーションへの応用 …… 7
  - 1 理学療法 …… 7
  - 2 作業療法 ……長谷川龍一　10
  - 3 言語聴覚療法 ……藤原加奈江　11
- 学習到達度自己評価問題 …… 12

2章　人間発達学（発達科学）の理論と研究法 ……中　徹　13
- A　発達科学と学問体系 …… 13
- B　発達理論の歴史的な流れ …… 13
  - 1 18世紀──発達科学の黎明 …… 13
  - 2 19世紀──進化論から発達科学へ …… 14
  - 3 20世紀前半──発達科学の誕生 …… 14
  - 4 20世紀後半──発達科学の発展 …… 14
  - 5 21世紀──発達科学の現在 …… 15
- C　諸家の発達理論 …… 15
  - 1 運動学（運動発達） …… 15
    - a. スキャモン …… 15
    - b. マッグロウ …… 15
    - c. ゲゼル …… 15
    - d. ミラニー・コンパレッティ …… 15
    - e. フランケンバーグ …… 15
    - f. フォスベルグ …… 16
  - 2 心理学 …… 16
    - a. ビネー …… 16
    - b. フロイト …… 16
    - c. ウェルナー …… 16
    - d. シュテルン …… 16
    - e. ハヴィガースト …… 16
    - f. ワロン …… 16
    - g. エリクソン …… 17
    - h. サリバン …… 17
    - i. マズロウ …… 17
    - j. ピアジェ …… 18
    - k. コールバーグ …… 18
    - l. バウアー …… 18
    - m. プロミン …… 18
    - n. ジェンセン …… 18
    - o. シーグラー …… 18
  - 3 神経心理学（認知神経科学） …… 19
    - a. ヘッブ …… 19
    - b. ワディントン …… 19
    - c. フッテンロッハー …… 20
    - d. セーレン …… 20
    - e. ダマシオ …… 20
    - f. 中山 …… 20
  - 4 行動科学 …… 20
    - a. ワトソン …… 20
    - b. ローレンツ …… 20
    - c. スキナー …… 20
  - 5 社会学 …… 20
    - a. パーテン …… 20
    - b. ヴィゴツキー …… 20
    - c. ボウルビー …… 21
    - d. ルリヤ …… 21
- D　発達科学の研究方法 …… 21
  - 1 発達の諸領域と研究方法 …… 21
  - 2 発達科学における種々の研究手段と研究方法 …… 21
- 学習到達度自己評価問題 …… 22

3章　自然科学からみた人間
　　　　　　　　　　　　　　日髙正巳，小形晶子　23
- A　解剖生理学　23
  - ① ヒトの身体は細胞の集合体である　23
  - ② 人間発育・発達は細胞分裂の繰り返しである　24
- B　系統発生（遺伝）学　24
  - ① 出生まで　24
    - a. 受精から着床まで　24
    - b. 着床から胚葉への分化　24
    - c. 器官形成　24
  - ② 出生後　25
- C　体育学（スポーツ科学）　26
  - ① 運動能力指標（文部科学省，体力テスト）　27
  - ② 体力テスト項目　27
  - ③ 体力の加齢に伴う変化　27
  - ④ 体力と運動習慣　28
- D　行動科学　30
  - ① 乳児期　30
  - ② 幼児期・学童期　30
  - ③ 成人期　31
  - ④ 老年期　31
- E　自然科学からみた人間発達のリハビリテーションへの応用　31
- 学習到達度自己評価問題　32

4章　社会科学からみた人間
　　　　　　　　　　　　　　松本　泉　33
- A　社会とは　33
- B　社会科学とは　33
- C　発達と社会学的側面　34
- D　発達と法律　36
- E　発達と経済　37
- F　社会科学からみた人間発達のリハビリテーションへの応用　38
- 学習到達度自己評価問題　40

各論

1章　身体運動器機能─身体構造1：胎児期〜青年期　41
- A　体格・脊柱・姿勢・性徴　　磯崎弘司　41
  - ① 胎児期（受精から出生）の体格・脊柱・姿勢・性徴の発達　41
  - ② 新生児期（生後28日以内）〜乳児期（1歳未満）の体格・脊柱・姿勢・性徴の発達　42
  - ③ 幼児期（1歳半〜6歳未満）〜学童期（6〜12歳以下）の体格・脊柱・姿勢・性徴の発達　46
  - ④ 青年期（思春期含む22歳まで）の体格・脊柱・姿勢・性徴の発達　47
- B　歯・骨　　勝木員子　49
  - ① 歯の発達　49
    - a. 乳児期　49
    - b. 幼児期　49
    - c. 学童期　50
    - d. 成人期　50
  - ② 骨の発生・発達　50
    - a. 胎児期　50
    - b. 新生児期　50
    - c. 乳児期　51
    - d. 幼児期　51
    - e. 学童期　51
    - f. 学童期〜青年期　51
- C　筋肉　　松田雅弘　52
  - ① 体組成の中の骨格筋　52
  - ② 胎児期の筋肉と筋力の特徴　52
  - ③ 新生児期〜乳幼児期の筋肉と筋力の特徴　53
  - ④ 学童期〜青年期の筋肉と筋力の特徴　53
- D　異常と障害　56
  - ① 体格・脊柱・姿勢の異常と障害　　磯崎弘司　56
    - a. 胎児期　56

b. 新生児期・・・・・・・・・・・・・・・・・・・・・・・57
　　c. 学童期・・・・・・・・・・・・・・・・・・・・・・・・・57
　　d. 青年期・・・・・・・・・・・・・・・・・・・・・・・・・57
　2 歯の異常と障害・・・・・・・・・・勝木員子　57
　　a. 新生児期・・・・・・・・・・・・・・・・・・・・・・・57
　　b. 学童期・・・・・・・・・・・・・・・・・・・・・・・・・57
　　c. 青年期・・・・・・・・・・・・・・・・・・・・・・・・・58
　3 骨の異常と障害・・・・・・・・・・・・・・・・・・・58
　　a. 胎児期・・・・・・・・・・・・・・・・・・・・・・・・・58
　　b. 新生児期・・・・・・・・・・・・・・・・・・・・・・・58
　　c. 幼児前期・・・・・・・・・・・・・・・・・・・・・・・58
　　d. 幼児後期・・・・・・・・・・・・・・・・・・・・・・・59
　　e. 学童期・・・・・・・・・・・・・・・・・・・・・・・・・59
　　f. 青年期・・・・・・・・・・・・・・・・・・・・・・・・・59
　4 筋肉の異常と障害・・・・・・・・松田雅弘　59
　学習到達度自己評価問題・・・・・・・・・・・・・・・60

2章　身体運動器機能―身体構造 2：成人期～老年期 　61

A　体格・脊柱・姿勢・性徴・・・・磯崎弘司　61
　1 成人期（23～64歳）の体格・脊柱・
　　姿勢・性徴の発達・・・・・・・・・・・・・・・・・・・61
　2 老年期（65歳以上）の体格・脊柱・
　　姿勢・性徴の発達・・・・・・・・・・・・・・・・・・・62
B　歯・骨・・・・・・・・・・・・・・・・・・・勝木員子　63
　1 歯の発達・・・・・・・・・・・・・・・・・・・・・・・・・63
　2 骨の発達・・・・・・・・・・・・・・・・・・・・・・・・・63
　　a. 成人期・・・・・・・・・・・・・・・・・・・・・・・・・63
　　b. 老年期・・・・・・・・・・・・・・・・・・・・・・・・・64
C　筋　　肉・・・・・・・・・・・・・・・・松田雅弘　64
　1 成人期・・・・・・・・・・・・・・・・・・・・・・・・・・・64
　　a. 成人期の筋肉と筋力の特徴・・・・・・・・64
　2 老年期・・・・・・・・・・・・・・・・・・・・・・・・・・・65
　　a. 老年期の筋肉と筋力の特徴・・・・・・・・65
　　b. 高齢者の筋肉と筋力の性差・・・・・・・・67
　　c. 高齢者の筋力低下と生活機能の関連・・・67
D　異常と障害・・・・・・・・・・・・・・・・・・・・・・・・67
　1 体格・脊柱・姿勢・性徴の異常と障害
　　・・・・・・・・・・・・・・・・・・・・・・・磯崎弘司　67

　2 歯の異常と障害・・・・・・・・・・勝木員子　67
　　a. 成人期・・・・・・・・・・・・・・・・・・・・・・・・・67
　　b. 老年期・・・・・・・・・・・・・・・・・・・・・・・・・68
　3 骨の異常と障害・・・・・・・・・・・・・・・・・・・69
　　a. 老年期・・・・・・・・・・・・・・・・・・・・・・・・・69
　4 筋肉の異常と障害・・・・・・・・松田雅弘　71
　　a. 成人期の代表的な筋疾患・・・・・・・・・・・71
　学習到達度自己評価問題・・・・・・・・・・・・・・・71

3章　身体運動器機能―運動・歩行 1：胎児期～青年期
　　　　・・・・・・・・・・・・・・・・・・・・・小塚直樹　73

A　身体運動の発達とは・・・・・・・・・・・・・・・73
　1 胎児期・・・・・・・・・・・・・・・・・・・・・・・・・・・74
　2 新生児期・・・・・・・・・・・・・・・・・・・・・・・・・74
　3 乳児期・・・・・・・・・・・・・・・・・・・・・・・・・・・74
　　a. 12ヵ月以降の歩行の発達・・・・・・・・・77
　　b. 12～15ヵ月までの上肢機能・・・・・・78
　4 幼児期・・・・・・・・・・・・・・・・・・・・・・・・・・・79
　　a. 18～72ヵ月までの粗大運動機能・・・79
　　b. 18～72ヵ月までの上肢機能・・・・・・79
　5 学童期・・・・・・・・・・・・・・・・・・・・・・・・・・・79
　6 青年期・・・・・・・・・・・・・・・・・・・・・・・・・・・80
B　筋肉，筋力，耐久力の発達・・・・・・・・・80
　1 発達段階の筋肉と筋力・・・・・・・・・・・・・80
　2 発達段階と筋持久力・・・・・・・・・・・・・・・81
C　発達期における異常と障害・・・・・・・・・83
　学習到達度自己評価問題・・・・・・・・・・・・・・・83

4章　身体運動器機能―運動・歩行 2：成人期～老年期
　　　　・・・・・・・・・・・・・・・・・・・・・金井　章　85

A　筋　　力・・・・・・・・・・・・・・・・・・・・・・・・・・85
　1 筋力とは・・・・・・・・・・・・・・・・・・・・・・・・・85
　2 加齢に伴う筋量の減少・・・・・・・・・・・・・85
　3 老年期における筋機能変化・・・・・・・・・86
B　体　　力・・・・・・・・・・・・・・・・・・・・・・・・・・87
　1 成人期の体力・・・・・・・・・・・・・・・・・・・・・87
　2 老年期の体力・・・・・・・・・・・・・・・・・・・・・87
　3 呼吸循環機能と運動耐用能・・・・・・・・・87

C 姿勢制御（バランス）……………88
　① 成人期の姿勢制御……………88
　② 老年期の姿勢制御……………88
D 上肢機能（手を含む）……………88
　① 成人期の上肢機能……………88
　② 加齢と上肢機能………………88
E 重力刺激と起居動作………………89
　① 重力刺激と身体機能…………89
　② ADLと転倒・骨折……………89
F 歩　　行……………………………90
　① 成人期以降の加齢による歩行の変化……90
　② 老年期の歩行と転倒…………90
G 異常と障害…………………………91
　① 成人期…………………………91
　② 老年期…………………………92
　学習到達度自己評価問題………………92

5章　身体運動器機能―脳神経系機能（反射・反応）
　　　　　　　　　　　　大畑光司　93

A 発達期における中枢神経の変化…93
　① 胎児期から乳児期にいたる神経系の変化
　　……………………………………93
　　a．神経系の発生学的変化……93
　　b．軸索の髄鞘化と樹状突起の変化……94
　　c．シナプス投射とその刈り込み……94
　② 老年期の中枢神経の変化……95
B 反射・反応…………………………96
　① 新生児期・乳児期の反射・反応……96
　　a．原始反射……………………96
　　b．姿勢反射……………………98
C 粗大運動・微細運動………………101
　① 運動の発達……………………101
　　a．胎児期の行動発達…………101
　　b．ジェネラルムーブメント…101
　② 新生児期，乳児期の運動発達…101
　③ 幼児期までの粗大運動・微細運動の発達
　　……………………………………103
　④ 学童期・青年期の粗大運動・微細運動の発達……103

　⑤ 成人期・老年期の粗大運動・微細運動の発達……103
D 異常と障害…………………………104
　① 運動発達の遅延と急激な老化…104
　　a．胎児期〜乳児期……………104
　　b．学童期………………………104
　　c．老年期………………………104
　学習到達度自己評価問題………………104

6章　身体運動器機能―内部（生理）機能………堀江　淳　105

A 呼　　吸……………………………105
　① 呼吸器系とは…………………105
　② 胎児期の呼吸機能の発達（呼吸器系の発生）……106
　③ 新生児期〜幼児期の呼吸機能の発達（呼吸器系の成長）……107
　④ 成人期〜老年期の呼吸機能（呼吸器系の老化）……108
B 循　　環……………………………109
　① 循環器系とは…………………109
　② 胎児期の循環機能の発達（循環器系の発生）……110
　③ 新生児期〜幼児期の循環機能の発達（循環器系の成長）……110
　④ 成人期〜老年期の循環機能（循環器系の老化）……111
C 代　　謝……………………………112
　① 代謝とは………………………112
　② 胎児期の代謝機能の発達……112
　③ 新生児期〜幼児期の代謝機能の発達（代謝系の成長）……113
　④ 成人期〜老年期の代謝機能（代謝系の老化）……113
D 異常と障害…………………………114
　学習到達度自己評価問題………………115

7章 身体運動器機能―感覚・認知機能（精神状態） ……小林隆司 117

- A 感覚・知覚・認知とは ……117
- B 感覚・知覚面の発達 ……117
  - 1 視覚（視知覚）関連機能の発達 ……118
    - a. 視力の発達 ……118
    - b. 眼球運動の発達 ……119
    - c. 物体視と奥行き知覚の発達 ……120
  - 2 聴覚機能の発達 ……121
- C 認知面の発達 ……122
  - 1 学童期までの知能の発達（ピアジェの認知発達段階） ……123
  - 2 青年期以降の知能の発達 ……123
  - 3 記憶の発達 ……123
  - 4 うつ ……126
- D 異常と障害 ……127
- 学習到達度自己評価問題 ……127

8章 言語機能 ……山口 忍，齋藤典昭，工藤芳幸，吉機俊雄 129

- A ことばが生まれる前 ……129
  - 1 言語とは何か ……129
  - 2 音声言語を産生する器官の解剖と機能（新生児期〜乳児期第Ⅰ段階） ……130
  - 3 ことばの理解（新生児期〜乳児期第Ⅰ段階） ……131
  - 4 人との関係における言語や認知の発達 ……131
    - a. 乳児期（第Ⅰ段階：0〜4ヵ月頃） ……131
    - b. 乳児期（第Ⅱ段階：5〜7ヵ月頃） ……132
    - c. 乳児期（第Ⅲ段階：8〜10ヵ月頃） ……133
- B 音声によることばの獲得 ……134
  - 1 幼児前期 ……134
    - a. 初語〜2, 3語発話の表出 ……134
    - b. 社会的参照 ……134
    - c. 指差しと三項関係の成立 ……134
    - d. ボキャブラリー・スパート ……134
  - 2 言語による社会性の発達 ……134
    - a. 幼児前期〜後期 ……134
- C 文字の獲得 ……136
  - 1 幼児前期 ……136
    - a. 文字への関心：「文字」への気づきと読みの始まり ……136
  - 2 幼児後期以降 ……136
    - a. 就学までの読み書きの習得 ……136
- D 加齢による言語機能の低下（老年期） ……137
  - 1 音声 ……137
  - 2 聴覚 ……137
  - 3 言語 ……137
  - 4 書字 ……137
- E 異常と障害 ……138
- 学習到達度自己評価問題 ……139

9章 心理・社会性 ……田村文彦 141

- A 心理・情緒 ……141
  - 1 感情 ……143
    - a. 自尊感情 ……143
    - b. 発達課題 ……144
  - 2 性格 ……145
  - 3 気分 ……146
- B 社会性 ……147
  - 1 社会性とは ……147
    - a. 乳児期 ……147
    - b. 幼児期 ……147
    - c. 学童期 ……148
    - d. 青年期 ……148
  - 2 日常生活能力 ……148
  - 3 家族・友人・学校・職場・地域との交流 ……149
  - 4 自己制御力 ……150
  - 5 異性関係 ……151
- C 異常と障害 ……152
- 学習到達度自己評価問題 ……152

10章 生について―社会化と再社会化 ……大工谷新一 153

- A 生とは ……153
- B 社会化 ……153
  - 1 社会化とは ……153

②社会化理論･････････････････154
　　　　a. ライフコース論･････････154
　　　　b. ライフサイクル論･････････155
　　③家族，家庭の持つ社会化機能･･･････155
　　④発達段階における種々の社会化････156
　C　再社会化････････････････････158
　　①再社会化とは･･････････････158
　　②再社会化に関する研究････････158
　　　　a. 離脱説と継続説････････158
　　　　b. 活動理論と離脱理論････････159
　　③成人期（成人前期から老年期）における
　　　再社会化･･････････････････159
　D　異常と障害･･･････････････161
　　①機能・形態障害（心身機能・身体構造）
　　　････････････････････････161
　　②能力低下（活動）･･･････････161
　　③社会的不利（参加）･････････161
　　学習到達度自己評価問題･････････161

11章　死について･･････中川法一　163
　A　死とは･････････････････････163
　B　発達に伴う命の理解と死生観の変化････164
　　①幼児期･････････････････････164
　　②児童期･････････････････････164
　　③青年期･････････････････････164
　　④老年期･････････････････････165
　C　死に関する統計･･･････････166
　　①国別死亡率････････････････166
　　②死因別死亡確率･･･････････167
　　③年齢別死因順位･･･････････167
　　④自殺･････････････････････168
　　⑤過労死･･･････････････････168
　D　脳死と心臓死････････････169
　　①脳死とは何か･････････････169
　　②脳死の概念的分類･････････169
　　③植物状態とは･････････････169
　　④脳死の判定･･･････････････170
　　⑤臓器移植･････････････････170
　　⑥リビングウィルと尊厳死･････171
　E　ターミナルケア（終末期医療）････172
　　①ターミナルケアとは･･･････172
　　②日本におけるターミナルケア･･･173
　　③家族とターミナルケア･････174
　　　　a. ターミナルケア前期･････174
　　　　b. ターミナルケア中期･････174
　　　　c. ターミナルケア後期･････174
　　　　d. 死亡直前期･････････････174
　　学習到達度自己評価問題･･･････175

12章　身体構造・心身機能の発達関係と整理・統合
　･････････植松光俊，山田和政　177

付録･･･････････････････････････181
参考文献･･･････････････････････183
索引･･･････････････････････････187

総論

1. 人間発達とは

● 一般目標　GIO
1. 人間発達における生涯発達の考え方を理解する．
2. 発達・成長・成熟・老化について理解する．

● 行動目標　SBO
1. 生涯発達について説明できる．
2. 「発達」，「成長」，「成熟」，「老化」の各用語の違いと関連性について説明できる．

● 調べておこう
1. 発達段階とライフステージの違いについて調べよう．
2. 「発達課題」という用語について調べよう．

A 人間発達とは

- 人間発達学とは，その名のごとく「人間の一生涯にわたる発達について学ぶ学問」である．
- 「発達」と聞くと子ども（子どもの発達障害など）を連想しがちであるが，けっしてそうではなく，人間は生涯を通じて絶えることなく発達を続ける．
- 人間は，幼児期・学童期には身体的に著しい発達を遂げ，子どもがかかわる環境の中で身体・運動面での基礎づくりがなされる．青年期には身体活動から生じる心理・社会面での発達を遂げ，大人になるための基礎が構築される．成人期・老年期は，身体・運動面においては停滞・衰退をするが精神的には円熟期を迎え，人生を創り上げる時期となる．このように，人間が生まれてから死ぬまでの一生涯を通じて発達を続けるという概念を，生涯発達 life-span development と呼ぶ．
- そのため，人間発達学を学ぶ上で，「生とは何か」，「死とは何か」についても理解する必要がある．
- ヒトの一生涯のいかなる時期においても，「生活の支援」を使命とする理学療法士・作業療法士・言語聴覚士にとって，人間発達学は必要不可欠な学問といえる．

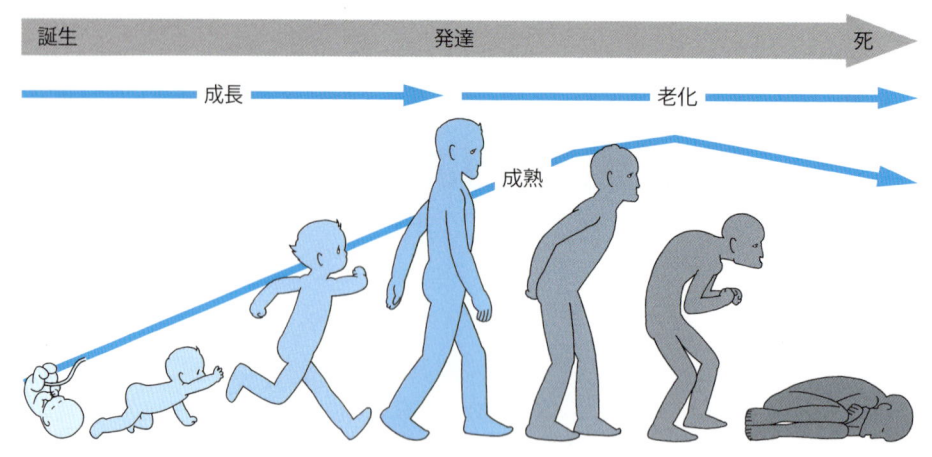

図1-1 発達と成長・成熟，そして老化

1 発達と成長・成熟，そして老化とは

- 人間は，誕生から成長，成熟を経て，最終的に死を迎える．
- 一般に，子どもが育つ過程を，発達 development，成長 growth，成熟 maturation といった用語で表現することが多いが，白井（1968）によれば，「発達とは，人が生まれて死ぬまでの心身の構造や機能に生ずる漸新的・連鎖的変化を表す概念である」とされている．この概念をふまえると，発達はけっして子どもに限ったものではなく，成人や高齢者にも当てはまる．
- 発達とは生涯にわたる心身の構造や機能の変化過程であり，成熟に達するまでの進歩的変化（成長）とそれ以後の死にいたるまでの退歩的変化（老化 aging）に分けることができる（図1-1）．
- 成長における進歩的変化とは，「体の形や大きさが大きくなる（成人に近づく）」といった増大的変化をいう．ちなみに，成長と類似した用語に「発育」があるが，これは生物に限って用いられるのが一般的である．
- 老化における退歩的変化とは，成長の反対を意味する．ただし老化には，体の形や大きさのみならず，心身機能の低下も含めることが多い．
- 老化というと，「老化＝高齢者」のイメージから，マイナスにとらえられがちである．確かに高齢者における身体・運動面の停滞や衰退は必然であるが，感覚・認知面，中でも結晶性知能（日常生活を支障なく送る上で必要となる常識，理解力，判断力など）は加齢とともに増していくことが多いといわれている．そのため，老化をプラスにとらえる視点も忘れてはならない．
- 成熟とは，心身の構造や機能が完成した状態になっていくことであり，成長過程は異なるものの，身体の構造や機能の多くは20歳頃に成熟を迎える（図1-2：スキャモン Scammon の臓器別発育曲線）．一例として，男性の陰茎・睾丸，女性の卵巣・子宮などの生殖器官は，成熟を迎える20歳頃には生殖可能な構造と機能を有する．

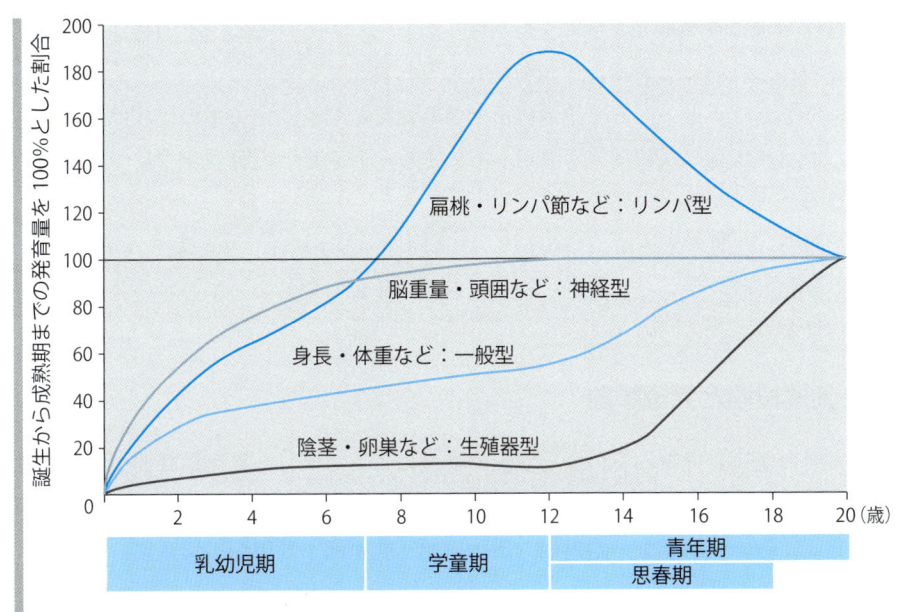

図1-2　スキャモンの臓器別発育曲線
一般型：乳幼児期と思春期に急激に発達する．神経型：出生直後より急激に発育する．リンパ型：12～13歳頃までに成人のレベルを超えた発達を遂げ，その後，思春期過ぎより成人のレベルに戻る．
[高石ら，1981を改変]

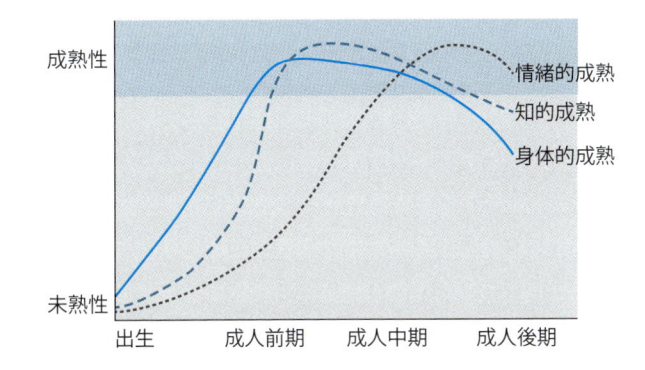

図1-3　身体的・知的・情緒的成熟の比較
[Stevenson, 1977]

- 身体的成熟，知的成熟，情緒的成熟の時期は異なるものの（**図1-3**），それらを統合すると**図1-1**のような成熟曲線を描くことができる．身体面のわずかな低下は否めないが，知的面，次いで情緒面の向上がみられる50～60歳代が最も人生において成熟した時期ともいえる．

2 発達の特性・規則

- 人間の発達には個人差があり，心身の構造や機能に関して，誰もが同じ時期に同じ水準に到達するわけではない．
- 人間の発達は，生活スタイルや生活環境などの内的・外的刺激に応じて，その

特性を変化させるといった「可塑性」を有している．また，その特性を強固なものにしていくといった「強靱さ」も兼ね備えている．
- 一例をあげると，同じ発達過程をたどったとしても，南方系の民族は暑さに対して，北方系の民族は寒さに対して，それぞれ適応した体質を身につけ，強くなる．
- 加えて，人間の発達は，①順序性，②方向性，③連続性，④異速性，⑤臨界期，⑥分化・統合といった規則に従って進み，年齢時期によって心身の発達状況に特徴がみられる（表1–1）．

3 発達段階と発達課題

- 人間の発達過程を心身の発達状況の特徴によって区分した年齢時期を「発達段階 developmental stage（表1–2）」と呼ぶ．
- 発達段階では生涯を，胎児期，新生児期，乳児期，幼児期，学童期，青年期，成人期などに区分する．
- 人間には，それぞれの発達段階において，求められる身体・運動面，感覚・認知面，言語面，心理・社会面での能力的変化による特有の発達課題があり，その課題を解決していくことで豊かな人生（生活）をつくり上げていく．
- 「発達課題 developmental task（表1–3）」とは，人間が健全な発達を遂げるにあたり，各発達段階において，次の段階にスムーズにステップアップするために達成しなければならない課題である．
- 一例として，乳幼児期における発達課題のひとつに，基本的な生活習慣の習得がある．これは，将来，社会の一員として生活していく上で必要なものである．この課題が達成されれば，次の発達段階の学童期において，発達課題である学校生活への適応が容易になる．
- 発達段階に類似した用語に，人生のある段階（時期）を意味する「ライフステージ life stage（表1–2）」がある．ライフステージでは生涯を，出生，入学，卒業，就職，結婚，出産，育児，退職，介護，別離など人生における節目となる出来事をもとに，胎児期，新生児期，乳児期，準年少児期，年少児期，年長児期，小学生期，中学生期，高校生期，大学生（新社会人）期，成人期，壮年期，向老期，老年期などに区分する．

4 ライフステージとリハビリテーション医療

- リハビリテーション医療の対象は，老若男女を問わない．低出生体重児や先天性の重度障害を持つ新生児から終末期のがん患者まで，その時期も問わない．
- 人間は，豊かな人生を創造していくために一生を通じて発達し続ける．子どもからお年寄りまで，その一人ひとりの生活を支援する理学療法士・作業療法士・言語聴覚士は，人間発達という枠組みの中で，人間が一生涯を通じてどのように発達していくのかを「発達段階」と「ライフステージ」とを照らし合わせて把握する必要がある．

表 1-1 発達の規則とスキャモンの発育曲線

①順序性：発達は一定の順序に沿って進んでいく．
　　　　例）首がすわる→寝返る→すわる→這う→つかまって立つ→歩く
　　　　　　注視する→手で遊ぶ→玩具で遊ぶ→人と遊ぶ
②方向性：発達には一定の方向性がある．
　　　　例）眼球運動→上肢運動→下肢運動の順に運動機能が発現する（頭部から尾部へ）．
　　　　　　肩→腕→手首→指の順にコントロールができるようになる（中枢部から末梢部へ）．
　　　　　　粗大で不器用な全身運動→目的にかなった正確な運動ができるようになる（粗大運動が微細運動へ）．
③連続性：発達は一生涯を通して途切れることなく連続的に進む．
④異速性：発達は年齢時期，臓器，性差，機能の成熟によって速さが異なる．
　　　　例）身長は乳児期・学童後期・青年前期に急速に伸びる．
　　　　　　臓器によって発達の速度が異なる（スキャモンの臓器別発育曲線，下図）．脳は，出生後急速に大きくなり，5歳頃には成人の約80％の重さになる．
　　　　　　女児は児童期の後半に，男児は青年前期に伸びる．
　　　　　　生殖器は青年前期より急速に発育して成人の大きさになる．
⑤臨界期：身体器官や精神機能の発達には決定的に重要な時期（臨界期）があり，この時期に正常な発達がなされないと永久的な障害を残すことがある．
　　　　例）乳児は，生後7ヵ月までに母親との愛着関係をつくり上げるとされている．また，2歳半まで物を見せないと，永久的に物が見えるようにならないとされている．
⑥分化・統合：発達は，未分化な状態が分化し，さらに分化したものが統合して，より高度なはたらきをするようになる．
　　　　例）幼児は，左右個々に片足けんけんができるようになると，その後，それらを組み合わせたスキップを行えるようになる．

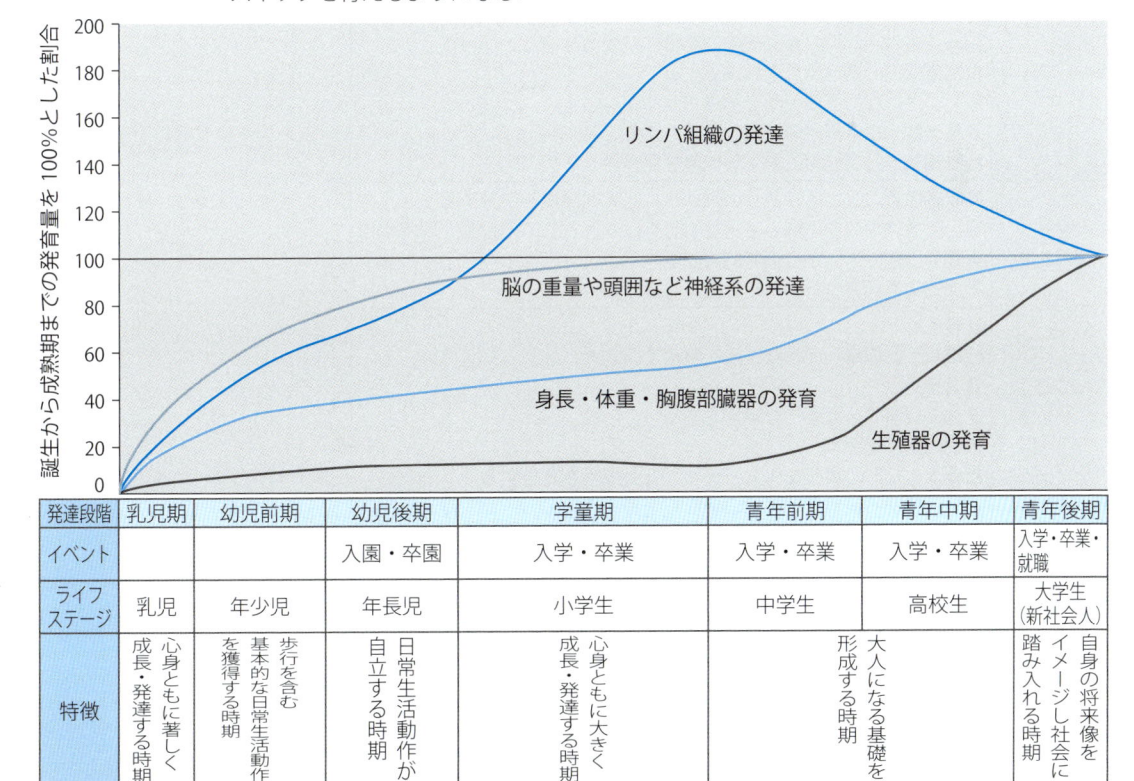

発達段階	乳児期	幼児前期	幼児後期	学童期	青年前期	青年中期	青年後期
イベント			入園・卒園	入学・卒業	入学・卒業	入学・卒業	入学・卒業・就職
ライフステージ	乳児	年少児	年長児	小学生	中学生	高校生	大学生（新社会人）
特徴	心身ともに著しく成長・発達する時期	歩行を含む基本的な日常生活動作を獲得する時期	日常生活活動が自立する時期	心身ともに成長・発達する時期	大人になる基礎を形成する時期	自身の将来像をイメージし社会に踏み入れる時期	

［スキャモンの発育曲線は高石ら，1981を改変］

表1-2 発達段階とライフステージ

発達段階	胎児期	新生児期	乳児期	幼児期		学童期	青年期			成人期			老年期
							思春期						
				幼児前期	幼児後期	児童期	青年前期	青年中期	青年後期	成人前期	成人中期	成人後期	
ライフステージ	胎児	新生児	乳児	準年少児	年少児	年長児	小学生期	中学生期	高校生期	大学生（新社会人）期	成人期	壮年期	向老期	老年期
	受精から出生まで	出生後28日以内	0〜1歳半	1歳半〜2歳	3〜4歳	5〜6歳	7〜12歳	13〜15歳	16〜18歳	19〜22歳	23〜35歳	36〜50歳	51〜64歳	65歳以上

表1-3 発達段階と発達課題

発達段階	発達課題
乳幼児期 （0〜6歳）	歩行を学習する 固形食の摂取を学習する 話すことを学習する 排泄習慣を身につける 性差と性の慎みを学習する 社会や事物についての単純な概念を形成する 親兄弟，他人との人間関係を学習する 善悪の区別を学び良心を発達させる
学童期 （7〜12歳）	日常の遊びに必要な身体的技能を学習する 同年齢の友達をつくり上手に付き合うことを学習する 男子と女子の区別とそれぞれの社会的役割を学習する 読み，書き，計算の基礎的学力を身につける 日常生活に必要な概念を発達させる 良心，道徳性，価値判断を発達させる 人格の独立性（母子の分離）を達成する 社会集団や社会制度に対する態度を発達させる
青年期 （13〜22歳）	同年齢の男女としての新しい洗練された人間関係を学習する 自己の身体構造を理解して男性もしくは女性としての役割を理解する 両親やほかの大人から情緒的独立をする 社会的に責任ある行動を求め，成し遂げる
成人前期 （23〜35歳）	就職する 結婚して配偶者との家庭生活を学習する 育児を行う 家庭の経済的・社会的な管理をする 市民的責任を負う 社会人としての責任を果たし適切な社会集団を発見する
成人中・後期 （36〜64歳）	大人としての市民的・社会的責任を達成する 一定の経済的生活水準を確立し維持する 中年期の生理的変化を受け入れ適応する 年老いた両親を世話する
老年期 （65歳以上）	肉体的な強さと健康の衰退に適応する 引退と収入の減少に適応する 同年代との明るい親密な関係をつくる 肉体的に満足な生活が送れるよう確立する 配偶者の死に適応する 死に対する準備と受容をする

［ハヴィガースト，R.J.：人間の発達課題と教育，荘司雅子（監訳），玉川大学出版部，1995 より改変］

- なぜなら，発達段階は，患者が今どのレベルにあって，どんな「発達課題」を有しているのか，また疾病・障害をきたしたことでいかなる問題が生じるのかを知る上で，ライフステージは，患者がどのような問題を抱えているのかを把握する上で重要だからである（図1-4）．
- 人間は一生涯発達し続けることから，そのひと時に立ち止まってはいられない．そのため，理学療法士・作業療法士・言語聴覚士は，ICF（国際生活機能分類 international classification of functioning, disability and health）の概念をふまえ，リハビリテーション医療に携わっていかなければならない．それには，障害のみに目を向け身体の機能改善のみを見続けるのではなく（心身機能・身体構造レベルへのアプローチ），残存機能にも目を向け，患者の現実の生活を獲得すること（活動レベルへのアプローチ），さらに，患者の今後の人生に向けた社会へのかかわりを模索していくこと（参加レベルへのアプローチ）が求められる．

B　人間発達学の介護やリハビリテーションへの応用

1 理学療法

- 乳幼児期の発達は，身体・運動面での機能発達が中心であり，これを基礎に，感覚・認知面や心理・社会面も発達していく．そのため，この時期の「運動」は，単に身体の動きのみではなく，さまざまな面での発達に関与しているといえる．
- 「運動」は，子どもの初期段階の発達だけではなく，人間の生涯にわたる発達全体に大きくかかわっており，身体の不活動（運動の不足）は健康を損ない病気を招く原因にもなる．
- 学童・青年期は身体活動が活発となる時期であるが，現代の子どもでは塾通いやゲームなどの非活動的な遊びの増加により身体活動量が減少していることから，運動能力の低下が問題視されている．また，朝食を抜く，清涼飲料水の大量摂取（ペットボトル症候群などの疾患につながる）などの食生活の乱れも重なり，肥満傾向の子どもが増えている．
- 成人期は仕事中心の生活スタイルとなりがちな時期であり，多忙による不規則な生活，運動不足やストレス，過食やまとめ食いなどの生活習慣病発症要因が重なりやすい．また，身体・運動面において徐々に身体機能の衰え（老化）を自覚する時期でもあり，とくに女性では閉経後に更年期障害が生じ，不眠，動悸・息切れ，全身倦怠感，肥満，骨粗鬆症などによる身体・運動面および精神面の低下を招きやすい．
- 老年期は現役を退く時期であり，社会的役割が減り自らの生きる目標を見失う危険性をはらんでおり，自宅に引きこもりがちとなりやすい．そのため非活動的な日常生活となり，身体活動量の低下を招くことになる．

Aちゃん：2,330 gの低出生体重児で生まれた1歳5ヵ月の男児

この年齢の発達段階は乳児期であり，発達課題の1つとして「基本動作の学習」があげられる．筋力は頸部から体幹，腰部，そして下肢へと発達する．それとともに平衡機能も発達し，原始反射の消失と立ち直り反応の出現，次いで保護伸展反応が出現する．筋力および平衡機能の著しい発達に伴い，抗重力姿勢を経験していく．一般に，生後3ヵ月で首がすわり（重力に抗して自力で首を持ち上げる），生後6ヵ月頃には寝返り，自力での座位保持が可能となり，1歳頃には立位保持，歩行を獲得する．

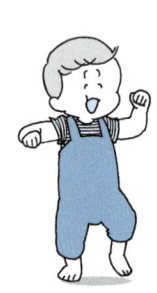

→ 外来リハ受診

本児は体型が小柄でやせており，寝返りは可能であるが，座位および立位は自力で保持できず，歩行も不能であり，発達の遅れが認められる．その結果，身体・運動面での遅れだけでなく，感覚・認知面，言語面，心理・社会面での発達にも何らかの影響（遅れ）が及んでいることが考えられる．

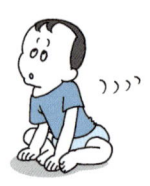

セラピストは，正常な運動発達を熟知し，身体・運動面における発達を阻害している因子を見つけ出すとともに，身体運動機能の低下によって波及する恐れのある感覚・認知面，言語面，心理・社会面での各機能についても評価を実施し，その改善・発達促進や周辺環境づくりおよび家族関係の保全も含め，本児へのアプローチと療育者へのアドバイスを行う必要がある．

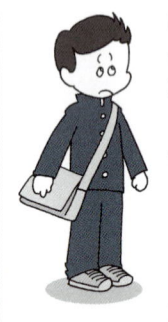

B君：14歳の男子

発達段階は思春期（青年前期）であり，アイデンティティの確立といった発達課題を有している．ライフステージは中学生期で，人生の中で最も周囲から影響を受ける時期である．身長・体重に加えて，第二次性徴の出現による急激な身体面の変化を迎えるも，精神面での変化がそれについていけず，不安定な時期といえる．この時期の問題として，いじめ，不登校，閉じこもり，引きこもりなどがあり，自殺も多い．

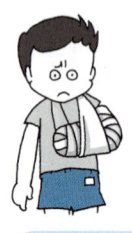

→ クラブ活動中に骨折をきたす

大人でもなく子どもでもない多様な変化の時期における大きなけがや病気は，より大きな不安を生むことになる．これをふまえ…

精神面にも目を向け，かかわり方，話題や言動について留意するとともに，日常生活面のみでなく学校生活の復帰をも念頭に置いたリハビリテーションプログラムの立案と実施が求められる．

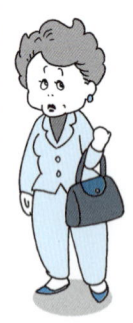

Cさん：63歳の女性

発達段階は成人中期であり，①心身の老化を防止して成人後期に備える，②親や配偶者などの死に適応する，といった発達課題を有している．ライフステージは向老期で，身体機能が徐々に低下する時期であり，親や配偶者との別離を迎える時期でもある．この時期の死亡原因として，悪性新生物，心疾患，脳血管疾患がある．

→ 脳出血後左片麻痺をきたす

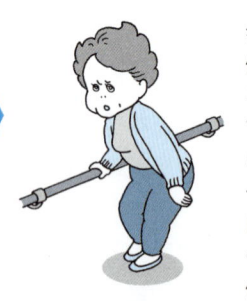

歩行障害をはじめ日常生活動作に介助を要する状態となる．歩行障害をきたしたことで身体活動量の低下によるさらなる身体機能の低下を招きやすい（老化＋廃用症候群）．日々の生活に介助を要するも，配偶者である夫はすでに他界している（介護者不在）．これらをふまえ…

患者の日常生活の獲得に向けたリハビリテーションプログラムの立案と実施が求められる．

図1-4 ライフステージとリハビリテーション医療
セラピストは，AちゃんやB君，Cさんの生活を支援する上で，病気の予後や障害の程度はもちろんのこと，各人の発達段階とその課題，さらにはライフステージにも目を向け，そこから生じる問題をも念頭に置き，適切なリハビリテーションプログラムを立案しなければならない．

column

ICF（国際生活機能分類）

ICFとは，人の健康を生活機能と背景因子から包括的にとらえようとする概念（考え方）である（図1-5）．生活機能とは，人が生きることの全体像を表すもので，「心身機能・身体構造」，「活動」，「参加」の3つのレベルからなり，相互に影響しあっている．さらに，生活機能に影響を及ぼす要因として背景因子（環境因子と個人因子）があり，これらによって生活機能の状態が変化する可能性がある．環境因子には，建物や道路などの物的環境と家族や友人などの人的環境がある．個人因子は「個性」に近く，年齢，性別，学歴，職業，価値観，ライフスタイルなどがある．

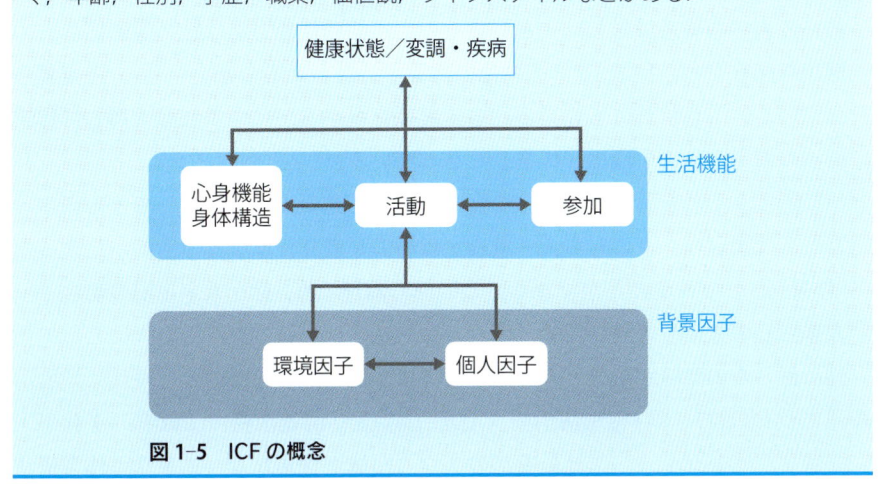

図1-5 ICFの概念

- この時期は衰退を迎える時期といっても過言ではなく，身体・運動面や感覚・認知面の機能低下と，それによる要介護といった他者への依存によって生きていくことになる．また，これまでの長年にわたって蓄積されてきた発症要因による発病も否めない．ひとたび発病すれば，疾病の重複化と障害の重度化により，長期間の治療が必要となる場合が多い．そのため，長期間の安静・臥床とそれに伴う身体活動性の低下によって，廃用症候群（心身機能の低下）を引き起こしやすい．
- 昨今，公共施設でのエレベーターやエスカレーターの設置，マイカー所有者の増加，公共交通機関の利便性などにより，1日の歩数は減少し，老若男女を問わず身体活動量の低下が問題となっている．
- 身体活動量の維持・向上をはかる手段のひとつは，身体を動かすこと（運動）を日常生活に取り入れることであり，生活環境や生活スタイルの見直しと変容が必要である．
- 人間は各発達段階においてそれぞれ発達課題を有し，異なる問題を抱えているが，いずれの年齢時期においても「運動」の意義は大きい．
- 「理学療法士及び作業療法士法」の第2条第1項には，「理学療法とは，身体に障害のある者に対し，主としてその基本的動作能力の回復を図るため，治療体操その他の体操を行わせ，及び電気刺激，マッサージ，温熱その他の物理的手段を加えることをいう」と定義されており，理学療法士は運動（体操）を業

とする専門職であることを，第一に自覚しなければならない．そして，「運動」が人間の発達に大きな影響を及ぼすことを考えれば，理学療法士は，老若男女を問わず，生涯発達という視点を持って，その年齢時期が抱える問題と発達課題をふまえ，運動（体操）を柱とした理学療法プログラムを提供していかなければならない．

2 作業療法

- 作業療法は，「理学療法士及び作業療法士法」の第2条第2項で，「身体又は精神に障害のある者に対し，主としてその応用的動作能力又は社会的適応能力の回復を図るため，手芸，工作その他の作業を行なわせることをいう．」と定義されている．これ以外にも作業療法の定義は存在するが，いずれも共通して作業療法のおもな治療手段は「作業」とされている．
- 「作業」は，それを行う人にとって意味のある活動のまとまりとしてとらえる．たとえば調理は，下ごしらえ・煮る・炒める・盛り付けなどの活動が集まった「作業」としてみることができる．この同じ調理でも，行う人が主婦の場合と一人暮らしの大学生の場合とでは活動の持つ意味は異なるが，その人にとって活動に何らかの意味があるとき，その活動は「作業」と呼ばれる．
- 「作業」には，①日常生活活動（ADL），②生活関連活動，③教育，④仕事，⑤遊び，⑥レジャー，⑦社会参加の7つの領域が含まれる（アメリカ作業療法協会，2002）．
- 作業療法では，生活の中で「作業」がうまくできない状況を作業遂行障害としてとらえ，その人の能力や環境に応じた支援を行う．そのために，今までのライフステージにおいてどのような「作業」を通して発達してきたのか，今後どのような環境で生活を構築しようとしているのかの情報を得る．そして，対象者の生活に適合した「作業」を選択し，作業療法を展開する．
- 乳幼児期は，おもに感覚と運動器官の発達を通して外界を理解し，適応的な行動をとることを学び，次いで食事・排泄などの基本的生活習慣を身につける時期である．この時期までに発達過程に遅れが認められた場合，子どもへの生活障害に対するかかわりのみでなく，両親やまわりの人々への支援も必要となる．
- 学童・青年期は，遊びや学校生活を通して，心身機能の発達に加え学校生活の中で社会適応の学習が行われ，大人として必要な技能やふるまい方を身につける時期である．しかし近年，ゲーム機での遊びや携帯電話の普及のため，社会的交流の基盤となる対話経験の少ない子どもが増加している．また，この時期，発達障害（自閉症，アスペルガー症候群，学習障害，注意欠陥・多動性障害など）を持つ子どもでは，社会的関係や学習などの面で不適応が顕著化することがある．
- 成人期は，仕事が作業領域の中心となることが多いため，社会的役割が明確な時期である．しかし，仕事が忙しいなどのように1つの「作業」に偏った生活は，バランスがよいとはいえない．このように作業バランスが崩れた状態は，

- 生活習慣病やストレスによるうつ症状などを引き起こしやすい．
- 老年期は，心身機能の低下により，これまでできていた「作業」が困難となることに加え，退職などによって作業バランスが大きく変化する時期である．そこで，作業療法は高齢者が活動的な「作業」を行えるよう支援する必要がある．

③ 言語聴覚療法

- 言語聴覚療法は，「音声機能，言語機能または聴覚に障害のある者についてその機能の維持向上を図るため（言語聴覚士法）」に評価，訓練，助言等を行う業務である．
- コミュニケーションの土台となる聴覚の発達はすでに胎児期から始まっており，生まれてすぐに言語音の区別ができる．また，コミュニケーションを下支えする人への興味は生来のものであり，新生児は人の顔，言語音をより好む．生後3ヵ月頃には人と視線を合わせ，発声して原会話を楽しむ．生後6ヵ月から模倣が盛んになり，生後8ヵ月頃には同じ音を繰り返す喃語がみられ，発話の運動面の準備が進む．9ヵ月頃から共同注意が成立するようになり，自分と保護者が同じ物を見ていることを意識でき，言葉をどんどん覚えていく．1歳頃には初めての言葉（初語）が現れる．
- このように，言語の獲得には，感覚，運動，認知，対人交流などさまざまな発達が不可欠であり，これらの能力の障害はコミュニケーション障害の原因となる．新生児スクリーニングなどで先天的な聴覚障害が発見されれば，人工内耳などの医療的対応の検討とともに，6ヵ月までに言語聴覚士による療育が始まる．中核症状が姿勢・運動障害である脳性麻痺では，嚥下や構音が障害されるため，嚥下指導とともに最小限の運動操作でコミュニケーションを確保できる機器（拡大代替コミュニケーション）の導入が早期に必要となる．
- ダウン症候群や猫鳴き症候群など知的障害を引き起こす先天性疾患では，言語の発達も遅れるので，言語記号の習得の土台となる認知の訓練を含めて指導する．言語のみが障害される特異的言語発達障害では言語に特化した訓練を行う．また，口蓋裂など構音器官の異常によって生ずる器質的構音障害は生後間もないときから医療的対応に合わせて支援・訓練を行う．器質的異常はないが発音の発達が遅れる機能的構音障害は幼児後期に問題となってくるが，ほかの障害が合併しなければ，比較的短期間の訓練で改善する．
- 「対人交流の質的障害」を中核症状とする自閉症スペクトラムはコミュニケーションの障害もあわせ持つので，幼児期早期に発見し，ただちに総合的な支援を開始する．保育所，幼稚園，学校など集団行動の場で困難が際立つので，保育士，教員と連携して支援を行う．
- 学童期には，知能・言語の遅れがないのに，「読む」，「書く」，「計算する」ことに困難を示す学習障害が目立つようになる．学業不振に直結するものなので，早期発見・早期支援に取り組む．また，幼児後期に発症し学童期，青年期を通し支援が必要なものに吃音がある．心理的な側面も含めて支援が必要である点

は，思春期に発症する声の機能的障害と共通する．
- 青年期以降の言語聴覚療法は，病気や事故など後天的な原因や老化によるコミュニケーション障害への対応が中心となる．老人性難聴の補聴器指導に加え，がんなどにより喉頭・舌を切徐したために起こる音声障害や構音障害，また，現在言語聴覚士が最も多く働いている領域である失語症，高次脳機能障害，嚥下障害などがある．脳血管障害，脳腫瘍，脳外傷などは，手足の麻痺などさまざまな運動障害に加え，言語機能を障害する失語症，高次脳機能障害，運動性構音障害も引き起こす．そのため言語聴覚士は，医師，理学療法士，作業療法士，看護師，ケースワーカーとともに，チームの一員としてこれらの障害のリハビリテーションを担う．

> **学習到達度 自己評価問題**
> 1. 生涯発達について説明しなさい．
> 2. 「発達」，「成長」，「成熟」，「老化」の各用語の違いと関連性について説明しなさい．

総論

2. 人間発達学（発達科学）の理論と研究法

● 一般目標　GIO
1. 発達科学の学問体系を理解する.
2. 発達理論の体系を理解する.
3. 発達科学の研究法を理解する.

● 行動目標　SBO
1. 発達科学を構成する複数の学問分野を系列的に列挙できる.
2. 発達理論の変遷と主要な発達理論について列挙できる.
3. 発達科学の基本的な研究手法・方法を列挙できる.

● 調べておこう
1. ゲゼルとマッグロウの成熟優位説, ヘッブの法則について調べよう.
2. エリクソンの社会心理的発達理論, ピアジェの認知発達理論について調べよう.
3. 量的研究・質的研究, 横断研究・縦断研究という研究方法論について調べよう.

A 発達科学と学問体系

- 発達科学は生涯にわたる人間のさまざまな側面での変化をとらえ, 分析する学問である.
- 人間の発達の複雑さ, 多様さゆえに, 発達科学は諸学問が融合する学際的な体系である（表 2-1）.

B 発達理論の歴史的な流れ

- 運動発達の研究は古代ギリシャより存在したとされるが, テテンスがその中で初めて発達という言葉を使った『人間の本性と発達』が発行された 18 世紀以降を概観する（付録 表 1, p.181 参照）.

1 18 世紀——発達科学の黎明

- フランス革命に象徴される激動の時代の中で, 子どもの育ち方への関心が高まり心理学で注目されたが, 発達科学はまだ心理学の中に埋もれていた.

表 2-1　発達科学と学問体系

発達科学	心理学 psychology	発達心理学，神経心理学，教育心理学，認知心理学，行動心理学，社会心理学
	発達学 developmental disciplines	発達運動学，発達神経学，発達生物学，発生学，発達社会学
	遺伝学 genetics 行動遺伝学 behavioral genetics	
	行動学 behavioral science, ethology	行動科学，動物行動学
	神経科学 neuroscience 認知神経科学 cognitive neuroscience	
	臨床医学 clinical medicine	小児科学，小児神経学，新生児学，精神医学，老年医学，リハビリテーション医学

- 心理学は哲学の一分野として埋もれており，まだ学問として独立していなかった．
- 『エミール』を著した哲学者ルソー，教育者ペスタロッチやフレーベルが活躍した18世紀は，教育的視点から子どもを尊重し，生涯発達論が芽生えた発達科学の黎明期である．

2　19世紀──進化論から発達科学へ

- ダーウィンの進化論の論議において，系統発生に対し個体発生の考えが対置される中で，発達学の兆しがみえ始めた．
- ヘッケルは「個体発生は系統発生を繰り返す」という「反復説 recapitulation theory」に基づく質問紙法による学齢期児童調査を行い，発達科学に貢献した．

3　20世紀前半──発達科学の誕生

- さまざまな学問領域を源流とし，心身の発達段階，学習優位説の行動主義，成熟優位説，神経科学的発達，発達課題と生涯発達など今日の発達科学の土台となる発達理論が生まれた．
- 運動・知能・行動・社会性の領域で段階に分けて現象的な発達の理解がなされた．
- 環境と遺伝が発達に及ぼす影響も，遺伝優位，環境優位，相互作用という考えに分かれていた．

4　20世紀後半──発達科学の発展

- ミラニーやデンバーの発達テストが運動発達の個人差やメカニズムに迫ろうとし，ピアジェの認知発達理論が知能の誕生のメカニズムを示そうとするなど，発達学は現象の理解から現象の成り立ちを解明する学問に発展した．
- 環境と遺伝の関係性がエピデミック地形モデルで示されるなど，発達では遺伝と環境の相互作用での論議が主流となった．
- 脳科学の進歩に支えられ，脳の細胞レベルで発達現象を解明する方向性もみえ

- 18世紀のテテンスの生涯発達の理念を再評価したバルテスは論文集『生涯発達』を，バタワーズは学術誌『発達科学』を刊行し，発達学が科学として認知されるにいたった．

5 21世紀——発達科学の現在

- 発達現象は，多様な因子が時間的・空間的に作用することによって成立するという複雑系理論に発展し，ダイナミックシステムズアプローチという発達理論が形成されるにいたった．
- 一方，脳科学領域では発達現象を分子レベルで解明しようとする試みも始まっている．

C 諸家の発達理論

1 運動学（運動発達）

a. スキャモン（Scammon, R. E., 1928）
- 発育曲線の中で，神経系，リンパ系，生殖器系，一般系で伸びる時期が異なることを示した．このことから，時期に応じた課題設定が必要であることがわかる．

b. マッグロウ（McGraw, M. B., 1940）
- 歩行を7つ，寝返りを4つ，はいはいを9つの時期に分けて，運動様式の変化から，運動の発達は神経系の成熟が反映した結果であるという発達論を提唱した．

c. ゲゼル（Gessel, A., 1947）
- 横断的研究から『発達診断』を出版し，運動発達・適応行動・言語・個人的社会行動の4領域について，4歳までの間を合計21段階に分け，標準的到達時期を示した．
- 発達は行動の変化であり，行動はさまざまな因子により変化するが，身体的な準備段階（レディネス）が必要であるとしたことから，成熟優位説と理解されている．レディネスの概念は，身体的な準備があれば環境の違いを越えて学習が成立することを示した一卵性双生児の統制実験によって明らかにされた．

d. ミラニー・コンパレッティ（Milani-Comparetti, A., 1967）
- 運動発達と姿勢反射（反応）の発達の関連性を示し，そこから発達評価表を示した．

e. フランケンバーグ（Frankenburg, W. K., 1967）
- 粗大運動，言語，微細運動−適応，個人−社会の4領域について，発達の個人差を想定した発達指標を示すデンバー式発達スクリーニング検査を発表した．

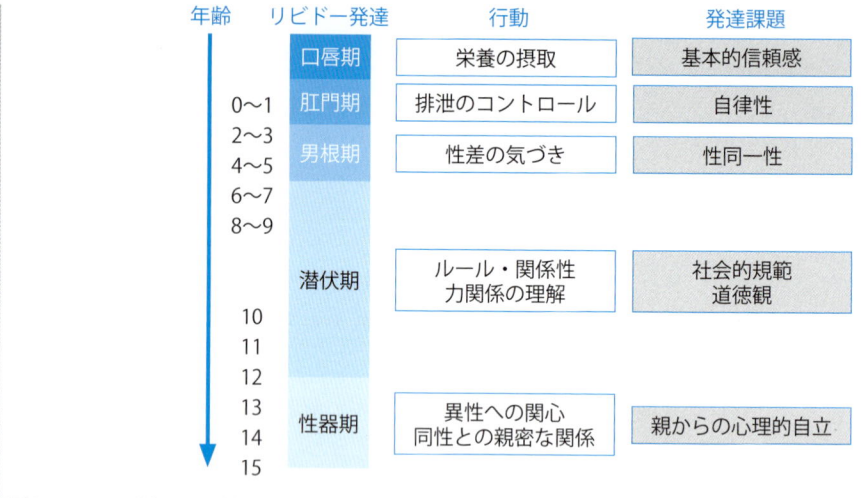

年齢	リビドー発達	行動	発達課題
0〜1	口唇期	栄養の摂取	基本的信頼感
2〜3	肛門期	排泄のコントロール	自律性
4〜5	男根期	性差の気づき	性同一性
6〜7			
8〜9	潜伏期	ルール・関係性 力関係の理解	社会的規範 道徳観
10			
11			
12			
13	性器期	異性への関心 同性との親密な関係	親からの心理的自立
14			
15			

図 2-1　フロイトのリビドー発達の段階

f. フォスベルグ（Forssberg, H., 1985）
- 歩き出したばかりの子どもと成人の歩行では筋活動や関節の動きに違いがあったという結果から，大脳皮質を含む神経回路の発達が歩行の様式を変化させるという発達論を提唱した．

2 心理学

a. ビネー（Binet, A., 1905）
- 知的障害スクリーニングのための知能検査はピアジェの研究の基盤ともなった．

b. フロイト（Freud, S., 1917）
- 精神分析学の視点から性愛（リビドー）の葛藤による心理性的発達段階を示した（図 2-1）．

c. ウェルナー（Werner, H., 1923）
- 系統発生と個体発生を比較する中で，発達を時間の流れに沿った過程ではなく，一般的な「未分化から分化へ」という法則性でとらえた．

d. シュテルン（Stern, W. L.）
- 遺伝因子と環境因子が可算的に収束し発達的な変化が生じる，という輻輳説を提唱した．

e. ハヴィガースト（Havighurst, R. J., 1948）
- 乳幼児期，児童期，青年期，壮年初期，中年期，老年期の6段階のライフサイクルそれぞれに，身体成熟，社会文化，個人的動機の3つの領域からなる発達課題を提案した．

f. ワロン（Wallon, H., 1949）
- 身体機能と情動を発達の基礎的な条件とし，他者との情動を介した関係から心身と関係性の発達が進む，という身体-情動-関係性を重視した発達理論を提唱した．

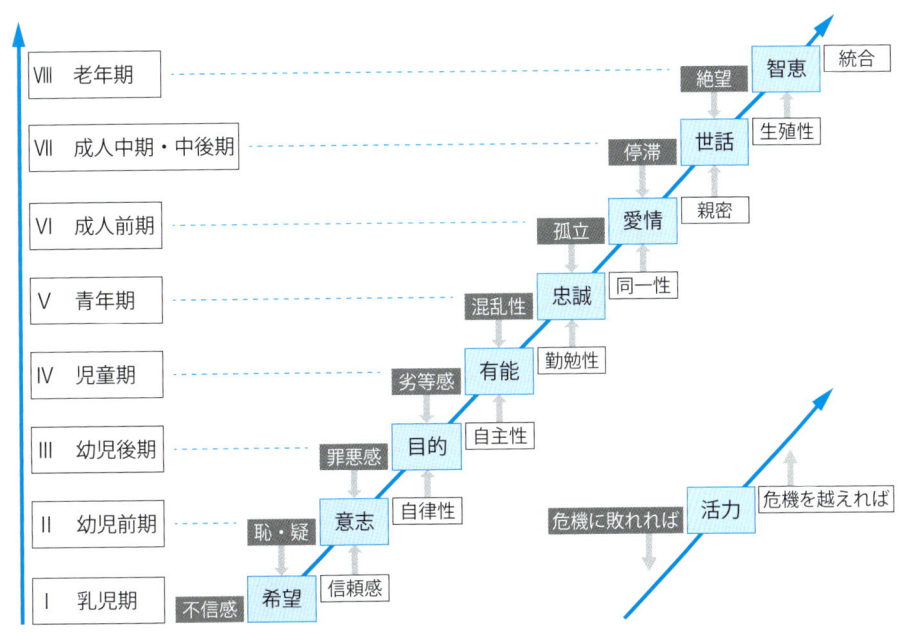

図2-2　エリクソンのエピジェネティック図式

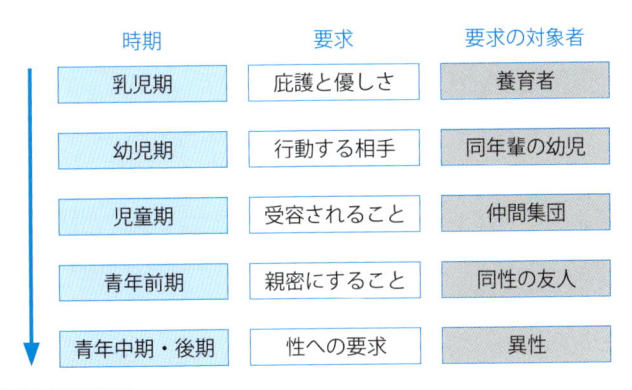

図2-3　サリバンの人間関係の発達段階

g. エリクソン（Erikson, E. H., 1950）

- 8つのライフステージにはおのおのに活力（発達課題）と心理社会的危機があり，その葛藤を解決する中で活力を高め，自我同一性を確立するという社会心理的発達理論を示した（図2-2）．

h. サリバン（Sulliban, H. S.）

- 精神医学を対人関係論として，子どもの欲求の視点から人間関係の発達を示した（図2-3）．

i. マズロウ（Maslow, A. H., 1964）

- 自己実現の発達過程を，発達段階の順に，生理的欲求，安全の欲求，所属と愛の欲求，承認（尊重）の欲求，自己実現の欲求と，欲求を5段階に階層化させて提唱した．

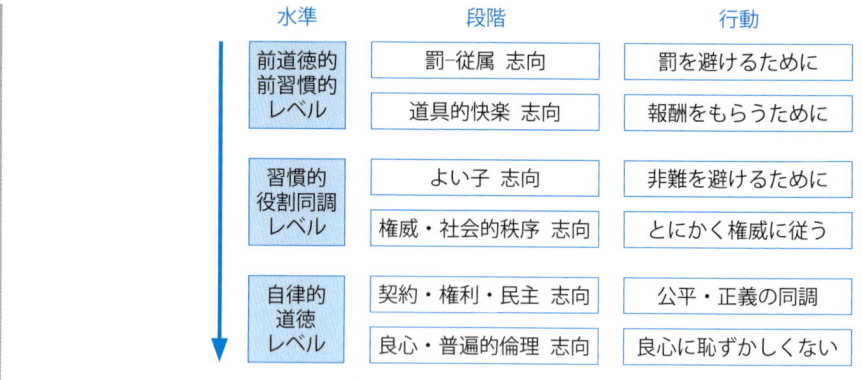

水準	段階	行動
前道徳的前習慣的レベル	罰－従属 志向	罰を避けるために
	道具的快楽 志向	報酬をもらうために
習慣的役割同調レベル	よい子 志向	非難を避けるために
	権威・社会的秩序 志向	とにかく権威に従う
自律的道徳レベル	契約・権利・民主 志向	公平・正義の同調
	良心・普遍的倫理 志向	良心に恥ずかしくない

図2-4 コールバーグ道徳性の発達段階

j. ピアジェ（Piaget, J., 1970）

- 同化と調節により生ずる均衡化によって生まれるシェムの発達が，認知機能を高めるという認知発達理論（発生的認識論）を提唱した．
- シェムとは「自分が引き起こすことができる行動の型」であり，同化とは動作や概念のシェムを受け入れ，何かをする，理解しようとすることを意味する．
- 調節とは，同化で対応しきれない場合にそれに対応して修正しようとすることであり，均衡化とは，同化した行動に対して調節で対応し，新しい同化が起こることをいう．
- この同化→調節→均衡化の繰り返しにより，シェムが発達し知能が発達する，という理論である．

k. コールバーグ（Kohlberg, L., 1971）

- ピアジェの認知発達理論を基礎に，道徳判断の立場から3水準で6段階を示した（図2-4）．

l. バウアー（Bower, T. G. R.）

- 発達の段階論をとらず，発達は環境を整合的に，かつ具体的に特殊化して把握する課程とし，課題の合理的達成と同時に生ずる新たな不適応も発達の原動力となるとした．

m. プロミン（Plomin, R., 1986）

- 環境要素を共有的なもの（家庭環境）と非共有的なもの（習いごとなど）に分け，それぞれの年代で心的発達の個人差に与える遺伝的要素と環境的要素の寄与率を示した（図2-5）．

n. ジェンセン（Jensen, A. R.）

- 環境の閾値を超えた条件下で遺伝因子が機能する，という環境閾値説を提唱し，発達の領域や課題によって環境の閾値は異なり，対応する遺伝要因も異なることを示した．

o. シーグラー（Siegler, R. S.）

- ピアジェの発達段階の考え方が発展し生涯発達の方向を向いた理論で，認知課題を解決するための方略は複数あり，年代により方略が異なることを提唱した

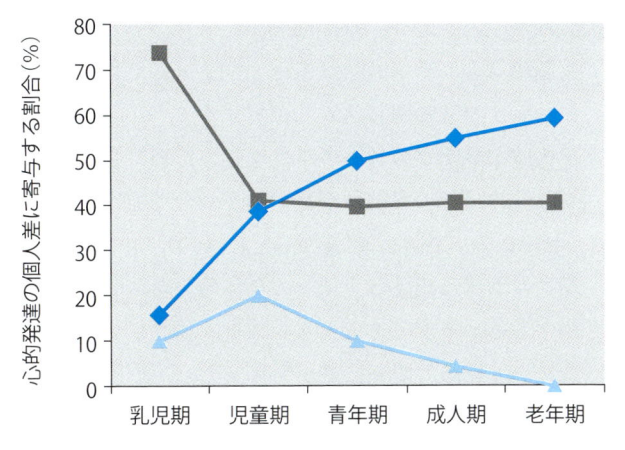

図2-5 プロミンの生涯発達モデル
　―◆―：遺伝の影響，―■―：非共有環境の影響，―▲―：共有環境の影響
[Plomin, R.: Development, genetics, and psychology, Erlbaum, p.323, 1986 より改変]

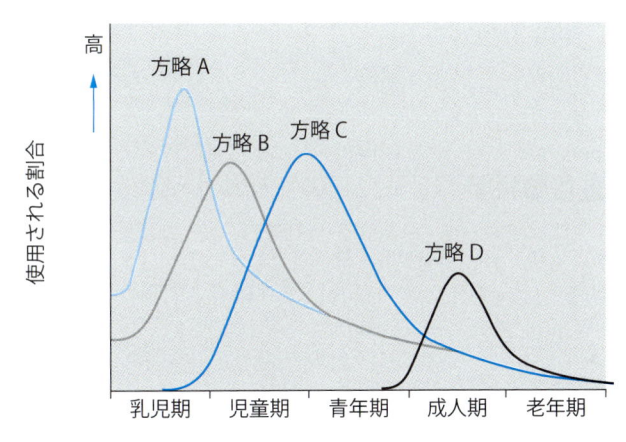

図2-6 シーグラーの多重波モデル

（図2-6）．

3 神経心理学（認知神経科学）

a. ヘッブ（Hebb, D. O., 1949）
- 刺激の多い神経ネットワークでは効率化が進むというヘッブの法則を示し，神経活動の効率化の結果，学習が生ずるという細胞集成体 cell assembly の考え方を導いた．

b. ワディントン（Waddington, C., 1957）
- エピジェネティック地形モデルにて，ある発達的な現象には多数の遺伝子がかかわる一方，とりうる環境の差異によって遺伝子の影響力が変化すると仮定した．ダイナミックな環境と遺伝の関連性は，多様な発達経路を選択できるため，複雑な発達現象を説明しやすかった．

c. フッテンロッハー（Huttenlocher, P. R., 1982）
- 大脳皮質のシナプス数は生後8～12ヵ月でピークを迎え，10歳までに6割程度に「シナプスの刈り込み」が生ずる．
- 出生時のシナプス数の多さは生存のために必要な弁別性であるが，シナプスの刈り込みはその弁別性が選択的かつ合理的に機能するためであると考えた．

d. セーレン（Thelen, E. & Smith, L., 1993～1994）
- 発達における現象は，種々の身体的・環境的なシステムが複雑に関連しあって生ずるというダイナミックシステムズアプローチによる発達理論を示した．
- システム間の力関係に差が生じ，現象が変化すること全体を自己組織化という．

e. ダマシオ（Damasio, A., 1999～2003）
- 乳児期において，空腹で泣いたあと母乳をもらって満足して寝る，などの快・不快の情動が対となった行動は，睡眠覚醒リズムという生理的な発達や母子の愛着行動の発達にもつながる．
- 身体運動の変化による情動の変化は心身，関係性の発達の源であるとした．

f. 中山（2012）
- GABA（γ-アミノ酪酸）によって小脳でシナプスの刈り込みが活発化することを示した．

4 行動科学

a. ワトソン（Watson, J. B., 1919）
- 発達は刺激と応答の結合により現れる行動の変化であるとする古典的行動主義を提唱した．

b. ローレンツ（Lorenz, K., 1935）
- 野鳥が生後早期に示す愛着行動が急速に強化される現象を「刷り込み」と名づけた．
- 刷り込みが生じうるのは生後の短い期間であり，その期間を「臨界期」とした．
- ある環境条件で遺伝子プログラムが実行されるものを「生得的行動」とした．

c. スキナー（Skinner, B. F., 1958）
- レスポンデント条件づけとオペラント条件づけにより行動分析を行う新行動主義を提唱した．

5 社会学

a. パーテン（Parten, M., 1932）
- 2～5歳の幼児の観察により，遊びの発達を，専念しない行動，一人遊び，傍観遊び，並行遊び，連合遊び，協同遊びの6段階で示した．

b. ヴィゴツキー（Vygotsky, L. S., 1931～1932）
- 援助で到達できる水準と現状の差を「発達の最近接領域」とし，教育や言語，社会文化の重要性を主張した．

c. **ボウルビー**（Bowlby, J., 1969）
- 乳児の愛着行動は生存欲求に基づくもので，愛着関係は擁護者と乳児の相互的な関係性で決定され，以後の愛着行動を規定する，という愛着理論 attachment theory を示した．

d. **ルリヤ**（Luria, A. R., 1902〜1961）
- 双生児の閉じた環境下で遅れていた言語発達が，教育的な配慮や社会環境の体験により短期間で発達したことから，ヴィゴツキーの「発達の最近接領域」の考え方を支持した．

D 発達科学の研究方法

1 発達の諸領域と研究方法

- 発達の研究は，発達の順序や運動様式および法則性など，現象を客観的・整合的に理解することに始まり，発達が生ずる機能・メカニズムの解明という方向に進んでいる．
- 運動発達の領域では，短期間で運動の達成時期を調べ，その順序性や連続性を知るために，「横断的研究法」という分析的研究が多く用いられるが，ゲゼルの発達診断の研究（p.15 参照）やデンバー式発達スクリーニング検査（p.15 参照）はこの研究方法の中で確立された．
- 運動発達の領域では，発達度合の評価指標をつくるために「質的研究」も行われる．脳性麻痺児の粗大運動能力尺度（GMFM）は，項目応答理論を駆使した質的研究によって確立したもので，質問項目による構成となっており，臨床的に有用な評価ツールである．
- 心理学の領域では，理論を導き出すために「縦断的研究」という分析的研究が行われることがある．ピアジェの3人の子どもを経時的に観察し，ピアジェの認知発達理論（p.18 参照）が確立された．
- 行動科学の領域では，行動や運動の因果関係を調べるために「要因分析法」という記述的研究法が使われることがある．ゲゼルの行った一卵性双生児を対象とした階段昇降における遺伝的素因（レディネス）と外的環境要因（学習）の重要性の比較研究はこれにあたる．
- 神経心理学（認知神経科学）の領域では，発達の現象を支える機能を客観的に示すため，実験的手続きにおいて測定データによる「量的研究」が行われる．フッテンロッハーによる「シナプスの刈り込み」（p.20 参照）は，この手法による成果である．最近では非侵襲的に脳の活動を量的に測定できるため，脳科学の領域で発達研究が進んでいる．

2 発達科学における種々の研究手段と研究方法

- 発達科学において，発達の現象をとらえる手段としては，観察的な手法が多く

表 2-2 発達科学で使われる研究方法

研究の種類		方法	発達研究における目的	問題点
分析的研究	横断的研究	同一時点でのデータを比較する	発達現象の平均的な特徴をみる	発達の多様性や連続性を示しにくい
	縦断的研究	経時的なデータを比較する	発達現象の連続性をみる	環境条件による差が混入しやすい
	コホート研究	横断的研究と縦断的研究をあわせた方法	発達現象の多様な差をみる	条件と時間の条件が限られる
記述的研究	現象記述法	発達の現象をありのままに記載する	発達現象の個別性・多様性をみる	発達のメカニズムは示せない
	要因分析法	検討する現象を選定・設定して記載する	発達現象のメカニズムの仮説を立てる	条件統制による交絡因子の可能性あり
量的研究		間隔尺度を測定する	発達現象の目に見えない機能をみる	量の差と発達現象の差は同義と限らない
質的研究		順序尺度・名義尺度を測定する	発達現象を序列化・グループ化する	序列や区分の量的な差は示せない

用いられる．記録媒体は書面，画像によるものが主体であったが，現代では動作解析装置機器類によるデータも用いられる．

■ 機能をとらえる手段としては，脳波や筋電図などが主体であったが，近年では非侵襲的に脳活動を記録できる近赤外線分光法，事象関連電位法，機能的磁気共鳴画像法なども用いられるようになり，細胞生物学的な手法も取り入れられている．

■ 発達科学では横断的研究が多く行われると述べたが，ほかにもさまざまな方法が用いられ，それぞれに特徴がある．用いられる研究方法の概略を表 2-2 に示した．

学習到達度 自己評価問題

1. 発達，発生，進化，分化，成長，成熟，退化，退行，生得的行動，学習による行動，老化，加齢について，共通点と相違点を列挙しなさい．
2. 成熟優位説，環境優位説，相互作用説について具体例を述べなさい．
3. 横断的研究，縦断的研究，量的研究，質的研究という研究方法論を比較して述べなさい．

総論

3. 自然科学からみた人間

● 一般目標　GIO
1. 人間の身体の構造と機能の発達（老化を含む）について理解する．
2. 人間の発達段階に応じた発達課題について理解する．

● 行動目標　SBO
1. 各発達時期における細胞の変化について説明できる．
2. 受精から出生までの細胞分化と疾病との関係について説明できる．
3. 加齢に伴う体力の変化の特徴を説明できる．
4. 加齢に伴う心理的発達課題について列挙できる．

● 調べておこう
1. 細胞構造などの生物学の基本的な事項について調べよう．
2. 体力や体育理論等について調べよう．

A 解剖生理学

1 ヒトの身体は細胞の集合体である

- ヒトは数十兆個からなる細胞の集合体であり，細胞どうしが調整をとりあい，多くの場合は古い細胞と新しい細胞の入れ替えも行いながら，その生命活動を維持し生活している．
- ヒトも最初は1つの細胞から始まり，分裂を繰り返しながら細胞の数や種類を増やしていき，ある一定の大きさとなる．
- このような変化は出生前あるいは出生直後までの変化ととらえられがちだが，生命活動が停止するまで続く．
- 体外環境の変化に対して，各器官がうまく機能することによって体内の環境がほぼ一定の状況を保つことを，ホメオスタシス（恒常性）と呼ぶ．神経系や感覚器系，内分泌系などが大きな役割を果たしており，これらの機能が未熟なうちは体温や体内水分量などの機能の調節が難しく，体外環境からの影響を大きく受ける．

2 人間発育・発達は細胞分裂の繰り返しである

- 成人期においては，細胞は各器官での役割を果たし，それぞれに決められた寿命に応じて，古い細胞は壊される．そして体細胞分裂によって新しい細胞がつくられ，その器官の構造と機能を維持していく．
- 細胞分裂もある程度の回数を繰り返すとそれ以上は行われなくなることが知られており，それがその動物種の寿命を決めていると考えられている．細胞数の減少によって生じる形態的・機能的問題が老化によって生じる障害の要因の1つとなることと同様に，ヒトが形成されていく初期における構造的・機能的な問題が，子どもの障害の要因の1つとなる．

B 系統発生（遺伝）学

1 出生まで

a. 受精から着床まで

- ヒトの生殖は有性生殖であり，両親から染色体を半分ずつ受け継ぐため，原始生殖細胞は減数分裂を行い，生殖子（卵子と精子）の染色体数は半分となる（図3-1）．このときに染色体の分離がうまくいかないと，ダウン症候群 Down syndrome などの疾患が生じることがある（図3-2，表3-1）．
- 両親からの成熟した生殖子が卵管膨大部で受精することで，1つの接合子が形成され，胚子の発生が始まる．
- 接合子は卵管を移動しながら卵割を繰り返し桑実胚となり，その後，桑実胚内に胚盤胞腔と呼ばれる大きな空間が形成され，胚盤胞となる．
- 受精から6日目頃，胚盤胞は子宮上皮と接着し着床する．

b. 着床から胚葉への分化

- 3週目には，外胚葉・中胚葉・内胚葉の3胚葉への分化が進む（図3-3）．
- 外胚葉は神経系の原基となり，神経板から神経管が形成される．
- 中胚葉からは体節が形成され，その後，椎板・筋板・皮板に分化する．
- 内胚葉からは腸管が形成され，その後，消化管や気管支・肺などに分化する．

c. 器官形成

- 第4〜8週にかけて，胚子のおもな器官が形成される．よって，この時期に胚子の発生を障害するような要因（たとえばウイルスや薬物，放射線など）にさらされると，重大な先天異常が起こる危険が高くなる．
- ヒトの顔面は，第4〜10週に5つの顔面隆起が癒合することで形成され，第12週頃に完成する．「兎唇」と呼ばれる「唇裂」や，「口蓋裂」は，この顔面隆起の成長と癒合が障害されることによって生じ，その程度によりさまざまな様態を呈す．
- このように，新生児期から幼児期にかけて問題となる障害の原因は，発生過程

図3-1 生殖子の形成
[Moore, K. L.：ムーア人体発生学, 医歯薬出版, p.22, 2011／Larsen, W. J.：ラーセン最新人体発生学, 西村書店, pp.4-9, 1999／鈴木孝仁（監修）：視覚でとらえるフォトサイエンス 生物図録, 数研出版, pp.102-103, 2007より改変]

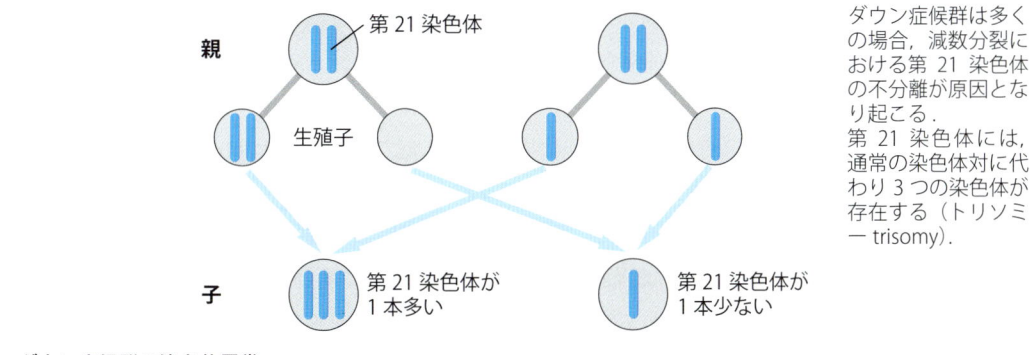

図3-2 ダウン症候群の染色体異常
[鈴木孝仁（監修）：視覚でとらえるフォトサイエンス 生物図録, 数研出版, p.81, 2007より改変]

における問題に基づいていることが多い．

2 出生後

- 出生後も多くの器官が成長・成熟を続け，とくに生殖器系や中枢神経系の成熟はゆっくりである．脳の生後発育の大部分は神経線維の有髄化によるものである．

表 3-1 おもな染色体異常

21 トリソミー	ダウン Down 症候群
18 トリソミー	エドワード Edwards 症候群
13 トリソミー	パトー Patau 症候群
性染色体のモノソミー（女性）	ターナー Turner 症候群
性染色体のトリソミー XXY，XXXY など（男性）	クラインフェルター Klinefelter 症候群

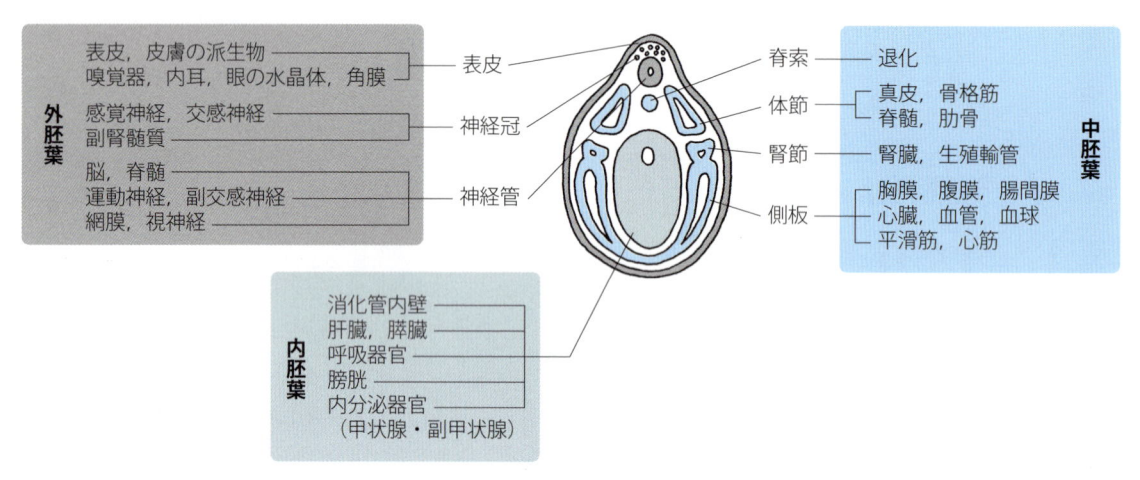

図 3-3 胚葉の分化
[鈴木孝仁（監修）：視覚でとらえるフォトサイエンス 生物図録，数研出版，p.110, 2007]

- 出生後に劇的に変化するのが血液の循環様式である．出生後，肺循環の開始と母体からの臍動脈・臍静脈の血流が途絶えることにより，血流と血圧の変化が生じ，動脈管が狭窄し，心房中隔にある卵円孔が閉鎖する．通常，動脈管の狭窄（機能的な閉鎖）は出生直後に起こり，卵円孔は出生直後に機能的に閉鎖し，出生後3ヵ月程度で解剖学的に閉鎖する．
- 骨格筋において，脊髄神経との関係は受精後5週から始まっており，出生前から筋収縮は行われているが，随意的に運動をコントロールするための神経連絡，すなわち錐体路やそれ以外の運動調整系の神経回路の成熟には，出生後かなりの時間を要する．
- 出生後には，感覚器系や筋・骨格系，神経系などの各器官が協調しながら，外部環境に適応するために必要な機能を獲得していく．この過程に何らかの問題が生じると，必要な機能を獲得することができなかったり遅くなったりし，その後の発達・発育に影響を及ぼすことがある．

C 体育学（スポーツ科学）

- 体育学の観点より人間発達をとらえる場合には，体力がどのように変化してい

表 3-2 年齢区分別体力テスト項目

年齢区分	テスト項目
6～11歳	握力，上体起こし，長座体前屈，50m走，立ち幅とび，ソフトボール投げ，反復横とび（100cm），20mシャトルラン（往復持久走）
12～19歳	握力，上体起こし，長座体前屈，50m走，立ち幅とび，ハンドボール投げ，反復横とび（100cm），持久走（男子1,500m，女子1,000m）または20mシャトルラン（往復持久走）
20～64歳	握力，上体起こし，長座体前屈，立ち幅とび，反復横とび（100cm），急歩（男子1,500m，女子1,000m）または20mシャトルラン（往復持久走）
65～79歳	ADL（日常生活活動テスト），握力，上体起こし，長座体前屈，開眼片足立ち，10m障害物歩行，6分間歩行

るのかを理解することが必要である．
- 体力は発育とともに高まり，いずれピークを迎え，その後，衰え始める．ピークを迎える平均的な年齢は，体力指標の種類によって異なる．ピークを過ぎ衰えていくことが老化とされる．

1 運動能力指標（文部科学省，体力テスト）

- 学齢期から高齢期までの運動能力を示す指標として，文部科学省が「新体力テスト」を毎年実施しており，その結果をホームページで公表している．
- この体力テストには歴史があり，「○年前と比較して最近は，」という文脈で年齢区分ごとの体力の変化をとらえるのに適した指標となっている．
- 運動能力の指標として，筋力，柔軟性，瞬発力，持久性，平衡機能などの側面をとらえている．

2 体力テスト項目（表3-2）

- 各年齢区分によってテスト項目は異なり，すべての年齢区分において，握力，上体起こし，長座体前屈の3項目が実施されている．
- さらに，反復横とび，立ち幅とび，持久走（20mシャトルラン）の3項目が64歳までの年齢区分において共通して実施されている．
- 65歳以上については，高齢社会が到来したことを受け，高齢者の体力を把握する目的で項目が変更され，開眼片足立ち，10m障害物歩行，6分間歩行の3項目が盛り込まれている．

3 体力の加齢に伴う変化（図3-4）

- 握力については，12歳以降で男女差が目立ち始め，その後も増加し30歳代後半から40歳代でピークとなる．
- 上体起こし，反復横とび，立ち幅とびについては，男性で17～18歳，女性で14～15歳がピークとなり，20mシャトルランについては，男性で14～15歳，女性で13～14歳がピークとなる．
- 体力面については，ちょうど思春期にピークを迎える．よって女性の方が男性

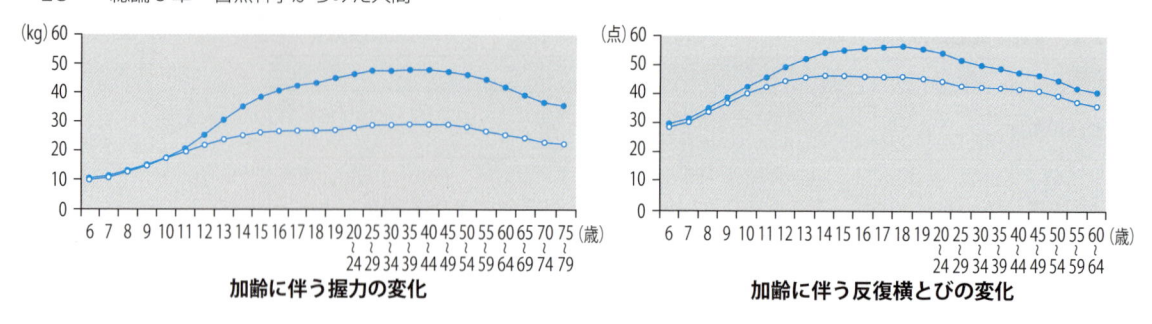

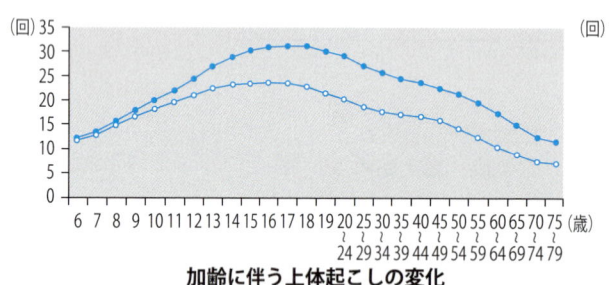

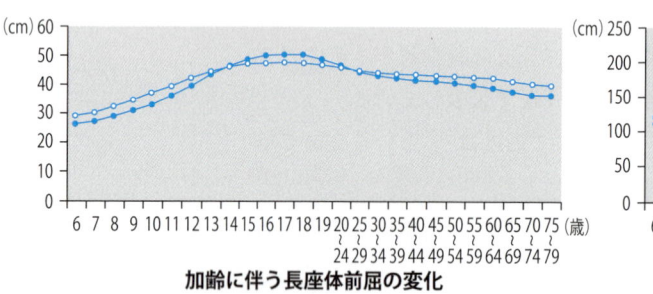

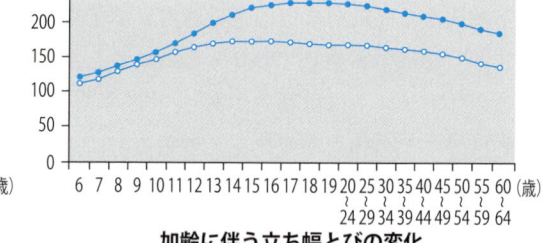

図 3-4　年齢別体力テストの結果
―●―：男子，―○―：女子
注）グラフは 3 点移動平滑法を用いて平滑化してある．
[文部科学省：体力・運動能力の加齢に伴う変化の傾向，平成 22 年度体力・運動能力調査結果の概要，2011]

よりも早めにピークを迎えることになる．
- 長座体前屈については，10 歳代半ばで男性が女性よりも高値を示すものの，全体的には女性の方が柔軟である．

4 体力と運動習慣（図 3-5）

- 運動習慣を有している方が高い体力を有する．
- 発育期においては，身体を動かす遊びなどを通して体力が高められるが，近年では携帯型ゲームやオンラインゲームなどの屋内での遊びが増えており，体力面での発育に留意しなければならない．
- これからの高齢者対策を考えるときに，高齢者が運動を継続的に実施できるような環境と運動メニューづくりをすることが大切である．
- 発達段階をふまえたピリオダイゼーションとして，以下のことを考慮しておく

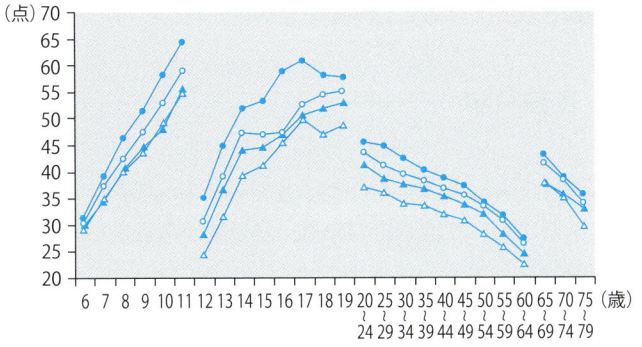

図 3-5　運動習慣と体力テスト結果の関係
●：ほとんど毎日（週 3 日以上），○：ときどき（週 1〜2 日程度），▲：ときたま（月 1〜3 日程度），△：しない
注）合計点は，新体力テスト実施要項の「項目別得点表」による．
　　得点基準は，6〜11 歳，12〜19 歳，20〜64 歳，65〜79 歳で男女により異なる．
[文部科学省：運動・スポーツの実施状況と体力，平成 22 年度体力・運動能力調査結果の概要，2011]

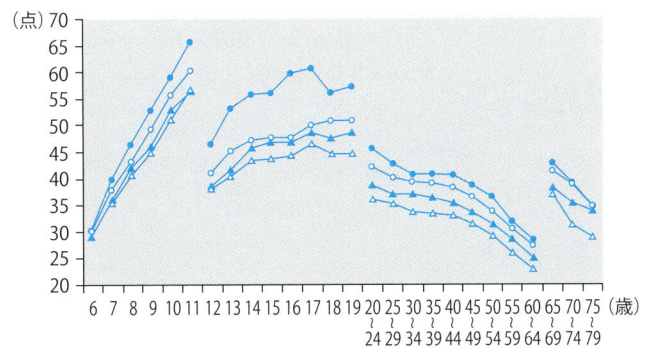

ことが求められる．

- ものごとの判断・理解力が未熟な幼児期には，興味のあるものに熱中しがちである．そのため，この時期に各種ゲーム等に熱中し始めると屋外での身体を使った遊びをしなくなるため，屋内外での遊びのバランスを考えた指導が重要である．
- 幼児期には人見知りなどをすることもあるが，この時期は対人交流の基礎をつくるときでもあり，少しずつ交流していく人を増やし，社会生活に慣らしていくことが大切である．
- 体力がピークを迎えるまでの幼児期から学童期，青年期前期は，筋・骨格などの発育も著しい時期であり，この時期に筋・骨格系の発育に応じた練習をしないと，オスグッド・シュラッター病のような成長に伴う障害を引き起こす可能性が高い．
- また，老年期になると筋肉の微細損傷からの回復にも時間が必要となるため，毎日の連続的な運動ではなく，休日をはさみながら，低負荷高頻度を意識した

運動を取り入れることが望ましい．

D　行動科学

- 人間は1人で生活することはできず，常に他者との関係の中で生活している．乳児期においては情緒の発達，幼児期から青年期にかけては社会性の発達が重要な課題であり，成人期および老年期にあっては社会的役割の変化が課題となってくる．
- 行動科学面での発達として大切なポイントには，関係性の変化と変化に対する心理的対応がある．親子・家庭内の関係から，学校教育，職場，地域と，発達とともに関係性の範囲が拡大し，複雑化してくる．

1 乳児期

- 生後間もない頃は，乳児は母親をはじめとする家庭内での関係を構築する．乳児期の発達においては環境の要因が大きく，その影響は言語能力の獲得などに顕著に現れる．
- また，知覚能力の発達もめまぐるしい時期であり，聴覚や視覚によって周囲の人に対する態度を変化させるようになる．とくに親に対しては，自らを守ってくれる特定の人という感覚が芽生え，安心感を呈するようになる．
- その一方で，知らない人に対しては恐怖心を抱き，その恐れがいわゆる「人見知り」をもたらす．この時期にたっぷりと愛情を注ぐことが，その後の精神面の発達においても重要な意味を持つ．

2 幼児期・学童期

- 幼児期・学童期になると，人との交流の場が，保育園・幼稚園・小学校へと移る．行動時の感心が友達へ，そしてグループへと拡大していき，集団の中での個の主張，協調などの相互関係を育むことになる．
- 学童期の集団生活を通して，その後社会に出たときに必要な社会性が発達する．
- 自我が確立し始め，他者との関係の中で優越感・劣等感を感じ始めるようになるため，グループからの孤立なども生じやすくなり，時にいじめなどにつながることがある．
- 思春期になると他者からの視線を意識しながら生活するようになり，思春期やせ症のように，高度なやせ願望などによって身体症状を呈するようになることもある．
- 社会性の発達のためには対人交流が大切であるが，インターネット社会となり，現実社会での交流ではなくバーチャルな社会での交流が増えてくることで，対人関係の構築も変化してきている．

3 成人期

- 次第に異性に対する関心を持つようになり，恋愛・結婚を意識し始めることが多いが，最近は晩婚化・非婚化も進んでおり，結婚に対する認識にも変化がみられる．
- 就職して収入を得ることで，親から独立した生活を営むようにもなる．
- 職業的交流も増えてくるが，同時に多くの職業上のストレスを抱えることにもなるため，メンタルヘルスについて留意することが必要である．
- 仕事や子育てなどのさまざまストレスにより，うつ病にかかることも増え，自殺につながることもある．

4 老年期

- 対人交流の面では，年齢とともにどんどん広がりを持つようになるが，老年期に入るとその状況に変化が生じ，看取りと喪失の時代が訪れる．
- 祖父母・父母の他界，旧友の他界と，少しずつではあるがそれまで交流があった人たちとの別れの時期を迎える．別れの時を通して，生きるということに向き合い，さらには生きる意味を考えるようになる．
- 友人の喪失だけでなく，加齢によって生じるものとして，「体力の衰えの自覚」がある．それまでできていたことができなくなり，視力・聴力などの五感が低下してくることで，加齢を実感するようになる．

E 自然科学からみた人間発達のリハビリテーションへの応用

- 自然科学の面からは，人間の解剖生理学の側面からの成長，そして体力面についての体育学，さらには行動科学のそれぞれの側面から人間発達をみてきた．
- 人間が行動するには個人的意味，社会的意味を有するため，心理面での変化，社会での役割をふまえたかかわりが必要である．
- リハビリテーションの大きな目的の1つとして回復があげられるが，胎児期に生じる遺伝的問題，新生児期から学童期にかけての発育の問題，そして成人期後期から老年期にかけての加齢の問題と，それぞれのライフステージにおいては発達面における問題を異にする．このことは，単に発症前の状態に戻ることのみを考えるのではなく，年齢相応の状態を1つの目標として考える上で重要なポイントになってくる．
- 新生児期から就学前には情緒や動作等の獲得が主となるが，これらは未経験のものであり，リハビリテーションとして成長を促すことが求められる．
- 学童期から思春期にかけては，身体・精神ともに変化に富む時期でもあり，この時期に障害や疾病を抱えた場合には，身体面・精神面の両面に対して介入していくことが求められる．
- 65歳以上を老年期としてひとまとめにしているが，100歳を超えて活動する人

が増えてきていることを考えると，老年期をさらに区分して，生涯発達の視点でとらえることが求められていくだろう．

> **学習到達度 自己評価問題**
> 1. ヒトの器官形成について説明しなさい．
> 2. 細胞分化時の異常に伴う疾病について，そのタイミングと障害について説明しなさい．
> 3. 体力テスト結果のグラフを用いて，加齢に伴う体力の変化の特徴を説明しなさい．
> 4. 各年代における心理的な問題について列挙しなさい．

総論

4. 社会科学からみた人間

● 一般目標　GIO
1. 社会科学とは何かを理解する．
2. 人間が発達していく上で，必要な社会とのかかわりを理解する．

● 行動目標　SBO
1. 乳児期，幼児期，学童期，青年期と，社会集団とかかわる重要性を説明できる．
2. 各期における社会的発達を説明できる．
3. 子どもの発達を守る法律を説明できる．

● 調べておこう
1. 身体的発達について調べよう．
2. 心理的発達について調べよう．

A 社会とは

- 複数の人々が集まって生活をしていく中で，いろいろなやりとりが行われる．その関係が一定のパターンを持ったり輪郭を現してきたりする場合，そこには社会がある．
- 社会には，家族，村落，地域など自然発生したものと，学校，教会，国家など人為的につくられたものがある（図4-1）．

B 社会科学とは

- 社会の中で人々がやりとりを行うその関係のパターンを調べ，それを明らかにしていく学問である．
- 関係性のパターンを調べることは，社会を一歩引いたところから見て，「なぜそうなるのか」を問うことから始まる．
- たとえば「日本の雇用特徴」をみると，退職金制度や年功序列賃金制など，働く人と会社・企業との間には独特のパターン（関係性）がみられる．これを客観的に見て明らかにしていく．

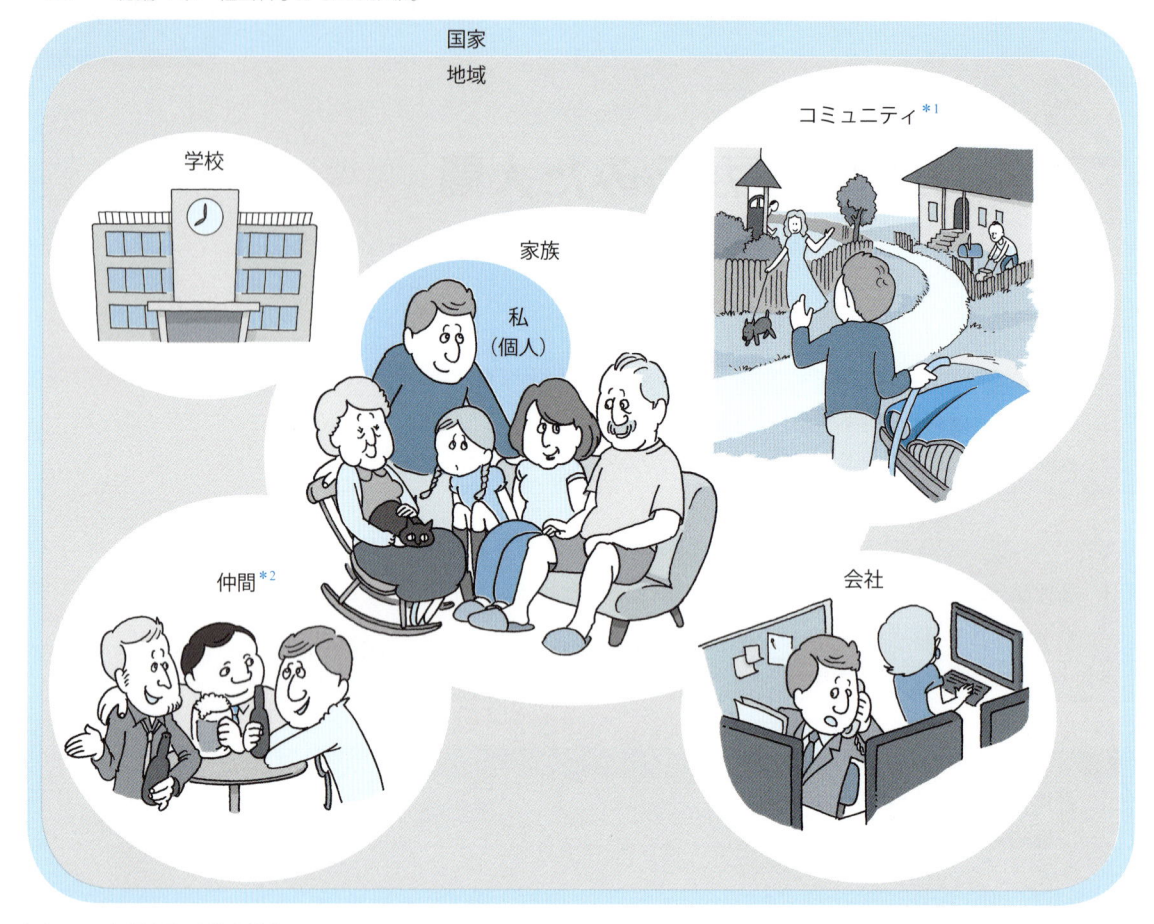

図 4-1 人間を取り巻く社会
[*1] コミュニティ：共同体という意味で広い解釈では地域も入るが，ここでは生産・自治・風俗・習慣で深く結びついている共同体をさす．
[*2] 仲間：同じ種類のグループ（たとえば職業・地位など）のもの．一緒に物事をする関係（間柄）をさす．

C 発達と社会学的側面

- 発達における社会学的側面とは，人間として生まれてきたその社会（家族，学校，会社など）に適応するために，規準・規範・信念・態度などを学習し獲得していくことである（図 4-2）．
- 人間は，生まれた社会の中で生活していく．社会を離れて生存し，人間として生活していくことはできない．そのために，社会で必要なことを学習しその文化を獲得する．
- 学童期までの期間はこの文化を獲得する過程にあり，発達において大切なときである．
- 人間の発達にどれだけ社会学的側面が必要かを知るために，「アヴェロンの野生児ヴィクトール」の例をみてみよう．

アヴェロンの野生児ヴィクトール

①1799年，フランス，アヴェロンの森で推定11〜12歳の少年が発見された．全裸で体中傷だらけで，言葉はまったく話さず，うなり声や叫び声をあげていた．近づくとうろうろと落ち着かず，噛みついたり，ひっかいたりした．

②パリに移送された少年は多くの好奇の目にさらされた．その後，少年は聾唖学校に入り，精神科医ピネルの診察を受けた．

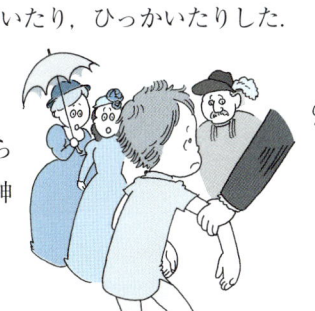

③少年には感覚機能の低下があり，視野は定まらず注視できない．聴覚もクルミを割る音にだけ反応した．嗅覚は悪臭に対しても平気で，触覚は握ることはできたが未発達であった．

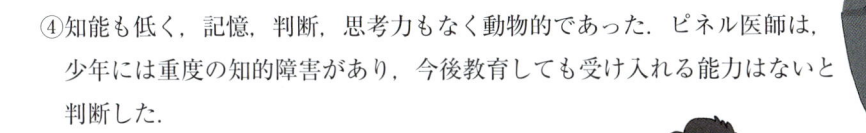

④知能も低く，記憶，判断，思考力もなく動物的であった．ピネル医師は，少年には重度の知的障害があり，今後教育しても受け入れる能力はないと判断した．

⑤精神科医イタールは，少年は教育を受け社会生活を学習すれば普通の人間らしい生活に戻れると考え，少年を引き取って「ヴィクトール」と名づけた．

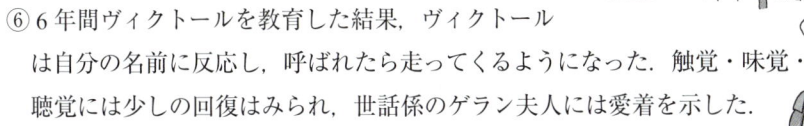

⑥6年間ヴィクトールを教育した結果，ヴィクトールは自分の名前に反応し，呼ばれたら走ってくるようになった．触覚・味覚・聴覚には少しの回復はみられ，世話係のゲラン夫人には愛着を示した．

⑦しかし，言語獲得は最後までできず，身振り程度でのコミュニケーションにとどまった．推定40歳でヴィクトールは生涯を終えた．

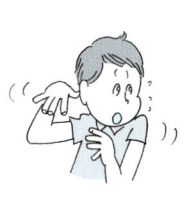

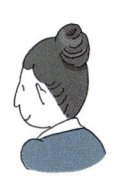

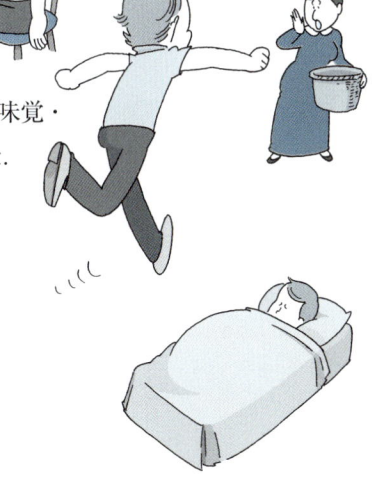

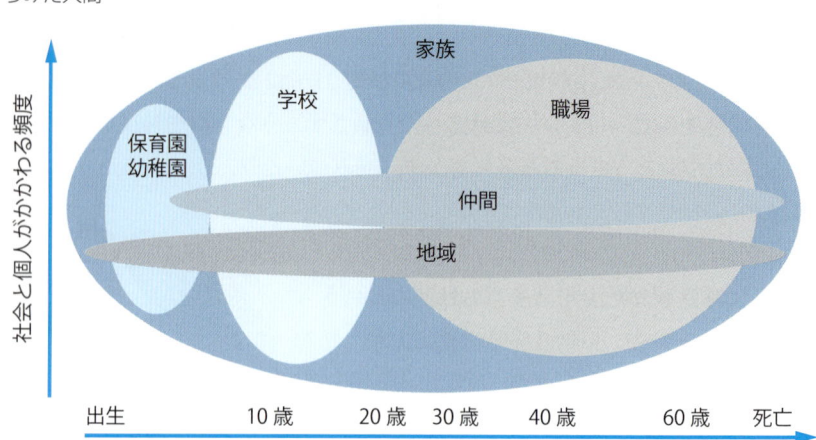

図 4-2　発達と社会のかかわり

- ヴィクトールが言語を習得できなかったのは，言語を獲得する効果的な時期（言語獲得の臨界期）を過ぎてしまっていたからである．
- 人間の発達においては，発達の初期段階での社会的経験が重要であり，その後の発達に大きく関与してくる．
- 発達における社会学的側面は，人間として生まれてきたからには必要不可欠な要因である．

D　発達と法律

- 日本では，憲法において「基本的人権」が保障されている．そして，「人が生まれながらに持っている権利」として，憲法第 11 条の条文がある．
- 憲法第 11 条：国民は，すべての基本的人権の享有を妨げられない．この憲法が国民に保障する基本的人権は，侵すことのできない永久の権利として，現在及び将来の国民に与えられる．
- 人権を「国民のどのような自由と権利を保護したものか」という視点から分類すると，自由権，参政権，社会権の 3 つに分けられる．社会権は，「社会的・経済的弱者の保護のために国家の積極的な配慮を求める権利」である．
- 人間発達の大切な時期とされる新生児期，乳児期，幼児期，学童期，青年期の子どもに対して，近年，親・家族からの人権侵害が起こっている．「児童虐待」である（図 4-3）．
- 「児童虐待」とは表 4-1 に示したことを 18 歳未満の児童に対して行うことの総称である．
- 児童虐待への対応として児童虐待防止等に関する法律（児童虐待防止法）があり，以下のように定められている．
「国及び地方公共団体は，児童虐待の予防及び早期発見，迅速かつ適切な児童虐待を受けた児童の保護及び自立の支援並びに児童虐待を行った保護者に対する

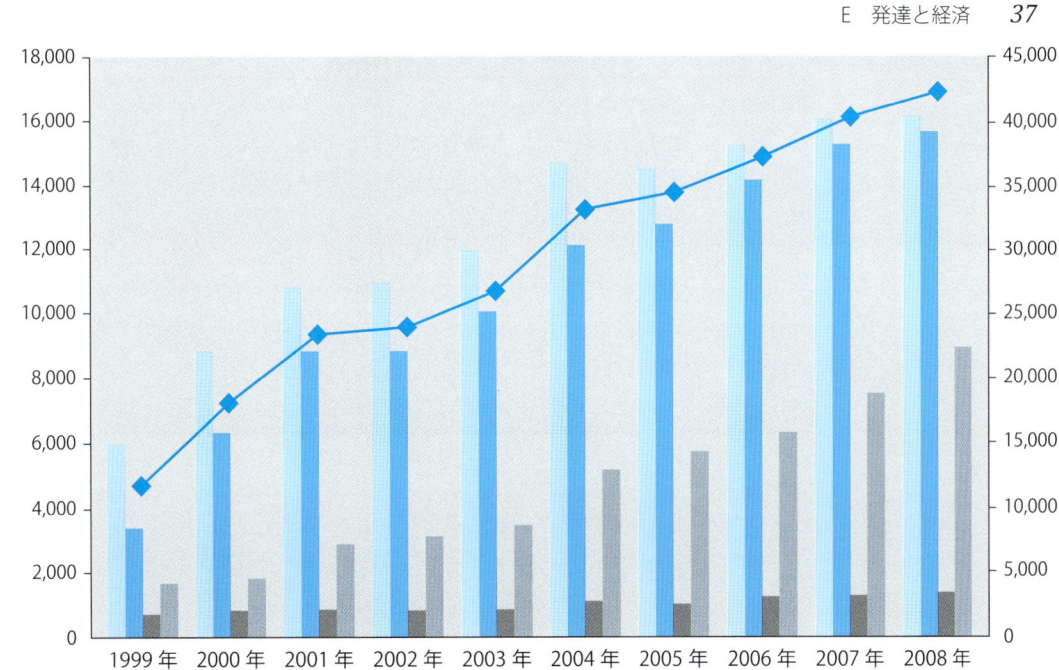

図4-3　児童虐待対応相談件数の推移
　■：身体的虐待，■：ネグレクト，■：性的虐待，■：心理的虐待，◆：総数
［住田正樹，高島秀樹：子どもの発達社会学，北樹出版，p.160，2011］

表4-1　児童虐待（2000年　児童虐待防止等に関する法律より）

身体的虐待	児童の身体に外傷が生じ，又は生じるおそれのある暴行を加えること
性的虐待	児童にわいせつな行為をすること又は児童をしてわいせつな行為をさせること
ネグレクト	児童の心身の正常な発達を妨げるような著しい減食又は長時間の放置，その他の保護者としての監護を著しく怠ること
心理的虐待	児童に対する著しい暴言又は著しく拒絶的な対応，児童が同居する家庭における配偶者に対する暴力その他の児童に著しい心理的外傷を与える言動を行うこと

親子の再統合の促進への配慮その他の児童虐待を受けた児童が良好な家庭的環境で生活するために必要な配慮をした適切な指導及び支援を行うため，関係省庁相互間その他関係機関及び民間団体の間の連携の強化，民間団体の支援，医療の提供体制の整備その他児童虐待の防止等のために必要な体制の整備に努めなければならない．」（児童虐待防止等に関する法律　第4条）
- 社会の中で発達していく人間がその発達や人権を脅かされることから守っているのが法律であり，発達の社会学的側面においては大切な役割を持っている．

E　発達と経済

- 現代の日本では，少子化が大きな社会問題の1つである．
- 女性が社会進出し，以前に比べ晩婚化したこと，共働き家庭での夫との役割分担，保育・育児への支援対策が不十分なことなどが少子化の一因となっている．

> **column**
>
> **法律上の子どもとは**
>
> 法律上，民法第 5 条では，年齢 20 歳をもって成人としている．それ以下は未成年であり，法律的な行為を行うにあたり，法定代理人（通常は親）の同意を得なければならない．また，子どもの権利条約では子どもを「18 歳未満のすべての者」と定義し（第 1 条），その 54 の条文の中に，生存・発達権（第 5 条）も含めている．
>
> 児童福祉法では，「①すべて国民は，児童が心身ともに健やかに生まれ，且つ，育成されるよう努めなければならない．①すべて児童は，ひとしくその生活を保障され，愛護されなければならない．」（第 1 条），「国及び地方公共団体は，児童の保護者とともに，児童を心身ともに健やかに育成する責任を負う．」（第 2 条）と制定されている．

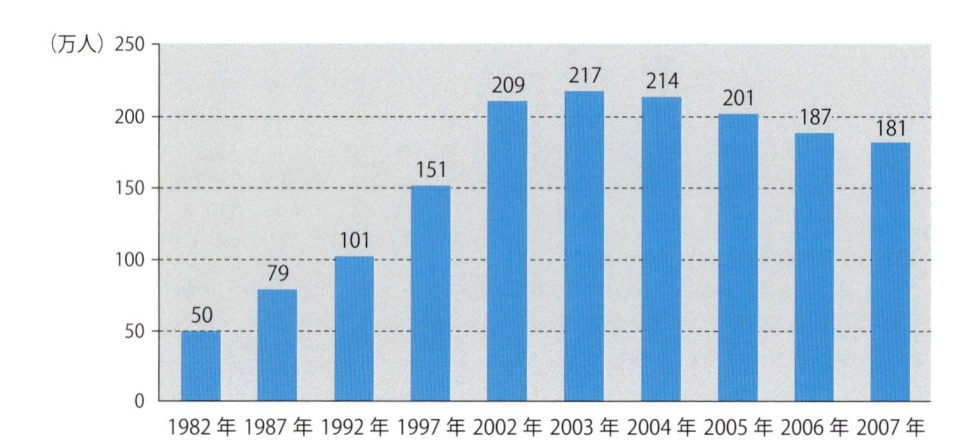

図 4-4 フリーター数の推移

年	1982	1987	1992	1997	2002	2003	2004	2005	2006	2007
万人	50	79	101	151	209	217	214	201	187	181

注）フリーターとは，15～34 歳の者，卒業者であって，女性については未婚の者であって，
　①現在就業している者については勤め先における呼称が「アルバイト」または「パート」である雇用者（ただし，1997 年までについては継続就業年数が 1～5 年未満の者）．
　②現在無業の者については家事も通学もしておらず「アルバイト・パート」の仕事を希望するものをさす．
資料）内閣府：青少年の現状と施策（平成 19 年版青少年白書）
　　1982 年，1987 年，1992 年，1997 年については『平成 17 年版労働経済の分析』より転記．2002 年以降については総務省統計局『労働力調査（詳細結果）』（特別集計）．
［住田正樹，高島秀樹：子どもの発達社会学，北樹出版，p.95，2011］

- 経済の長引く不況により，若年層の失業率と非正規雇用率が上昇し，就労や賃金の格差が生じ，婚姻から遠ざかる人が増えたことも一因とされる（**図 4-4**）．
- 世帯の収入の違いによって子どもが教育を受ける機会が変わってくる教育格差も大きな問題である（**図 4-5**）．
- 近年，5 歳児未満のいる世帯と 30～40 歳にかけての貧困率が高く，子どもの発達の大切な時期に十分な家庭教育が行われないことが危惧される．またその子どもたちの将来の教育格差も懸念される（**図 4-6**）．

F　社会科学からみた人間発達のリハビリテーションへの応用

- ヒトが持って生まれた遺伝的要素を出現させ，行動として表すことができれ

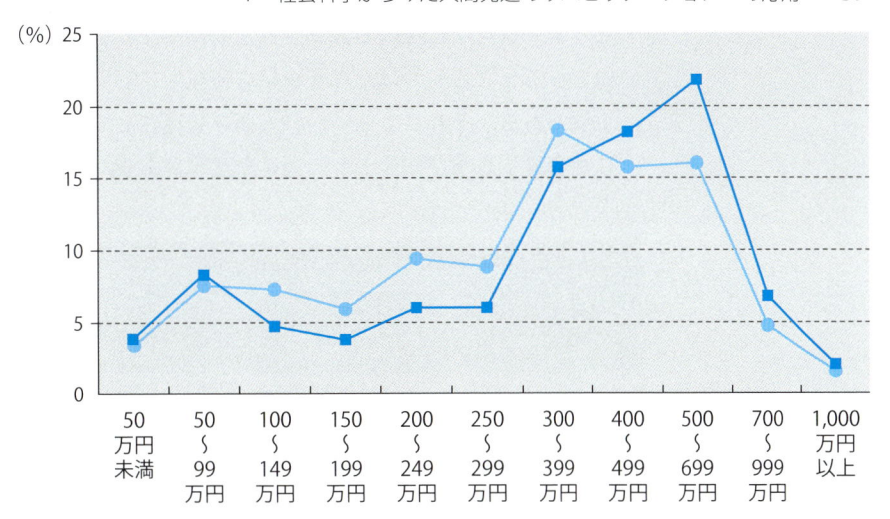

図4-5 子育て世代の所得分布（30歳代）
　—○—：1997年，—■—：2007年
資料）総務省統計局：就業構造基本調査
［住田正樹，高島秀樹：子どもの発達社会学，北樹出版，p.87，2011］

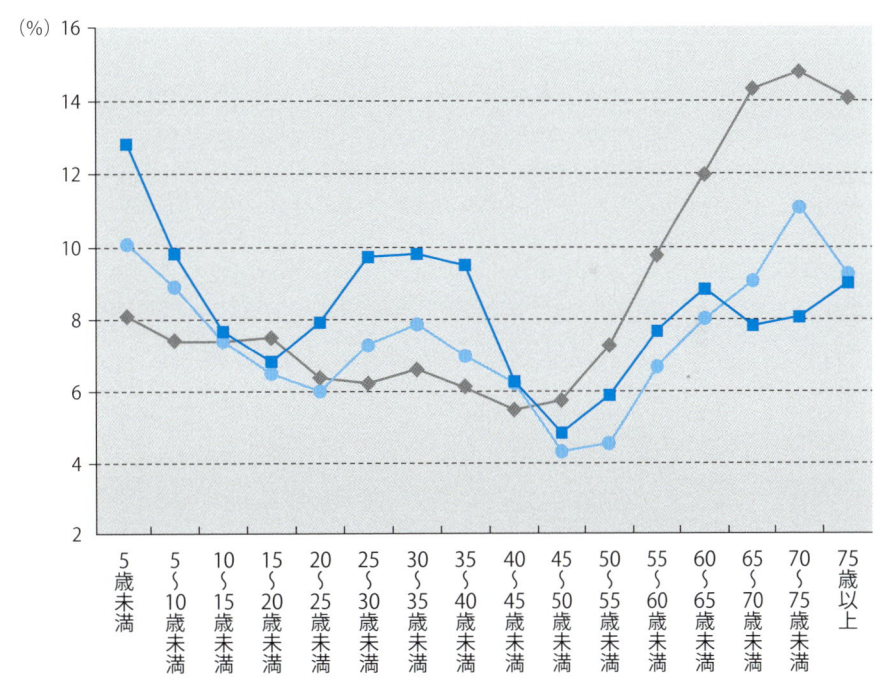

図4-6 年齢別階級別貧困率
　—◆—：1984年，—●—：1994年，—■—：2004年
［住田正樹，高島秀樹：子どもの発達社会学，北樹出版，p.88，2011］

ば，周囲から発達していることを見て取れる．そこで，人間の発達は社会的・文化的条件によって大きく枠づけされる．

- この社会的な性質によって，発達の方向性や速度も変わってくる．
- リハビリテーションにおいては，身体的側面の発達に目が向きやすいが，リハ

ビリテーションに携わる人々が社会的側面に目を向け，発達を妨げるものや問題となるところへのはたらきかけを積極的に行い，社会的な支援を促すことが重要である．それによりいかに人間を発達させていくことができるのか，ここに社会科学を学び知ることの大きな意義がある．

> **学習到達度 自己評価問題**
> 1. 社会科学について説明しなさい．
> 2. 発達と社会がどのようにかかわっているのか説明しなさい．

各論

1. 身体運動器機能—身体構造 1：胎児期～青年期

● 一般目標
1. 胎児期から青年期の体格・脊柱・姿勢・性徴の正常発達と障害を理解する.
2. 胎児期から青年期の骨・歯の正常発達と障害を理解する.
3. 胎児期から青年期の筋肉の正常発達と障害を理解する.

● 行動目標
1. 胎児期から青年期の体格・脊柱・姿勢・性徴の正常発達と障害について説明できる.
2. 胎児期から青年期の骨・歯の正常発達と障害について説明できる.
3. 胎児期から青年期の筋肉の正常発達と障害について説明できる.

● 調べておこう
1. ヒトの発生・系統発達について調べよう.
2. 子宮内胎児発育遅延について調べよう.
3. 学童期の骨端線障害について調べよう.
4. 骨粗鬆症の成因, 病態, 検査方法について調べよう.
5. 1本の筋線維（筋細胞）にはたくさんの核が存在しており，筋内の核の数は筋線維の長さや年齢によって異なる．そのしくみについて調べよう．

A 体格・脊柱・姿勢・性徴

1 胎児期（受精から出生）の体格・脊柱・姿勢・性徴の発達

- 人間の形態的発達は受精をもって始まる．この時期は人類の系統発生的な経過を経ながら，なおかつ個人的な特徴を備えて成長する．
- 発達の原則である頭側から尾側へ，中枢から末梢へといった方向性は，脳・脊髄・神経系の発達においても，上肢下肢の運動器系の出現と発達においても認められる．
- 系統的発達は胎齢4週までは魚類のエラや尾部が認められ，胎齢7週で両生類爬虫類の肺が出現し，8週で四肢が伸びることにより確認できる（図1-1）．
- 身体の発達としては，胎齢5週初めで各細胞の将来予定部位が決定され，5週

column

出生前検査

出生前検査の羊水検査等については，医学の進歩により診断時期が早まり診断自体も正確となった．出生前診断の賛否は親の判断にゆだねられるが，幸福感や価値観に立ち返り論議されるべき問題である．遺伝子レベルではヒトゲノムDNA解読が終了し，遺伝子診断や治療，さらには細胞や臓器を再生するES細胞への期待も高まっている．

胎齢 1〜3週 初期発生	胎齢1週	卵管を移動，卵割，胚盤胞形成（発生段階1〜3）
	胎齢2週	着床，2層性胚盤，卵黄嚢（発生段階4〜5）
	胎齢3週	3層性胚盤，神経管形成の開始（発生段階6〜9）
胎齢 4〜8週 胚子期	胎齢4週	胚の折り畳み，神経管形成の終了，中軸器官，基本体形（発生段階10〜13）
	胎齢 5〜8週	器官形成（体表・体内のすべての主要器官の形成，体肢芽の伸長）（発生段階14〜23）
胎齢 9〜38週 胎児期	胎齢 9〜38週	器官の成長と機能の成熟（外陰部の性分化）

妊娠期間	p.o.（排卵後胎齢） p.m.（月経後胎齢）	266日（38週） 280日（40週）
胚子の大きさ	GL（最大長 greatest length） 下肢を除く	単純で，エコーでの測定と一致する
	CRL（頭殿長 crown-rump length）	胚子期ではGLと同値であり，胎児期においてよく用いられる

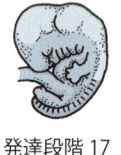

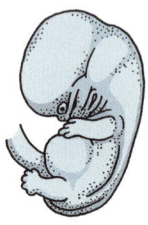

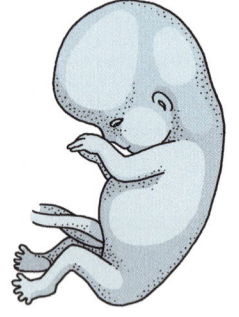

発生段階 14
発生段階 17
発生段階 20
発生段階 23

図 1-1　胎児期の成長と周期別発育
［坂井建雄，松村讓兒（監訳）：プロメテウス解剖学アトラス 解剖学総論/運動器系（第2版），医学書院，p.4，2011］

終わりでは四肢が発生し，7週で筋肉の機能分化が認められる．9週の終わりまでに各器官の形成が行われ，10週には外見でヒトと判別可能な状態となる．10〜40週では各器官が細部にわたり機能整備され，完成に近づく．胎児の体型は20週前後の中期で身長が伸び，30週以降では体重が急激に増加する（**図1-2，1-3**）．

2 新生児期（生後28日以内）〜乳児期（1歳未満）の体格・脊柱・姿勢・性徴の発達

- 新生児の体重は出生後から数日で一時減少し，生後1週間で出生時の体重に回復する．体重はその後3〜4ヵ月で出生時の2倍，1年で3倍に達する．
- 身長は生後1年まで著しく増加し，とくに生後3ヵ月までの増加率は最大である．
- 乳幼児の発育栄養状態についてはカウプ指数*が用いられる．
- 新生児から青年期までの身長体重の変化を**図1-4，1-5**に示す．
- 頭部や四肢の身長に対する比率，対表面積の比率の変化を**図1-6，1-7**に示す．胎齢2ヵ月における頭部の比率は身長の1/2，新生児では1/4，6歳児で1/6，成人で1/8である．新生児期〜乳児期の手足の長さは青年・成人期と比較してとくに短く，頻繁な姿勢変換に便利である．
- 成人の脊柱弯曲は頸部で前弯，胸部で後弯，腰部で前弯し，全体でS字カーブを呈する．新生児の脊柱は後弯し，頸部腰部の前弯は認められない（**図1-8**）．

*カウプ指数 Kaup index
満3ヵ月〜5歳の乳幼児に対して栄養状態の判定に用いられる指数．体重(g)÷身長(cm)^2×10で示される．新生児〜生後3ヵ月未満の乳児にはBMI（カウプ指数）は使わない．学童期にはおもにローレル指数，成人ではBMI（後述）が用いられる．

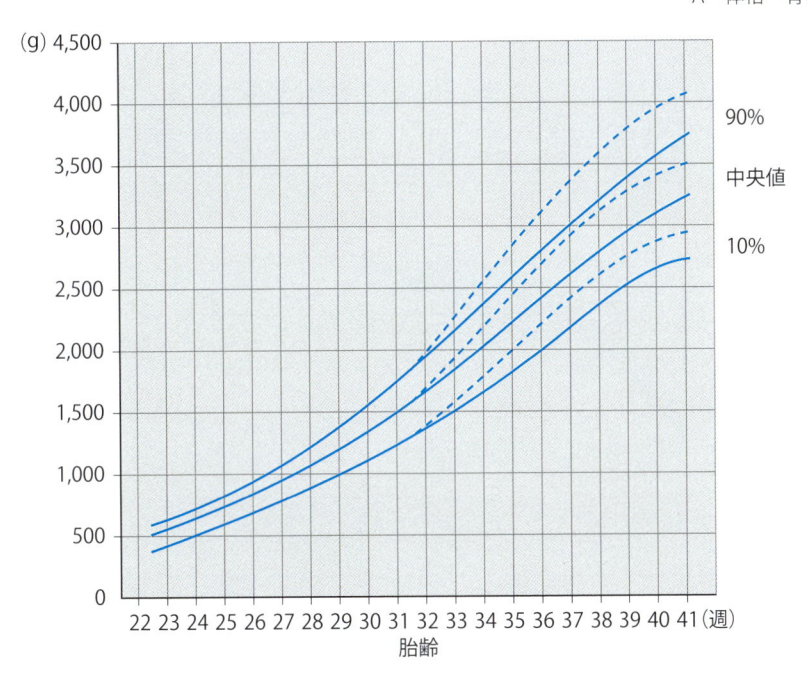

図1-2　出生時体重基準曲線（男児）
- - -：経産例，──：初産例
[小川雄之ほか：日本人の胎在別出生時体格基準．新生児誌 34：624-632, 1998]

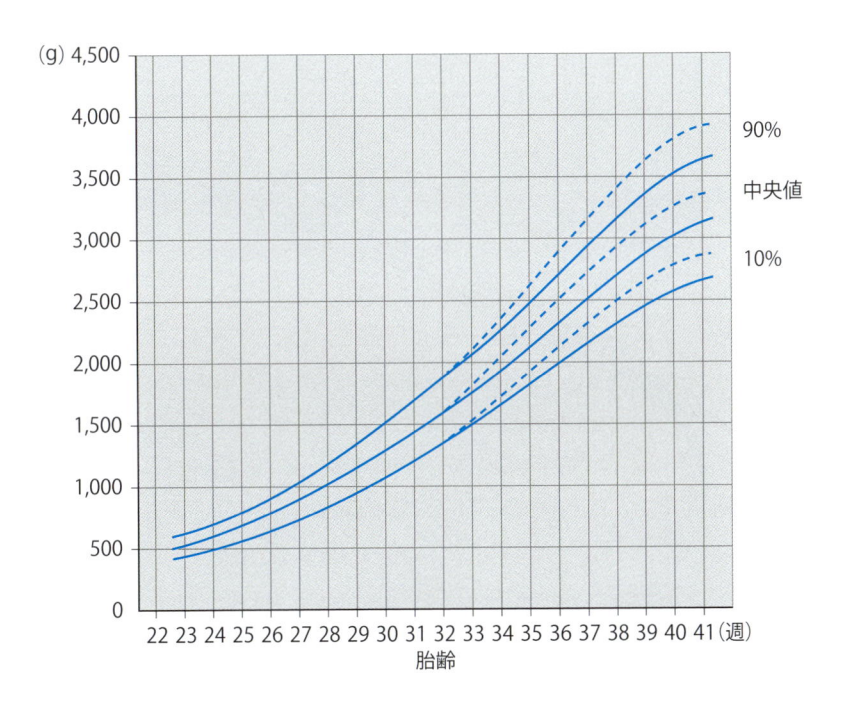

図1-3　出生時体重基準曲線（女児）
- - -：経産例，──：初産例
[小川雄之ほか：日本人の胎在別出生時体格基準．新生児誌 34：624-632, 1998]

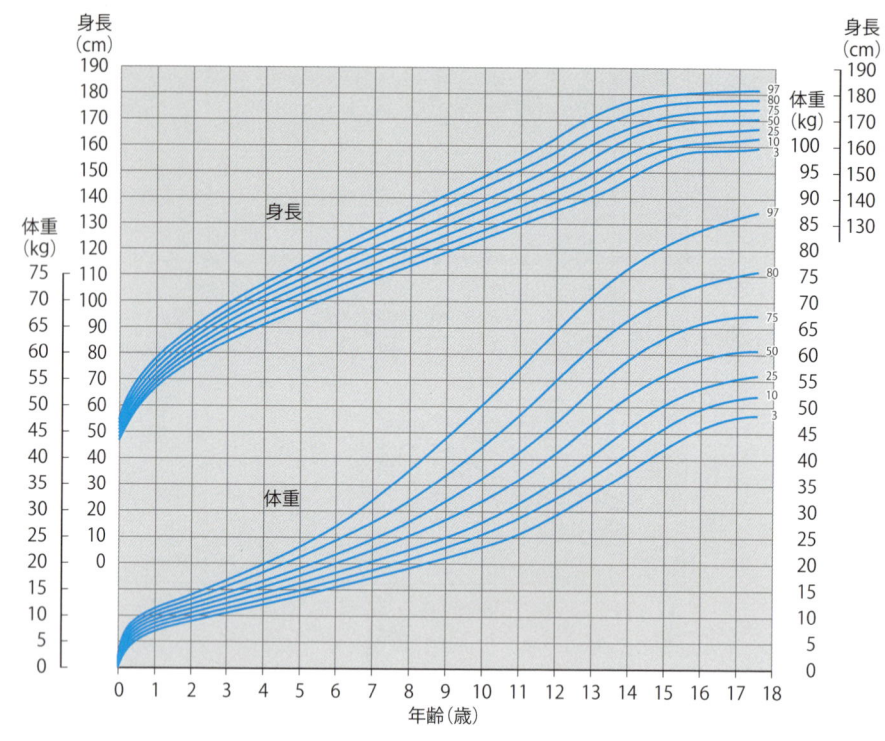

図1-4 成長曲線（男子）
［厚生労働省：私たちのからだ，2004］

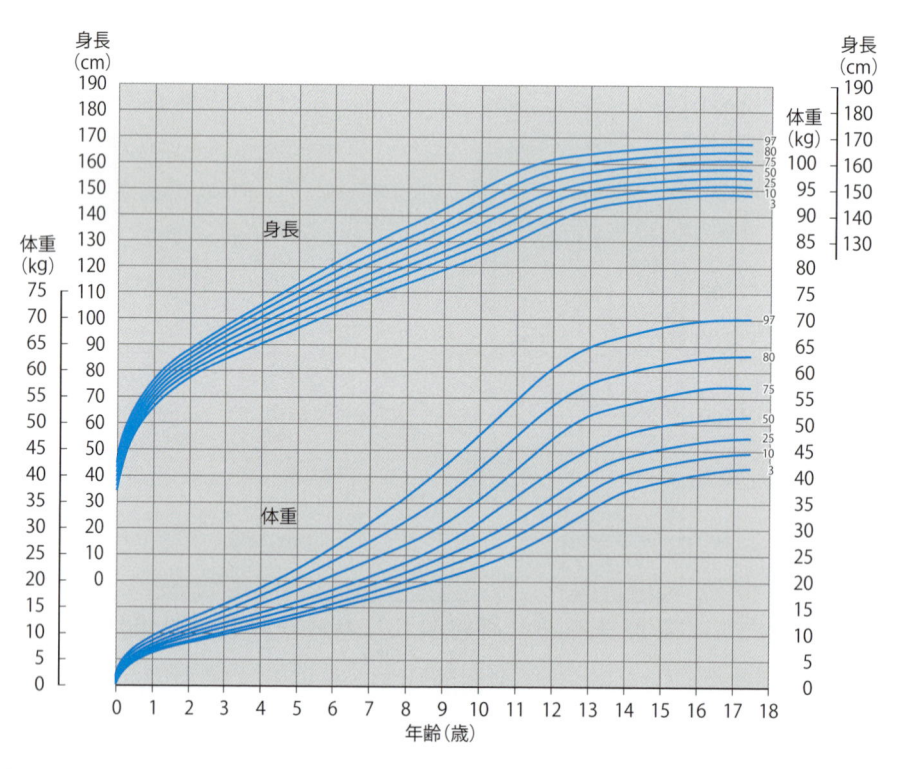

図1-5 成長曲線（女子）
［厚生労働省：私たちのからだ，2004］

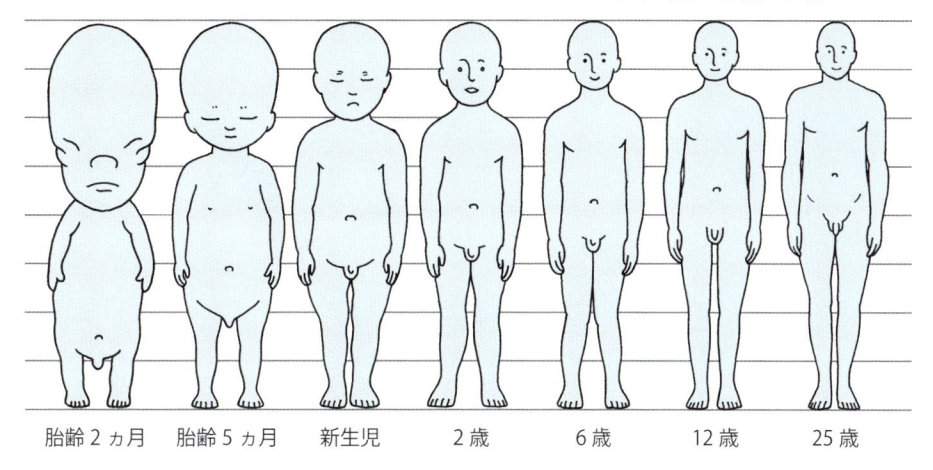

図1-6 成長に伴う身体の比率の変化

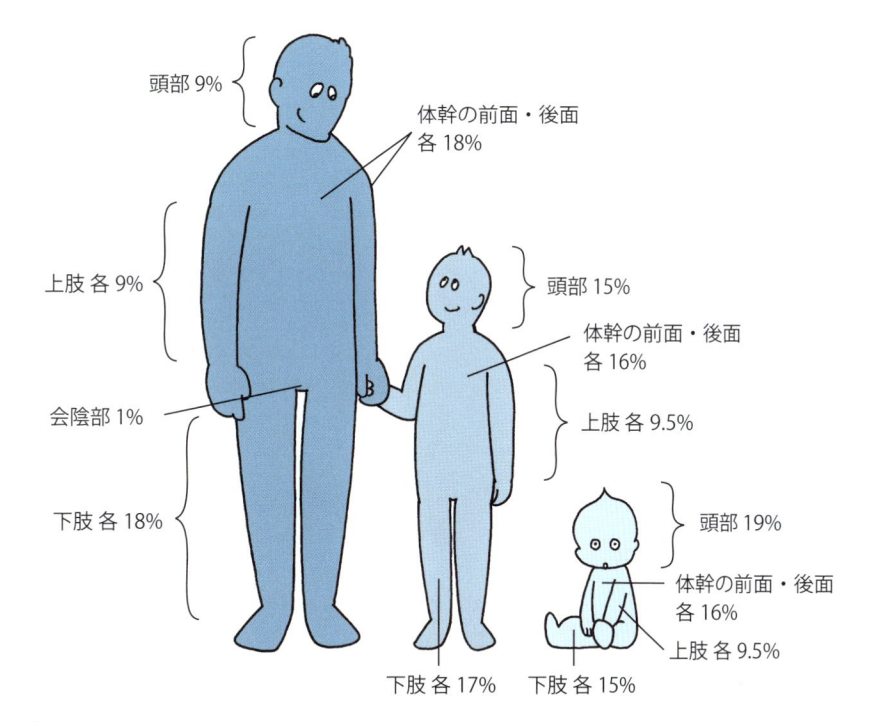

図1-7 成長に伴う体表面積の変化

頭部に前弯がみられるようになるのは4ヵ月頃,腰部の前弯は12ヵ月頃である.その後,脊柱の生理的弯曲は座る・立つ・歩くことを学習する中で思春期に安定し,成人期に完成される(図1-9).

- 乳児の胸郭の特徴として,前後左右径がほぼ等しく,水平面が円形状で肋骨が水平に配列され,吸気時と呼気時との容積差が小さく胸式呼吸をしにくいことがあげられる.その反面,乳幼児の腹部はやわらかく,膨隆し呼吸状態により変化する.
- 出生時には,一応完成したヒトの形態を持っている.新生児の成熟の程度は,体重を基準として低出生体重児は2,500g未満,極低出生体重児1,500g未満,

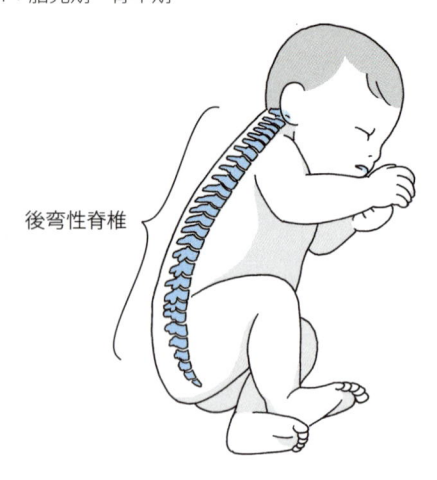

図 1-8　新生児の脊柱後弯

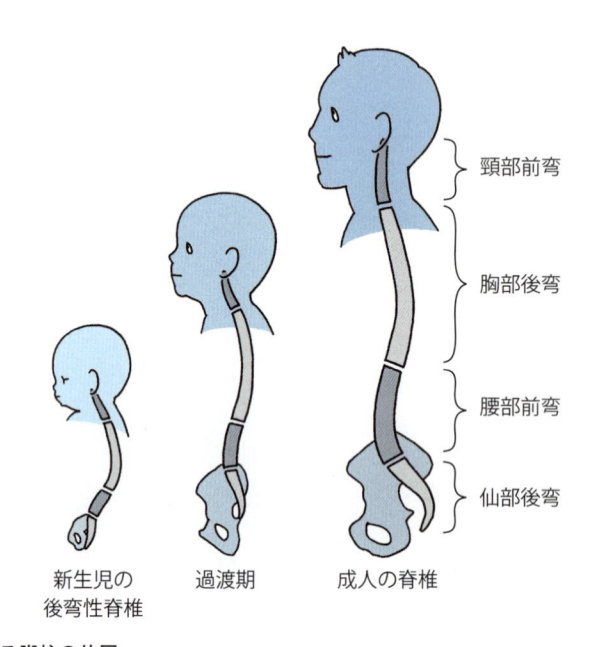

図 1-9　正常な成長過程における脊柱の伸展

超低出生体重児 1,000 g 未満（神経系の障害を残す可能性 1 割）と分類している．胎生期での成長の遅れや機能的異常，遅延を総称して子宮内胎児発育遅延という．

3 幼児期（1 歳半～6 歳未満）～学童期（6～12 歳以下）の体格・脊柱・姿勢・性徴の発達

- 幼児期から学童期までの体重は，2.5～3 年で出生時期の 4 倍，10～12 年で 10 倍に達する（図 1-4，1-5）．
- 皮下脂肪はこの時期に増え始める．
- 身長は 1 年で出生時の 1.5 倍，5 年で 2 倍，15 年で 3 倍伸びる（図 1-4，1-5）．

- 学童期の栄養状態の判定にはローレル指数*が用いられる．身長の性差については，女子の発達では11〜12歳にピークがあり，男子では14歳頃にピークを迎える（図1-4，1-5）．
- 頭囲は出生後1年間に1.4倍の最大増加率を示し，14〜15歳で出生時より20 cm増加する．頭囲は個人差が少なく，わずかな差でも病的な意味を持つ．
- 胸郭は年齢が進むにつれ楕円形を呈し，肋骨は水平から斜めに配列されるようになり胸式呼吸が大きく発達する．
- 腹囲は2歳まで胸囲とほぼ等しいが，その後は胸囲より小さくなる．
- 学童期の6〜11歳には，小学校入学とともに本格的に集団による身体・運動，知的，情緒，人格面の義務教育が開始される．
- 小学校入学前後までの性徴では生殖器としての外形的器官的発達と性差がみられるが，生殖能力はない．男性ホルモンによる男子の陰茎・睾丸の発育や，女子の子宮・卵巣の発育は8〜10歳までは比較的緩徐で，思春期に急速に発達する．

*ローレル指数 Rohrer index
児童・生徒の肥満程度を表す指数．体重（kg）÷身長（m）^{3}×10で示される．130（標準値）±15の範囲内は標準とされ，±30以上は太りすぎ・やせすぎと判断される（一般的に160以上は肥満）．

4 青年期（思春期含む22歳まで）の体格・脊柱・姿勢・性徴の発達

- 思春期・青年期における発達の特徴は，ある年齢層で急速に進み別の年齢層では緩徐であるように，年齢による身体各部の発達度合が一様でないことである．
- この時期の発達には個人差がみられ，発達の度合・速度は個体により大きく異なる．
- 身長では下肢の伸びが著しく，次いで肩幅が広くなり，体幹が伸びて，胸郭も成長する．
- 体重は9〜10歳では男子の方が大きく，その後に女子の方が大きくなり，14歳頃に男子の方が再び大きくなる（図1-4，1-5）．
- 学童期から増え始めた皮下脂肪は思春期にピークとなる．
- 思春期には，出生から小学校低学年までの第一次性徴が終わり，第二次性徴が出現する．男子ではひげ，体毛，恥毛，精通現象がみられ，女子では乳房の発育，丸みを帯びた腰，恥毛の発生，月経の開始がみられる（図1-10）．このような男女の身体的変化は青年期の身体的発達・生理的発達の特徴であり，大人として自らを外に表現している．
- 身体の成熟により異性への関心を持ち始め，「性」が芽生え，男女ともに性的充足を求める．オーズベル Ausubel は愛情欲求と性的欲求の統合過程に男女差があり，男性は相手の女性に愛情がなくとも種の保存のために性的欲求が生まれ快感を得ることもできるが，女性は愛情のない男性との性行為では性的欲求が満たされないことがほとんどであると述べている（図1-11）．

乳房

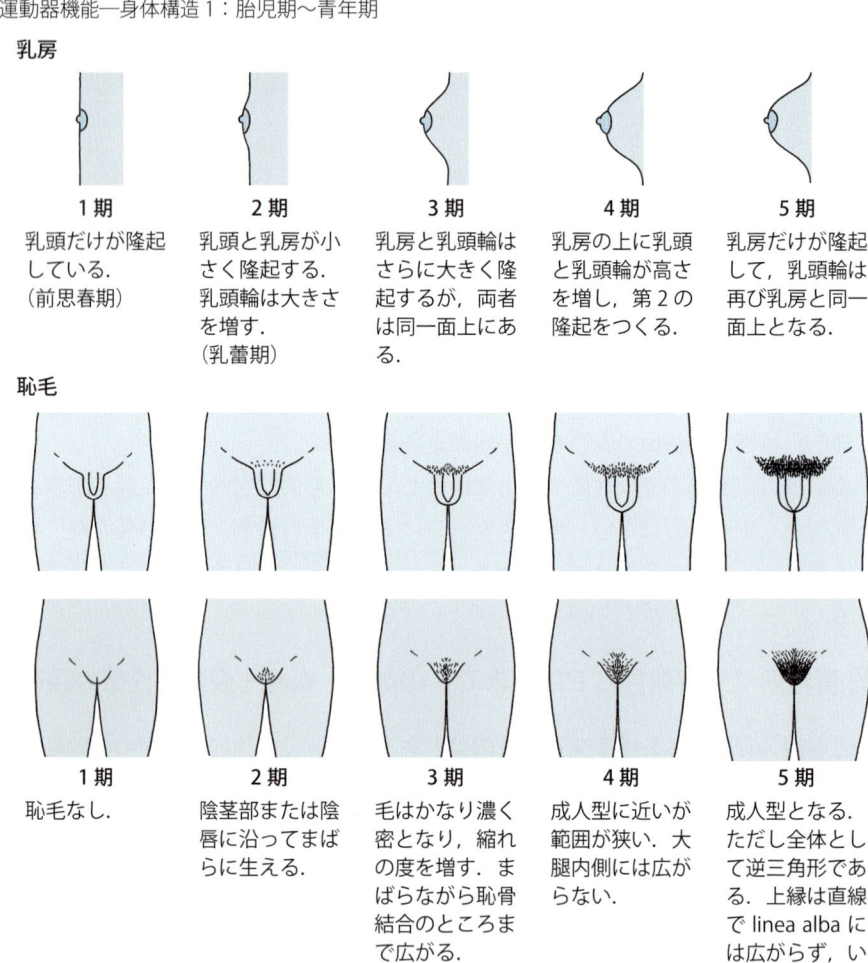

1期 乳頭だけが隆起している．（前思春期）

2期 乳頭と乳房が小さく隆起する．乳頭輪は大きさを増す．（乳蕾期）

3期 乳房と乳頭輪はさらに大きく隆起するが，両者は同一面上にある．

4期 乳房の上に乳頭と乳頭輪が高さを増し，第2の隆起をつくる．

5期 乳房だけが隆起して，乳頭輪は再び乳房と同一面上となる．

恥毛

1期 恥毛なし．

2期 陰茎部または陰唇に沿ってまばらに生える．

3期 毛はかなり濃く密となり，縮れの度を増す．まばらながら恥骨結合のところまで広がる．

4期 成人型に近いが範囲が狭い．大腿内側には広がらない．

5期 成人型となる．ただし全体として逆三角形である．上縁は直線で linea alba には広がらず，いわゆる女性型を示す．

図 1-10 乳房の発育と恥毛の発生

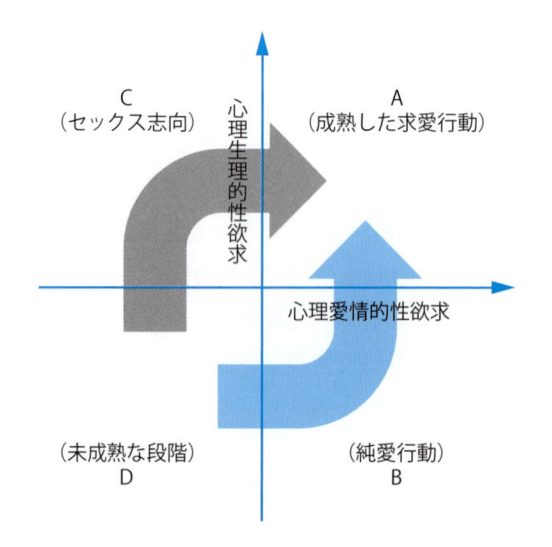

図 1-11 性行動の次元

- A（成熟した求愛行動）
- B（純愛行動）
- C（セックス志向）
- D（未成熟な段階）
- 縦軸：心理生理的性欲求
- 横軸：心理愛情的性欲求

[Ausubel, D. P.：Theory and Problem of Adolescent Development, Grune & Stratton, 1954]

B 歯・骨

1 歯の発達（図1-12，表1-1）

- 歯は顎骨の歯槽突起に植立している石灰化した硬組織であり，咀嚼や嚥下，発音などに関与する重要な機能を持っている．
- 歯は**エナメル質**，**象牙質**，**歯髄**，**セメント質**よりなり，歯肉，歯根膜，セメント質，歯槽骨よりなる歯周組織により支持される．
- 歯には**乳歯**と**永久歯**があり，乳歯は上下および左右の切歯2本，犬歯1本，臼歯2本の合計20本よりなる．永久歯は上下および左右の切歯2本，犬歯1本，小臼歯2本，大臼歯2本または3本の合計28〜32本よりなる．

a．乳児期

- 乳歯は6〜7ヵ月頃から下顎乳中切歯が萌出し始め，1歳頃には上下の乳中切歯と乳側切歯の計8本が生える．

b．幼児期

- 幼児前期頃までに，上下乳中切歯と乳側切歯，第1乳臼歯，第2乳臼歯，乳犬歯が生え，乳歯20本がそろう．
- 幼児後期頃より，乳歯は永久歯の萌出に伴って歯根が吸収され自然に脱落し，

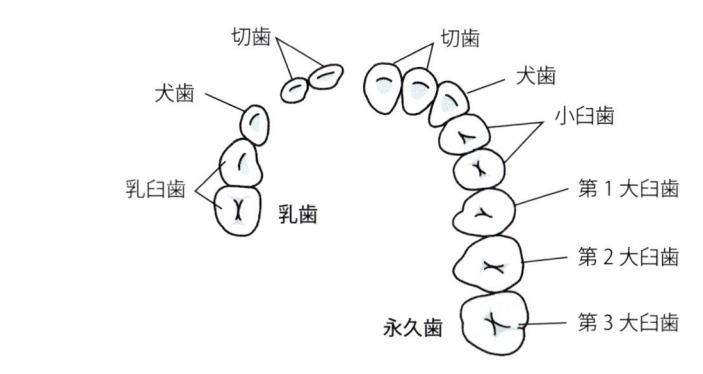

図1-12 乳歯と永久歯

表1-1 乳歯と永久歯の萌出時期

		切歯 i_1	切歯 i_2	犬歯 c	乳臼歯 m_1	乳臼歯 m_2		
乳歯	上顎	10	12	18	17	28		
	下顎	8	13	19	18	26		
		切歯 I_1	切歯 I_2	犬歯 C	小臼歯 P_1	小臼歯 P_2	大臼歯 M_1	大臼歯 M_2 M_3
永久歯	上顎	7.4	8.7	10.9	10.8	11.7	6.4	12.6
	下顎	6.6	7.5	10.4	10.7	11.6	6.3	12.0

注）乳歯は生後の平均月齢，永久歯は平均年齢で生える時期を示す．
［山本敏行，鈴木泰三，田崎京二：新しい解剖生理学（改訂第12版），南江堂，p.244，2010］

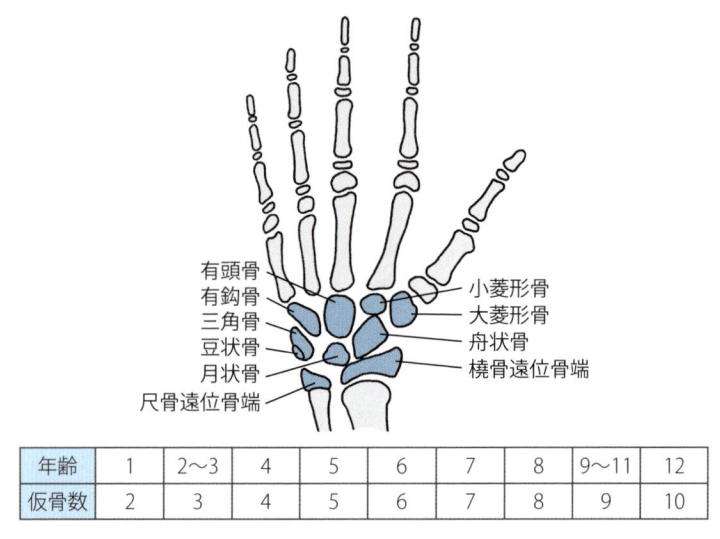

図1-13 手根骨と年齢によるその化骨数

年齢	1	2〜3	4	5	6	7	8	9〜11	12
化骨数	2	3	4	5	6	7	8	9	10

永久歯へと入れ替わり始め，最初の永久歯である第1臼歯（6歳臼歯）が萌出する．
- 乳歯と永久歯が混在する時期を混合歯列期といい，この時期の歯の状態を健康に保つことは，正常な永久歯列の形成のために重要である．

c. 学童期
- 12歳頃に第2臼歯（12歳臼歯）が萌出する．

d. 成人期
- 第3臼歯（智歯）は18〜25歳頃に萌出することが多いが，欠如したり顎骨内に埋没したまま萌出しない（埋伏歯）こともある．

2 骨の発生・発達

- 骨の発生には，結合組織性骨化と軟骨性骨化がある．
- 骨の成長には長軸方向（長さ）の成長と短軸方向（太さ）の成長がある．個人差が大きいが，手根骨や足根骨の発育状況（**図1-13**）で確認できる．
- 発達に伴い，骨格にさまざまな変化が生じる．

a. 胎児期
- 胎児期に結合組織性骨化と軟骨性骨化が起こり，骨が発生する．
- **結合組織性骨化**（膜内骨化）では，胎生期の間葉細胞が増殖・分化し骨芽細胞となり，骨組織を形成する．
- **軟骨性骨化**（軟骨内骨化）では，間葉組織から軟骨ができ，この軟骨組織が骨組織に置換される．

b. 新生児期
- 新生児期の前頭骨は左右2つに分かれており，矢状縫合と冠状縫合の交点に菱形の**大泉門**が，矢状縫合とラムダ縫合の交点には三角形の**小泉門**がある（**図1-14**）．

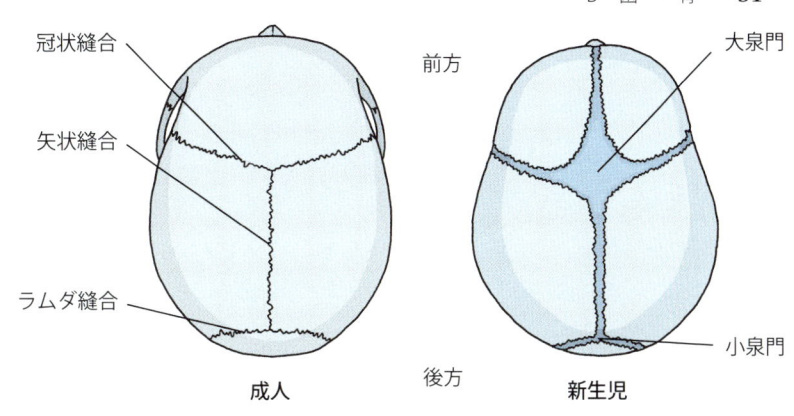

図1-14 成人と新生児の頭蓋（上方からみたところ）

- 大腿骨頭頸部と骨幹部のなす角度を頸体角といい，新生児期は130°である．

c. 乳児期
- 頭蓋骨の小泉門が6ヵ月頃に閉鎖する．
- 有頭骨，有鈎骨が形成される．

d. 幼児期
- 頭蓋骨の大泉門が1歳6ヵ月～2歳頃に閉鎖する．水頭症などの異常があると閉鎖が遅れ，小頭症では閉鎖が早くなる．
- 三角骨が2～3歳，月状骨が4歳，舟状骨が4～5歳で，大菱形骨および小菱形骨が5歳で形成される．
- 頸体角が約140°となる．
- 前額面に対する大腿骨頭の前方へのねじれを前捻角といい，幼児期は35°である．
- 腸骨下端部と臼蓋嘴を結んだ線と両腸骨下端線のなす角を臼蓋角といい，幼児期は約20～25°である．

e. 学童期
- 豆状骨が9～11歳で形成される．

f. 学童期～青年期
- 長管骨には**成長軟骨板**があり，長軸方向の成長が起こる．成長が停止すると，成長軟骨板は骨に置換される．
- **骨膜**には骨芽細胞が多く分布しており，骨細胞に分化し骨質を形成することにより短軸方向の成長が起こる．

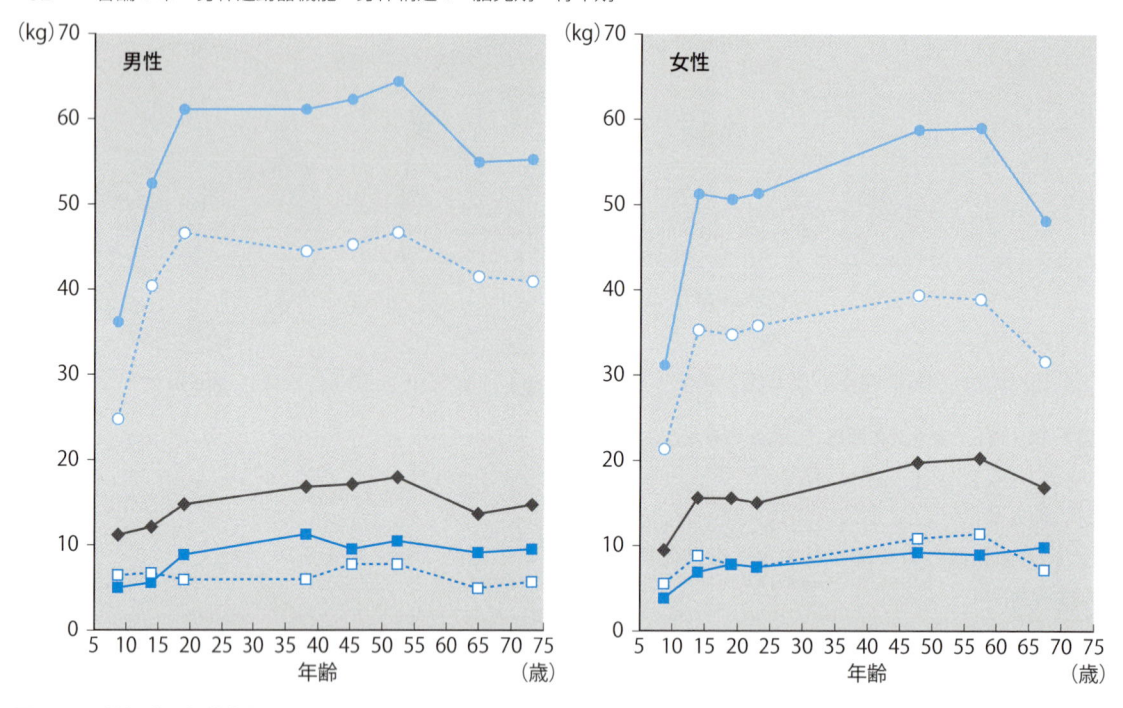

図 1-15 体組成の年齢変化
―●―：体重，⋯○⋯：除脂肪量，―◆―：体脂肪総量，―■―：体内深部脂肪量，⋯□⋯：皮下脂肪量
[小宮秀一：日本人の体組成．健康科学 19：1-13，1997]

C 筋　肉

1 体組成の中の骨格筋

- 体組成とは，脂肪組織（体脂肪・皮下脂肪・体内深部脂肪）と筋肉（骨格筋・平滑筋・心筋），骨，水分などの除脂肪組織をさす．
- 年齢や性別により体組成に違いがみられ，一般成人で脂肪組織 21％，除脂肪組織 79％（骨格筋 40％，血液 8％，骨 7％，その他 24％）である．年齢・性別による体組成の変化を図 1-15 に示す．

2 胎児期の筋肉と筋力の特徴

- 受精卵は卵割を繰り返し，外胚葉・中胚葉・内胚葉に分化する．骨格筋は，このうちの**中胚葉（体節）**から形成される．外胚葉由来の神経管に沿って筋前駆細胞が生まれ，**細胞分化***して骨格筋となる．
- この細胞は胎児の筋肉の発生が進行するにつれて成熟し，収縮機能を持つ筋原線維となる．筋原線維が筋線維を構成し運動神経の神経突起とシナプスを形成することで，神経支配を受けるようになる．
- 骨格筋の筋線維数の増加は胎児期に終わり，生後の筋線維数は成人にいたるまで変わらない．それ以降の筋肉の太さの増大は，1本1本の筋線維の肥大によっ

***細胞分化**
1つの受精卵が卵割や特殊化，形態形成運動を経て，最終的に筋細胞，神経細胞，上皮細胞などのように異なる機能を持つ細胞になること．

表 1-2 筋線維のタイプとその特徴

タイプ	特徴
type I（slow-twich；ST）線維	収縮速度は遅いが，持久力にすぐれている
type II b（fast-twitch b；FTb）線維	早く収縮し，発揮張力も高いが易疲労性
type II a（fast-twich a；FTa）線維	type I と type II の両方の性質を有し，収縮速度も速く，持久力にもすぐれている

- て生じる．
- 胎児期の筋線維は，初め複数の神経から支配されているが，発達に伴い単一の神経から支配を受けるようになる．
- ほとんどの筋線維は受精後30週まで分化しておらず，筋肉の種類や部位によって分化時期は異なり，基本的な動作や機能に関与する筋肉で分化が早い．筋線維は筋肉の機能的特性に対応するように，**筋線維タイプ**の移行を起こす．
- 筋線維は，収縮の特徴とミトコンドリアの量などにより大きく3種類に分けられる（表1-2）．
- type I 線維は30週から出生までに増加し，出生時には全筋線維の40％となる．type II 線維も30週前後から出現し，31～37週では筋線維の25％，出生時に45％（II a 線維35％，II b 線維10％）となる．未分化の線維は15％程度存在する．そして，出生後1年間は type I，type II 両線維の数が次第に増加し，成人と同様の割合になる．
- アンドロゲンというホルモンとその受容体が，男女に特徴的な筋・骨格系をつくる上で重要と考えられている．出生時の骨格筋に関して大きな性差はない．

3 新生児期～乳幼児期の筋肉と筋力の特徴

- 新生児の筋肉の重さは体重の20～25％であり，骨格筋の線維径は出生時約10 μmだが，4～5歳で30 μm，成人では60～70 μmにピークを持つ正規分布をなす．成長と抗重力運動の発達は筋力の増加と筋量を必要とするため，生後1年間に筋線維が肥大する．
- 出生後1年間で，type I 線維・type II 線維ともに増加し，未分化線維の割合が低下する．
- 絶え間なく繰り返される運動パターンは，発達に必要な運動学習に必要なだけではなく，筋肉自体の発達，筋力，そして耐久性にとって重要である．
- **筋衛星細胞（サテライト細胞）**＊は，生後の筋肉の成長や再生に関与している．
- 筋線維の肥大は，筋線維の構成要素である筋原線維の太さの増大と筋原線維数の増加によって起こる．おもに筋原線維の肥大が筋力増大に関与する．成長に伴い身体は大きくなり，筋肉の太さ（直径）と長さは増加し続ける．

4 学童期～青年期の筋肉と筋力の特徴

- 10歳以降の筋断面積あたりの筋力はほぼ一定であるが，10歳以下では単位筋

＊筋衛星細胞（サテライト細胞）
筋肉の細胞膜間に存在する未分化の幹細胞．通常，筋衛星細胞は休止状態だが，筋肉が激しく使われ損傷したときに活性化され，既存の筋細胞に融合して筋肉を肥大させる．

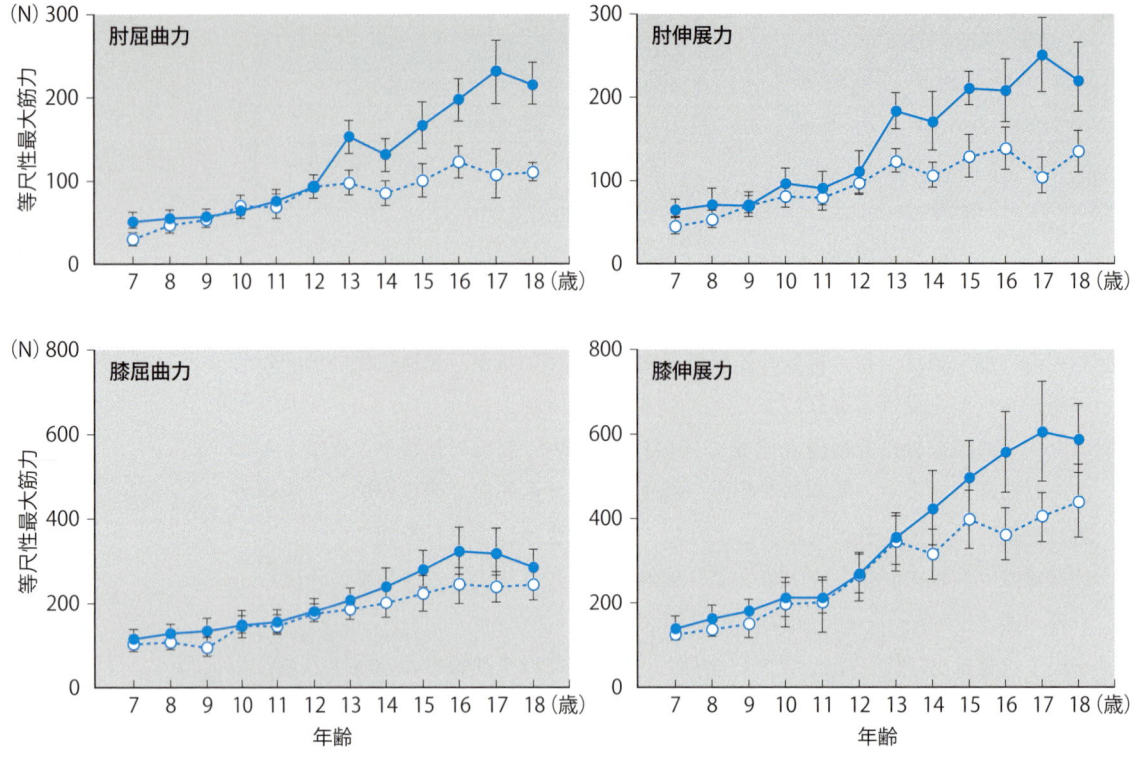

図 1-16　等尺性最大筋力の年齢変化
 ―●―：男子，--○--：女子
［金久博昭：筋のトレーニング科学，高文堂出版社，pp.72-80，1989］

断面積あたりの筋力が低い．これは神経系機能の発達の指標である反応時間より，神経系の機能が未発達であり，筋断面積に見合う筋力発揮ができないためである．

- 筋力は，筋の生理的断面積に比例する．筋断面積は，男女とも17歳まで年齢が増すにつれ増加するため，筋力も年齢とともに増加する．筋断面積と等尺性随意最大筋力の発達に伴い，筋断面積と筋力ともに増加する（図 1-16，1-17）．
- 筋力の性差は13歳以降に顕著で，図 1-17 にみられるように，思春期（第二次性徴）以降では筋断面積に男女差が認められる．
- 単位筋断面積あたりの筋力は，発育スパート期である 11～13 歳を過ぎると，同一筋であれば年齢・性別に関係なくほぼ一定となる（図 1-18）．筋力の性差は大きくなるが，断面積あたりの筋力に差はない．
- 思春期の全身骨格筋量は，学童期で男性平均 9.2 kg，女性 10.8 kg だが，思春期で男性平均 20.0 kg，女性 14.6 kg であり，思春期の発育の性差と明らかな筋量の増加がみられる．
- 体幹部の骨格筋量は，男性においては学童期で 4.0 kg に対して思春期では 8.4 kg と約 2 倍，成人期で 9.7 kg と約 2.5 倍になるのに対し，女性では学童期が 4.8 kg に対して思春期では 6.1 kg と大きな増加はなく，成人期には 5.5 kg となり，

C 筋肉 55

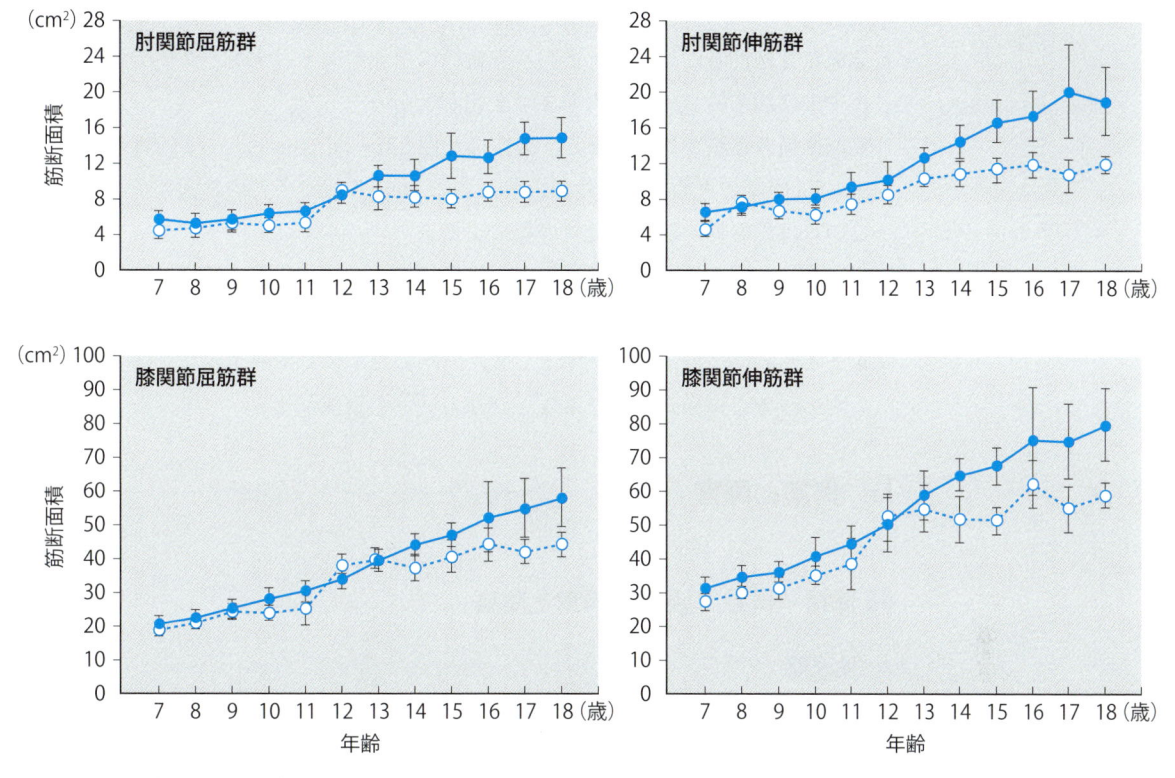

図1-17 筋断面積の年齢変化
―●―：男子，‥○‥：女子
［金久博昭：筋のトレーニング科学，高文堂出版社，pp.72-80, 1989］

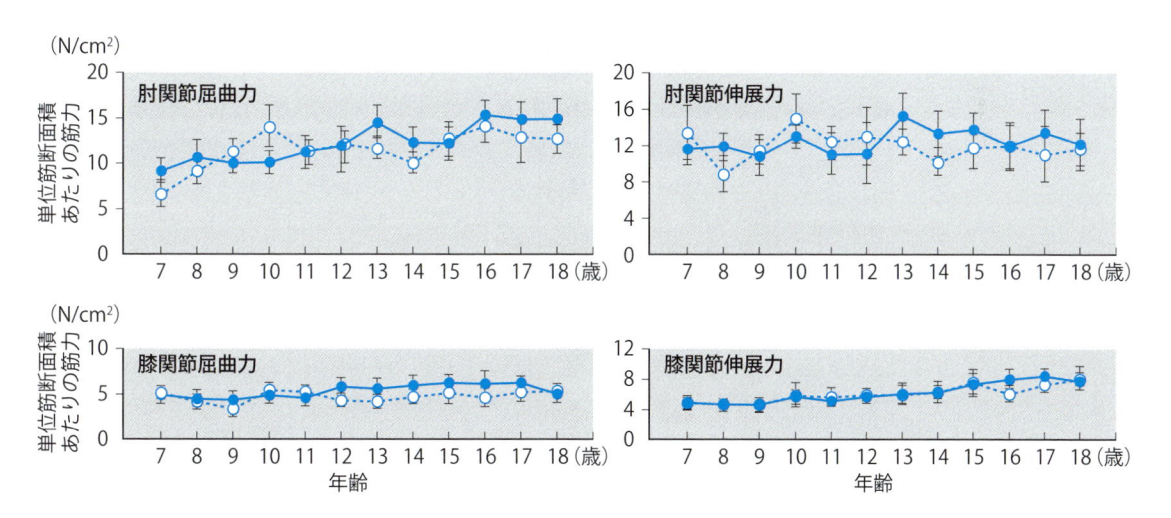

図1-18 単位筋断面積あたりの筋力の年齢変化
―●―：男子，‥○‥：女子
［金久博昭：筋のトレーニング科学，高文堂出版社，pp.72-80, 1989］

　　学童期と大きな変化がない．
■ 四肢の骨格筋量は男性で学童期と比較して思春期に約2.1〜2.3倍，成人期で約2.2〜2.9倍と高いのに対し，女性では学童期と比較して思春期に約1.3〜1.5倍，

- 成人期で約 1.3〜1.4 倍となり，男性の増加率と差が生じる．男性では思春期に急激に骨格筋量が増加し，その後も緩徐に増加傾向を示すが，女性では思春期にやや増加するものの成人期まで変化が少ない．
- 筋線維横断面積で比較すると，男性は女性と比べて typeⅡa，Ⅱb 線維が太く，typeⅡa 線維の占める面積の割合が大きく，typeⅠ線維の占める割合が小さい．この差は思春期の筋肉の発達の差による．
- 思春期における過度なダイエットや拒食症によって，体重の減少と筋萎縮が生じる．運動しなければ筋萎縮は進み，筋肥大のための栄養素である蛋白質も不足するため筋力低下が加速する．また，十分なエネルギー源がなく疲労しやすいため，さらに動かなくなることが筋力低下を増長させる．

D 異常と障害

1 体格・脊柱・姿勢の異常と障害

a．胎児期

- 胎児期の異常には，先天異常として形態的・機能的異常を出生時に認める．
- 異常の外的因子としては，物理作用（放射線，胎児の異常肢位，羊膜の破裂），化学物質（催奇性薬物，有害化学物質），感染（風疹ウイルス，トキソプラズマ），血液型不適合，母体疾患（貧血，糖尿病）があげられる．
- 内的因子としては，染色体異常症候群（ダウン症候群，ターナー症候群，クラインフェルター症候群；総論 3 章 p.26 表 3-1 参照）や遺伝病（遺伝子そのもの

表 1-3 常染色体優性および劣性遺伝病，X 連鎖遺伝病の代表的疾患・症状・発生率・診断

	常染色体優性遺伝病	常染色体劣性遺伝病	X 連鎖遺伝病
代表的疾患	小人症，裂手裂足，結節性硬化症，ハンチントン Huntington 舞踏病など 736 種	フェニルケトン尿症など代謝性疾患，ライ Reye 症候群など 521 種	赤緑色盲，血友病，デュシェンヌ Duchenne 型筋ジストロフィーなど 107 種
症状・特徴	主として体の組織構造や器官形成の異常となって現れる	一般に優性遺伝病より症状が重い 酵素の欠損，体の機能に関係する蛋白質の異常	X 染色体に変異遺伝子が存在 健康な女性が伝達，男性が発病という出現パターン 劣性遺伝病が多い
発生率	疾病あたり 1/1 万〜10 万人	健康な保因者どうしの結婚で生まれることが多い 1/1 万〜100 万人 健康な保因者の割合は疾病あたり 1/100〜1,000 人	ほとんどが男性の患者 致死 X 連鎖遺伝病があり，男性に病気の出現率が高いが，死亡率も高い
診断	染色体の数・構造には異常がない 酵素欠損も少ない 患者の臨床症状の総合的な判断	臨床的特徴 血液・尿・髄液・組織などの生化学的検査	組織などの生化学的検査

[木田盈四郎：先天異常の医学，中央公論新社，pp.82, 89, 100, 1982 より]

に異常な変異がみられるもの，表1-3）が考えられる．器官形成に重要な4~8週の時期に異常をきたす原因は，薬物，ウイルス，放射線，母体の栄養状態などである．

b．新生児期

- 新生児期の障害としては，分娩時における産道での過剰な圧迫による硬膜下出血，クモ膜下出血，脊髄損傷，腕神経叢麻痺などの分娩損傷がある．出生後も，仮死分娩による低酸素性虚血性脳症，呼吸障害による低酸素脳症，代謝障害，感染による脳炎・脊髄炎，核黄疸などの危険性がある．これらの障害はその後の日常生活に大きな影響を及ぼし，長期間の療育*が必要となる．

*療育
小児の発達に働きかける広義のリハビリテーションは，教育と結びついた発達を促すものとしてとらえられ，療育と呼ばれる．

c．学童期

- 学童期の身体異常に肥満があり，摂取カロリー過多と運動不足による単純性肥満が多い．病的な著しいやせでは感染症，悪性腫瘍，肝臓疾患，脾臓疾患，腎疾患，脳障害，摂食障害，虐待などの原因があげられる．
- 長軸方向への成長不足として小人症があげられる．成長に伴う骨端線の異常や筋・骨格系異常が運動器系にみられる．
- 自閉症やアスペルガーAsperger症候群などの広汎性発達障害はこの時期に表在化され明確となる．

d．青年期

- 青年期の障害として，心身症，パニック障害，強迫性障害，境界性人格障害，摂食障害，うつ病，統合失調症，発達障害，自傷行為，性同一性障害などがあげられる．

2 歯の異常と障害

a．新生児期

①先天歯
- 出生時あるいは生後1ヵ月以内に萌出する歯を**先天歯**という．
- 顎切歯に多いため舌下部に潰瘍を生じることがあり，授乳時に母親の乳房を傷つける場合は抜歯することもある．

b．学童期

①萌出異常
- 歯が正常な位置に萌出しないことを萌出異常という．
- 上顎犬歯の唇側転位，下顎小臼歯の舌側転位などがあり，矯正治療や抜歯が行われる．

②歯数の異常
- 正常の歯数より多いものを過剰歯という．
- 歯数の先天的な欠如もみられ，時には全部の歯が欠如する（無歯症）ことがある．
- 遺伝的な因子のほかに，先天性発育異常，栄養障害などの全身的な因子，炎症や外傷などの局所的な因子によっても生じる．

③破折
- 転倒や打撲に伴い，上顎中切歯の破折が生じることがある．

c．青年期
①萌出異常
- 下顎第3臼歯が埋伏している場合は，抜歯が行われることがある．

3 骨の異常と障害

a．胎児期
①骨形成不全症　胎児期～成人期
- 骨の形成に必要なⅠ型コラーゲンの合成障害が原因となり，易骨折性状態を示す．
- 骨格変形，関節可動域増大，青色強膜，歯の形成不全などを認める．

b．新生児期
①発育性股関節形成不全（先天性股関節脱臼）
- 大腿骨頭が関節包内で脱臼している状態をいう．
- 臼蓋形成不全，関節の弛緩性や出生時の状況，出生後の発育過程などが原因となる．
- 発生率は0.1～0.3％である．
- 男女比は1：5～9と女児に多い．
- 新生児期には開排制限とクリックサイン（大腿骨頭が寛骨臼に整復される際に触知をする）を認める．乳児期には大腿皮膚溝の非対称と脚長差（アリスサイン）を認める．幼児期（歩行開始後）には，片側脱臼例ではトレンデレンブルグ徴候，両側脱臼例では腰椎を強く前弯させての歩行や，アヒル様歩行を認める．
- 治療には，おむつの巻き方や抱き方の指導などの日常生活指導や，装具療法，牽引療法，手術療法などがある．

c．幼児前期
①上腕骨外顆骨折　幼児前期～学童期
- 肘関節を伸展位で手をつき，強い外反力が働くことで受傷する．
- 骨片の回転転位があると，骨折面と関節軟骨とが向かい合うため骨折治癒が遷延する．整復は徒手的には困難であり，小児の骨折の中で例外的に手術を要する骨折である．
- 偽関節を生じ，肘関節外側部の成長が障害されて外反肘変形をきたすことがある．
- 外反の程度が強い場合には，遅発性尺骨神経麻痺を生じることがある．

②ペルテス病　幼児前期～学童期
- 大腿骨近位骨端に阻血性壊死が生じ，股関節痛や跛行を生じる．男児に多い．

d. 幼児後期

①上腕骨顆上骨折
- 滑り台，鉄棒，ブランコなどからの転倒や転落により，肘関節を伸展した状態で受傷する（伸展型骨折）．まれに肘を屈曲位で強打して生じる（屈曲型骨折）．
- 正中・尺骨・橈骨神経麻痺を合併することが多い．
- 上腕動脈の血行不全の結果，前腕屈筋の壊死・瘢痕化をきたし，手指の拘縮（フォルクマン拘縮）が起こることもある．
- 整復時に末梢骨片の内旋変形が残存すると，内反変形を生じる．

e. 学童期

①上腕骨内側上顆骨折
- 肘関節伸展位で外反方向に力が加わると，内側上顆が手関節屈筋群に引かれ受傷する．
- 転位が軽度のものは保存的治療の適応となり，年齢が若いほど許容できる変形の範囲が大きい．

②特発性脊柱側弯症　学童期～思春期
- 脊柱が側方に10°以上弯曲している状態であり，ほとんどの場合，回旋変形を伴う．
- 小学生高学年～中学生の女子に発生頻度が高く，発症年齢が低いほど進行する可能性が高い．

f. 青年期

①オスグッド・シュラッター病
- 思春期に好発するスポーツ障害で，脛骨粗面に限局した疼痛，腫脹，熱感を認める．

4 筋肉の異常と障害

- 筋原性萎縮で代表的な疾患に，進行性筋ジストロフィー progressive muscular dystrophy（PMD）がある．男性に多く，発症年齢は2～5歳である．筋細胞が筋線維束と無関係に進行性の変性萎縮を起こし，筋力低下をきたす．
- 重症筋無力症 myasthenia gravis は神経筋接合部の異常により生じ，筋力が異常に弱くなる疾患である．新生児重症筋無力症，若年性重症筋無力症がある．
- 多発性筋炎 polymyositis（PM）では，四肢近位筋群，頸部屈曲筋群，咽頭・喉頭筋群に筋力低下がみられる．
- 先天性ミオパチー congenital myopathy では，ミトコンドリアなどの異常により出生時より低緊張を主体とする症状（フロッピー）がみられ，運動発達が遅れる．
- 発達障害により，筋緊張が低く運動発達が遅くなるため，筋力の発達が遅延する．

> **学習到達度 自己評価問題**
> 1. 胎児期から青年期までの身体の比率の変化について説明しなさい．
> 2. 骨の発達および成長について説明しなさい．
> 3. 胎児期から青年期のそれぞれの期に多くみられる骨関節疾患について説明しなさい．
> 4. 筋量の増大のしくみについて各時期別に説明しなさい．
> 5. 筋肉の発達の性差について説明しなさい．

各論

2. 身体運動器機能—身体構造2：成人期〜老年期

● 一般目標 GIO
1. 成人期から老年期の体格・脊柱・姿勢・性徴の正常発達と障害を理解する．
2. 成人期から老年期の骨・歯の正常発達と障害を理解する．
3. 成人期から老年期の筋肉の正常発達と障害を理解する．

● 行動目標 SBO
1. 成人期から老年期の体格・脊柱・姿勢・性徴の正常発達と障害について説明できる．
2. 成人期から老年期の骨・歯の正常発達と障害について説明できる．
3. 成人期から老年期の筋肉の正常発達と障害について説明できる．

● 調べておこう
1. 介護予防について調べよう．
2. メタボリックシンドロームの予防について調べよう．
3. 転倒予防について調べよう．
4. 骨の形態分布について調べよう．
5. 成人期以降，加齢に伴い筋量は低下するが，生活習慣・運動習慣の違いによって異なることについて調べよう．

A 体格・脊柱・姿勢・性徴

1 成人期（23〜64歳）の体格・脊柱・姿勢・性徴の発達

- 成人期の身体的特徴には，成長の停止，身体的完成，性機能の成熟があげられる．
- ドイツの精神科医クレッチマー E. Kretschmer は，完成された体格を肥満型，細長型，闘士型の3つに分けそれぞれの性格分類を行っている．肥満型は社交的で，現実的な性格を基調とする．細長型は自閉的，分析的，理想主義的な見解を持つ．闘士型は鈍麻性や堅忍不抜の態度を基調とする．
- 成人期の前半は，異性と結婚して家庭を築き，子どもを産み，子育てを行う重要な時期である．子どもが独り立ちした成人期の後半は，夫婦間でどのような

column
近年，この時期の性に関する問題としては，晩婚化，出生率の低下等があげられ，新たな課題としての対応が必要である．

性のパートナーシップを維持し再構築するかが大きな課題である.

2 老年期（65歳以上）の体格・脊柱・姿勢・性徴の発達

- 老化した細胞と若い細胞との置換は胎生期の初期からみられ，骨髄，皮膚組織，各器官の細胞は若く新しい細胞と絶えず入れ替わっている．若年者の場合，増殖・置換するための細胞は構造や機能が完全であるが，高齢者の場合は増殖・置換が行われなくなり，細胞が不完全なものとなる．老年者の皮膚，内臓組織，神経，筋肉，骨，動脈の機能障害は細胞の不完全置換の結果であるといえる．
- 老年期においては，脊柱起立筋群・腹筋群の筋力低下や変形性脊椎症により脊柱が後弯し，円背や亀背を呈することや，下肢荷重関節（股関節・膝関節）の変形性関節症による関節拘縮の影響で体幹が前屈位や前傾位を呈することがある（図2-1）．このような姿勢変化や椎間板の退行変性により，身長は2.5〜4.3 cm程度縮む．矢状面の変化としては，頭部が重心線より前方に位置し，腰背部が丸くなり，バストが下がり，下腹部が突出し，膝関節は屈曲位を呈する．前額面では，全体的に大顔になり，肩幅は狭く，腰部のくびれが消失して膝関節は内反位（O脚））を呈することが多い．老年期にこのように体全体のバランスが崩れる．

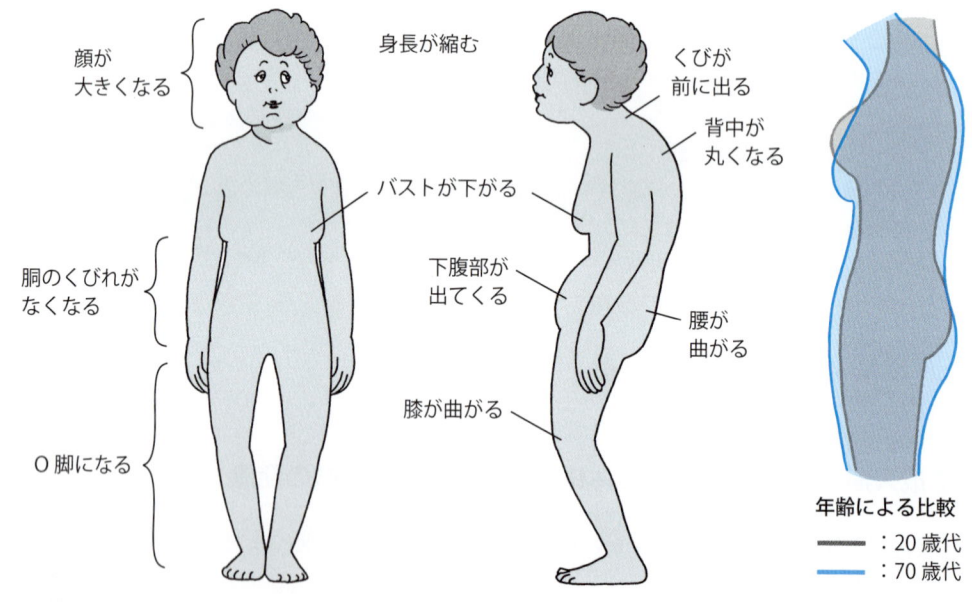

図2-1 加齢による姿勢・体型の変化
［公益財団法人テクノエイド協会：福祉用具シリーズ Vol.7, p.3］

B 歯・骨

1 歯の発達

- 21世紀における国民健康づくり運動（健康日本21）に取り上げられた歯の健康の目標は、「歯の喪失の原因となるう蝕および歯周病の予防、歯の喪失予防」である.
- 健康日本21では、2010年における目標値として、80歳で20歯以上の者の割合を20％としていたが、厚生労働省による平成23年歯科疾患実態調査では、達成率は**表2-1**のようになっている.
- 加齢により歯の喪失は増加し、現在80歳代で約半数の人がすべての歯を喪失する（無歯顎）.
- 歯の喪失による咀嚼機能の低下は、QOLの低下につながることが多い.
- 高齢者において頻度が高い歯科疾患および口腔内の状態は、**う蝕**、**歯周病**、歯肉の退縮、歯根の露出、歯の摩耗、多数歯の喪失である.

2 骨の発達

- 骨の細胞成分には、骨芽細胞、骨細胞、破骨細胞、前駆細胞がある.
- 骨組織では、**破骨細胞**による**骨吸収**と**骨芽細胞**による**骨形成**という代謝が行われており（**リモデリング**）、正常な状態では骨の吸収と形成のバランスが保たれている（**カップリング**、**図2-2**）.

a. 成人期

- 骨量は20歳代〜40歳代前半くらいまでに**最大骨量 peak bone mass**となる. また、この時期の骨量を**若年成人平均値 young adult mean**（YAM）という.
- 骨量は、女性では閉経後の数年間に最も減少するが、その減少のスピードには

表2-1 20本以上の歯を有する者の割合の年次推移（％）

年齢階級（歳）	1987年	1993年	1999年	2005年	2011年
40〜44	91.8	92.9	97.1	98.0	98.7
45〜49	80.9	88.1	90.0	95.0	97.1
50〜54	72.6	77.9	84.3	88.9	93.0
55〜59	54.9	67.5	74.6	82.3	85.7
60〜64	40.1	49.9	64.9	70.3	78.4
65〜69	26.8	31.4	48.8	57.1	69.6
70〜74	15.2	25.5	31.9	42.4	52.3
75〜79	9.4	10.0	17.5	27.1	47.6
80〜84	7.0	11.7	13.0	21.1	28.9
85〜		2.8	4.5	8.3	17.0

注）1987年は80歳以上を1つの年齢階級としている.
[厚生労働省：平成23年歯科疾患実態調査, 2011]

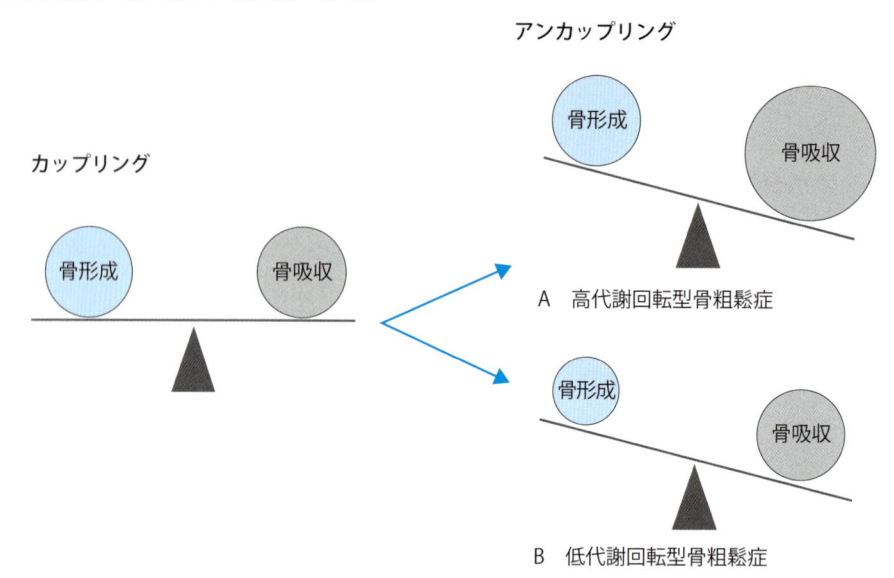

図 2-2 骨量減少時のアンカップリング
骨量減少の機序として，骨吸収が亢進する場合（A），骨形成が低下する場合（B），その両者が同時に存在する場合が考えられる．骨吸収量に見合う骨形成量が生じなければ，骨量は減少する．
［水野耕作，糸満盛憲（編）：骨折治療学，p.13，南江堂，2000］

個人差がある．男性では 60 歳代から徐々に減少していく．
- 大腿骨頭頸部と骨幹部のなす角度を頸体角といい，成人期には 125～130°である．
- 前額面に対する大腿骨頭の前方へのねじれを前捻角といい，成人期では 10～30°となる．
- 腸骨下端部と臼蓋嘴を結んだ線と両腸骨下端線のなす角を臼蓋角といい，成人期では 10°となる．

b. 老年期
- 頸体角が 120°へと変化する．

C 筋　　肉

1 成人期

a. 成人期の筋肉と筋力の特徴
- 骨格筋は人間の身体質量のうち，男性で 40～45％，女性で 30～35％を占め，男性の方が割合が高い．骨格筋はほかの臓器組織と異なり，成人期になっても長期間の活動や不活動によって機能や形態を大きく変える可塑性を持っている．通常，筋細胞は構造蛋白質の合成（再生）と分解（崩壊）の動的平衡により維持される．
- 筋力トレーニングによる過負荷は，筋細胞内における蛋白質の合成促進，筋細

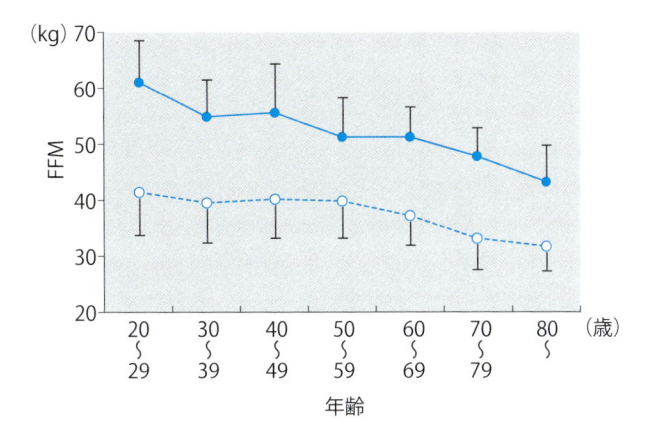

図 2-3 DXA 法による FFM の年代別の比較
—●—：男子, --○--：女子
注）20〜88 歳の男女 213 人（男性 79 人，女性 134 人）を対象に，二重 X 線吸収法 Dual Energy X-ray Absorptiometry（DXA）法により FFA を算出した．
［金　憲経ほか：身体組成の加齢に伴う変化：DXA 法による検討．体育学研究 44：500-509，1999］

胞への筋衛星細胞（サテライト細胞）の融合を促進させ，その結果，筋細胞が増殖する．
- 不活動による筋萎縮は，抗重力筋に多く存在する type I 線維に特徴的に認められ，その他の特徴として，収縮特性の速筋化と収縮力低下，易疲労性がある．
- 成人男性の筋量は出生時の 30〜40 倍に増加するのに対して，女性は思春期における増加が少ないため，20〜30 倍程度である．女性は男性に比べ体重に対する筋組織量が少なく（女性 36.0％，男性 44.8％），体脂肪量が多い（女性 27.0％，男性 15.0％）．加齢によって男女とも体脂肪量は増加を示し，筋量は減少する．

2 老年期

a. 老年期の筋肉と筋力の特徴

- 30 歳をピークに筋量は減少し，老化によって筋萎縮が進行する．加齢に伴う筋量の減少を**サルコペニア sarcopenia** といい，広義にはすべての原因による筋量と筋力低下をさす．70 歳以下の高齢者の 13〜24％，80 歳以上では 50％以上にサルコペニアを認める．
- 体脂肪や除脂肪量 fat free mass（FFM）の変化は筋萎縮と筋量の減少に大きく関与している．45 歳を過ぎるあたりから全身筋量は減少し始め，60〜70 歳から急激に減少する（図 2-3）．
- 筋断面積の減少とともに，筋力低下が進行する（図 2-4）．筋線維の横断面積は，type II 線維の方が type I 線維より速く減少する．type II 線維は加齢に伴い下肢筋で顕著に低下する．
- 図 2-5 に示すように，加齢によって萎縮しやすい筋肉は下肢・体幹に集中しており，男女ともに加齢に伴う筋量の減少は，約 60〜70％が下肢における減少による．筋力低下と筋断面積減少の比率が身体部位によって異なるのは，筋断面

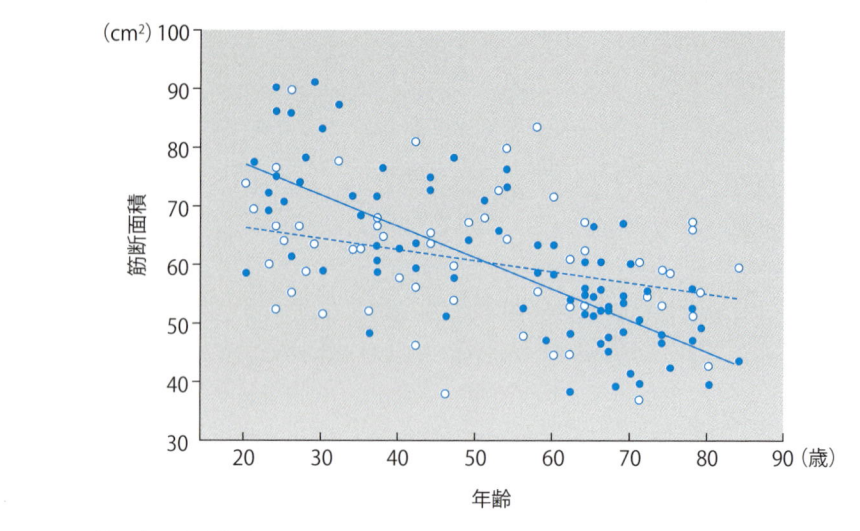

図2-4　加齢に伴う膝伸筋群および屈筋群の筋断面積の変化
●──：膝伸筋群，○----：膝屈筋群
[勝田　茂：運動生理学20講，第2版，朝倉書店，pp.128-133, 1999]

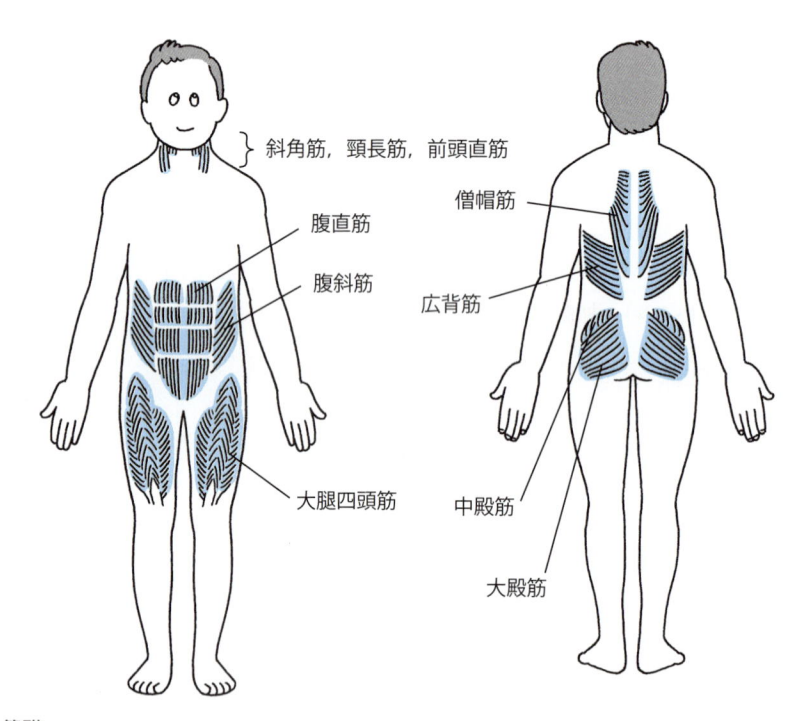

図2-5　加齢によって萎縮しやすい筋群
[川上泰雄：高齢者の骨格筋の形態と機能. Geriatr Med 48（2）：227-230, 2010]

積あたりの筋力の加齢変化が筋肉により異なるためである．
- 筋線維総数も加齢とともに減少し，20歳から80歳の減少率は39％となる．一般的に，筋力低下のスピードは筋量減少のスピードを上回る．また，加齢による筋力低下は体重の減少とよく対応していることが知られている．

- 電気生理学的には，高齢者ほど運動単位*数が減少しており，支配運動ニューロンの変性による筋線維数の減少，運動終板の変性などの神経原性の変化がみられる．しかし，加齢初期にみられる筋線維自体の萎縮は運動ニューロンの死に先んじて始まり，加齢とともに徐々に進行する．

***運動単位** motor unit
1つのα運動ニューロンが神経支配するすべての筋線維．

b．高齢者の筋肉と筋力の性差
- 中高年および高齢女性の筋力は同年齢の男性の50〜70％に相当するが，筋断面積あたりの筋力に性差がないため，筋量の違いが関与している．とくに女性の下肢筋力の低下が著明である．

c．高齢者の筋力低下と生活機能の関連
- 転倒の危険因子として高い関連があるものに筋力低下があり，老化によるサルコペニアで筋力が低下することで起こる転倒は，社会的に大きな問題となる．
- 長期臥床や非荷重，関節固定に伴う運動量の低下によって，加齢によらなくても筋萎縮が生じる（廃用性筋萎縮 disuse atrophy）．廃用性筋萎縮により筋線維直径は縮小し，筋容積が減少する．とくに抗重力筋が影響を受けやすく，姿勢保持筋などに多く存在する typeⅠ筋線維群において顕著な萎縮が生じる．

D　異常と障害

1　体格・脊柱・姿勢・性徴の異常と障害

- 成人期後半には生殖器に老年変化が生じ，男性では60歳頃から睾丸萎縮がみられ，精子形成機能が低下する．また前立腺が腺過形成と間質増殖で肥大し尿道が圧迫される．女性では子宮内膜が萎縮し，月経が停止する．卵巣機能も低下し，閉経に移行する頃にはホルモン動態が不安定となり不定愁訴に悩まされる．
- 日本人の死亡原因の上位を占める悪性腫瘍，脳血管障害，心疾患は生活習慣病と呼ばれ，老年期の罹患率が高い．同様に，高齢者の転倒による骨折や，脳血管障害による医療機関受診率は，ほかの発達時期と比較し著しく高い．
- 老年期には比較的健康な人でも体幹や下肢の筋力低下，反応の鈍化，平衡機能の低下，変形性関節症や内科的疾患に影響され，転倒の危険度が高くなる．そのため老年期の疾病予防が勧められ，メタボリックシンドローム予防，ロコモティブシンドローム*予防，転倒予防，介護予防は国および自治体主体で取り組まれている．

*__ロコモティブシンドローム__ locomotive syndrome（運動器症候群）
運動器の障害により要介護になるリスクの高い状態になること．2007年日本整形外科学会が提唱．日本独自の呼称である．原因には，変形性関節症，骨粗鬆症に伴う円背，易骨折性，変形性脊椎症，脊柱管狭窄症，関節リウマチなど運動器自体の疾患と，加齢による筋力低下，持久力低下，反応時間延長，運動速度の低下，巧緻性低下，深部感覚低下，バランス能力低下など運動器機能不全がある．これらの原因により基本的日常生活動作さえも自立して行えなくなり，健康寿命の短縮，閉じこもり，廃用症候群や寝たきりなどの「要介護状態」に進行する．

2　歯の異常と障害

a．成人期
①う蝕
- 歯質がある種の口内常在微生物の感染を受けて，限局性かつ進行性に破壊されて生じる疾患である．
- 歯冠部のう蝕は，歯のエナメル質の表面で歯垢細胞が食物の糖質を発酵して酸

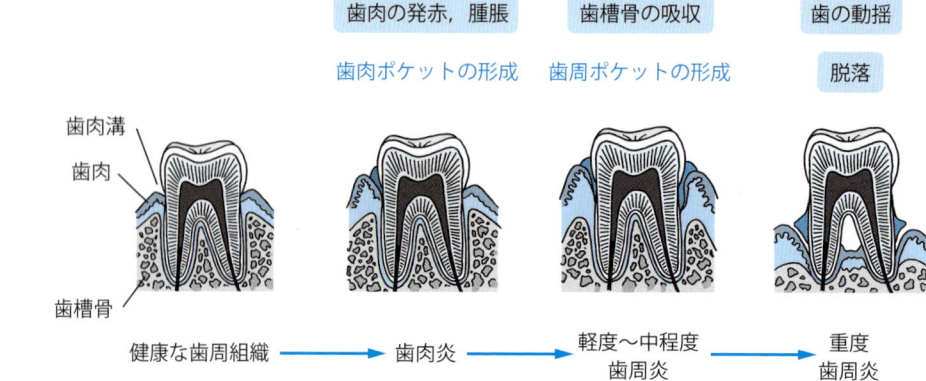

図 2-6　歯周病の進行
[医学のあゆみ 232（3）：162，2010]

を産生し，エナメル質を脱灰することから始まる．
- う蝕の好発部位は，咬合面の小窩裂溝部，歯間隣接部，歯頸部，露出歯根面などである．

②歯周病
- 歯周組織（歯肉，歯根膜，歯槽骨，セメント質）に形成される歯周病原菌による細菌バイオフィルム（プラーク）が原因となり，歯周組織が破壊される慢性炎症性疾患である（図 2-6）．
- 進行し重度化すると，歯を支持している歯槽骨の吸収が大きくなり，歯が動揺し，脱落する．
- 成人の約 80％が罹患しており，**生活習慣病 life-style related disease** に分類される唯一の歯科疾患である．
- また，歯周病の存在は，糖尿病，心血管系疾患，誤嚥性肺炎などの呼吸器疾患，早産・低体重児出産，細菌性心内膜炎や敗血症などの歯性感染症，関節炎などのリスクを高める．

③着色
- 喫煙や飲食物中の色素沈着によって，歯の表面の着色が生じる．
- コーヒー，紅茶，赤ワイン，カレーなどは着色を生じやすいとされている．

b．老年期

①歯の喪失
- 1 人平均現在歯数は，加齢とともに減少する（表 2-2）．
- 国内の医療機関における抜歯の原因調査によると，う蝕によるものが 50～60％，歯周病によるものが 30～40％である．
- 喪失歯数を減少させ，現在歯を増加させるためには，う蝕および歯周病に対する対策が重要である．

②変色
- 加齢に伴い，歯の表面の変色が生じる．

表 2-2　1人平均現在歯数（本）

年齢階級（歳）	総数	男性	女性
40〜44	27.8	27.6	27.9
45〜49	27.1	27.1	27.1
50〜54	25.9	25.8	25.9
55〜59	24.4	24.3	24.4
60〜64	22.5	23.0	22.2
65〜69	21.2	21.0	21.4
70〜74	17.3	17.7	17.0
75〜79	15.6	15.3	15.9
80〜84	12.2	13.6	11.0
85〜	8.4	9.2	8.0

［厚生労働省：平成23年歯科疾患実態調査，2011］

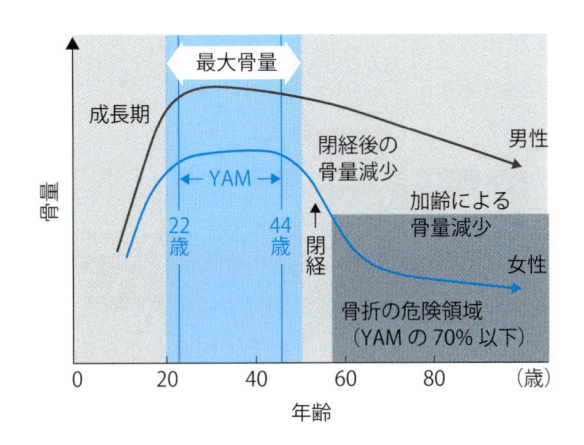

図 2-7　骨量の変化
［落合慈之（監修）：整形外科疾患ビジュアルブック，学研メディカル秀潤社，p.75，2012］

- 高齢者に多い慢性う蝕では，茶褐色ないし黒褐色の濃い着色を認める．

3 骨の異常と障害

- 骨関節に起因する運動器系の疾患は，活動性やQOLを低下させる原因となる．
- 高齢期以降に高頻度にみられる骨関節疾患には，**骨粗鬆症**と**変形性関節症**がある．

a. 老年期

①骨粗鬆症 osteoporosis（図 2-7）

- 骨量が減少し，骨の微細構造が劣化したために，骨が脆弱になり骨折しやすくなった状態であり，骨吸収が骨形成を上回る（**アンカップリング**）ことで起こる．
- **原発性骨粗鬆症**と**続発性骨粗鬆症**に分けられる．続発性骨粗鬆症の中に退行性骨粗鬆症があり，これはさらに閉経後骨粗鬆症と老人性骨粗鬆症に分けられる．
- 骨粗鬆症による関連骨折として，橈骨遠位端骨折，大腿骨頸部骨折，脊椎圧迫

骨折，上腕骨頸部骨折，肋骨骨折などがある．
- 骨粗鬆症および骨粗鬆症を基盤とする骨折により，移動などの基本的なADLが低下し，QOLの低下につながる．

〈閉経後骨粗鬆症〉
- 女性では閉経後の数年間に最も骨量が減少する．骨吸収と骨形成がともに亢進することにより骨量減少が進む（高代謝回転型）．

〈老人性骨粗鬆症〉
- 老年期にみられる骨粗鬆症で，骨吸収と骨形成がともに低下した状態で骨量減少が進む（低代謝回転型）．

②橈骨遠位端骨折
- 老年期に多い骨折で，転倒した際の手からの介達外力により受傷することが多い．
- 正中神経麻痺を合併することがある．

③圧迫骨折
- 尻もちをついての転倒により好発する．
- 胸腰椎移行部での発症が多く，椎体の楔状変形を呈する．

④大腿骨頸部骨折
- 老年期には転倒によるものが多く，年間発生数は10万件を超える．
- 大腿骨骨頭から頸部にかけては骨膜が存在せず，骨折による血液供給が遮断されやすいことから，骨癒合が困難となることが多い．
- 股関節の障害は寝たきりにつながることが多く，適切な対処が重要となる．

⑤変形性股関節症
- 加齢に伴う軟骨の変性が原因となる**一次性変形性股関節症**と，特定の原因に起因する**二次性変形性股関節症**がある．
- 日本における変形性股関節症患者の約85％は，先天性股関節脱臼や臼蓋形成不全に続発する二次性の変形性股関節症である．
- おもな症状は股関節の疼痛と関節可動域制限であり，進行すると日常生活における障害が増大していく．
- 治療としては，体重の減少や生活指導，薬物療法，運動療法などの保存療法，および骨切り術や人工股関節置換術 total hip arthroplasty（THA）などの観血的治療が行われる．

⑥変形性膝関節症
- 加齢に伴う関節の慢性の退行性変化および増殖性変化によって軟骨や半月板が変形し，炎症や関節液の貯留が起こる．
- 初期症状は歩き始めや階段昇降時の疼痛であり，進行すると動作時の疼痛や運動機能障害が生じる．中高年の女性に多い．
- 生活指導や薬物療法，運動療法，装具療法などの保存療法が行われるが，効果がみられない場合や変形が高度な場合には観血的治療が行われる．

4 筋肉の異常と障害

a. 成人期の代表的な筋疾患

①メタボリックシンドロームとの関連
- 骨格筋は人体最大の代謝器官であり，肥満症の予防や改善においても重要な役割を持つ．30歳をピークに筋力低下がみられ，基礎代謝量が減少し始め，肥満の危険性が高まる．筋量が多いと基礎代謝量も高まり，エネルギー消費量が増すため，メタボリックシンドロームの予防につながる．メタボリックシンドロームは直接的に筋肉に対して影響を及ぼさないが，糖尿病・高血圧・高脂血症などにより脳卒中などのリスクが高まる．健康の維持・増進に必要な体力として，「最大酸素摂取量」と「筋力」が取り上げられている．

②多発性筋炎 polymyositis（PM）
- 膠原病（全身性自己免疫疾患）の1つとして考えられ，筋肉の脱力および疼痛を主徴とする．好発年齢は小児期（5〜14歳）と成人期（35〜64歳）とされ，とくに40〜50歳の女性に多く発症する．

学習到達度 自己評価問題

1. 高齢者の姿勢・体格の特徴について説明しなさい．
2. 加齢によって生じる骨の変化について説明しなさい．
3. 加齢とともに増加する骨関節疾患について説明しなさい．
4. 加齢に伴う筋力の低下について説明しなさい．
5. 加齢に伴う筋線維の変化について説明しなさい．

各論

3. 身体運動器機能—運動・歩行 1：胎児期～青年期

● 一般目標　GIO
1. 胎児期，新生児期，乳児期，幼児期，学童期，青年期の運動発達について理解する．
2. 各時期の運動機能について理解する．

● 行動目標　SBO
1. 各時期の運動発達の特徴を説明できる．
2. 各時期の運動機能の特徴を説明できる．

● 調べておこう
1. 筋力，筋持久力について調べよう．
2. 姿勢調節能力について調べよう．
3. 歩行獲得前後の運動の特徴を調べよう．

A 身体運動の発達とは

- ヒトの運動発達は，**先天的要因**と**環境要因**に影響を受ける個人差がある．
- 運動発達を理解するためには，生体力学的な観点（筋力，筋持久力）からのとらえ方と，運動学的な観点（姿勢調節能力，上下肢機能，重力に対する姿勢と動作）からのとらえ方が必要である．
- ヒトの運動の集大成は幼児後期に整う**洗練された二足歩行と手指機能**であるが，この運動機能が成熟する過程を理解することが重要である．
- 運動能力や機能の発達は，**頭尾方向へ**，**粗大なものから緻密なものへ**，そして**近位から遠位へ**と向かう．
- 乳児期の運動発達はその後の運動行動の基盤となり，また感覚の発達と密接な関係にあって，この時期の**感覚運動の相互作用**の理解も重要である．
- 新生児期から乳児期前半に出現し消失する**原始反射**，出現する**姿勢制御反応**は，運動発達に多くの影響を与える．そのためそれぞれの役割を理解する必要がある．

表 3-1 胎児の運動の特徴

在胎週数	運動の特徴
4 週	初期の四肢が現れるが，運動は起こらない
9 週	最初の筋活動が，口と顎に現れる 上下肢の筋肉は触覚刺激に反応し屈伸する
12 週	筋力の増加とともに，頭部の回旋が強まる 上下肢の屈伸運動など，四肢と体幹の動きがより活発になる 母親が胎動を感じることはないが，しゃっくりは感じる
16 週	母親が胎動を感じ始める
20 週	胎児は簡単に動き回る 吸啜反射が出現する
32 週	胎児の運動はゆっくりになる

1 胎児期

- 胎児期は，**表 3-1** に示されるような運動の特徴を示し，新生児期に観察されるほとんどの運動に影響を与える．
- 子宮内での時間（**在胎週数**）38〜42 週までの間，胎児は，暗く，あたたかく，刺激がほどよく制限された子宮内環境で過ごすが，出生によって，光や音，そして温度変化や重力の影響といった今までとは違う刺激にさらされることになる．

2 新生児期

- 新生児期は，激変する子宮外環境に適応するための時期である．
- 新生児は全身が屈曲した状態で生まれてくる（**図 3-1**）．これは在胎 28 週以降，身体の成長に伴い子宮内での動きが制限された結果であり，**生理的屈曲**という．その結果，腹臥位では上下肢は体幹の下に巻き込まれる．
- この初期の屈曲姿勢は，生体力学的には動作開始が困難な肢位であるが，頭部の回旋，瞬間的な挙上を行うことができる．
- この頭部の運動は重力に対して行う最初の活動であり，頸部の伸展運動と回旋運動の協働の結果である．

3 乳児期

- **1〜2 ヵ月**：非対称性緊張性頸反射 asymmetrical tonic neck reflex（**ATNR**）の影響により，背臥位ではしばしば左右非対称の姿勢をとる（**図 3-2**）．
- 腹臥位では重力に対して伸展活動（**抗重力伸展活動**）を増し，結果として生理的屈曲が減少し始める．この時期の重心は胸椎にある．
- 時間とともに，さらに生理的屈曲が減少し，腹臥位では頭部を 45°程度まで持ち上げる．このときの上肢の一般的な位置としては，肘が肩甲帯の後ろにある．
- **3 ヵ月**になると，ATNR の減弱とともに，背臥位では姿勢と運動の対称性を示し，腹臥位では重心が下部脊椎へと移動して体重支持面の側方移動がみられる．

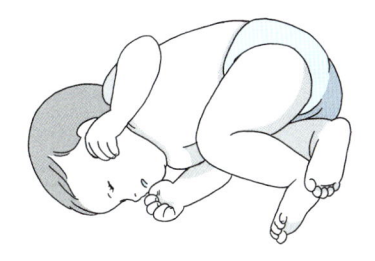

図3-1 新生児期に観察される生理的屈曲姿勢

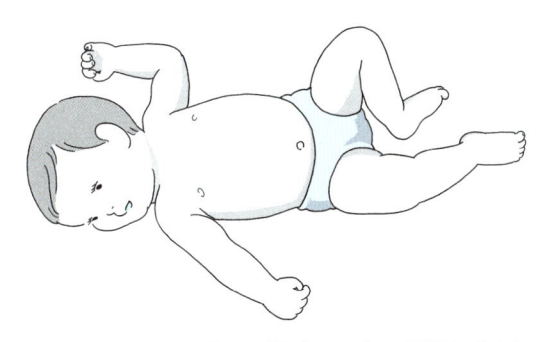

図3-2 1〜2ヵ月に観察される背臥位での非対称性緊張性頸反射（ATNR）の影響を受けた姿勢

- 背臥位では，手や足をたくさん動かすようになり，身体を探索し始める．
- 腹臥位では，空間で頭部の位置を維持する**迷路性立ち直り反応**，**視覚性立ち直り反応**が出現する．この姿勢調節に伴い，生理的屈曲の影響で縮んでいた四肢の屈筋が引き伸ばされ，支持面に対して骨盤を平らに維持することができる．
- この時期の断続的な手足の運動は，同時に感覚入力を与え，**身体図式（ボディシェーマ）**獲得の契機となる．また頭部の安定は，探索のための**目と手の協調運動**を促す．
- **4ヵ月**：身体の対称性はさらに強くなり，屈曲と伸展の運動が均衡してくる．
- 背臥位では手と手，足と足を合わせ，あるいは対称性に手で足をさわるようになり（図3-3），身体図式における手足の認識が発達する．腹臥位では肩より前方に肘を持ってきて，支持性も向上する．
- 腹臥位での十分な抗重力伸展活動により頭部を持ち上げているときに，一側に向くと，偶然に側方に寝返ることがある．
- **5ヵ月**：背臥位では側方までの寝返りが定着し，座位姿勢に引き起こしたとき，頭部は体幹と一緒によいアライメントを維持できる．また，腰を支えると座ることができる．
- 腹臥位では立ち直り反応が向上し，抗重力伸展活動が活発になる．伸ばした上肢で遊び，おもちゃに手を伸ばし，手掌でつかみ（図3-4①），側方へのより広い範囲での重心移動を経験する．
- **6ヵ月**：全身に影響を与えてきたATNRなどの原始反射は消え，頭部や体幹に作用する立ち直り反応が活発になる．

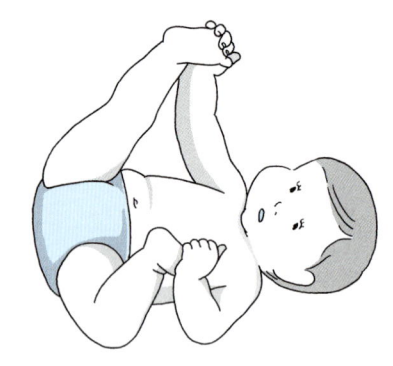

図 3-3 4ヵ月に観察される背臥位での対称性の姿勢
足を認識するための重要な姿勢である.

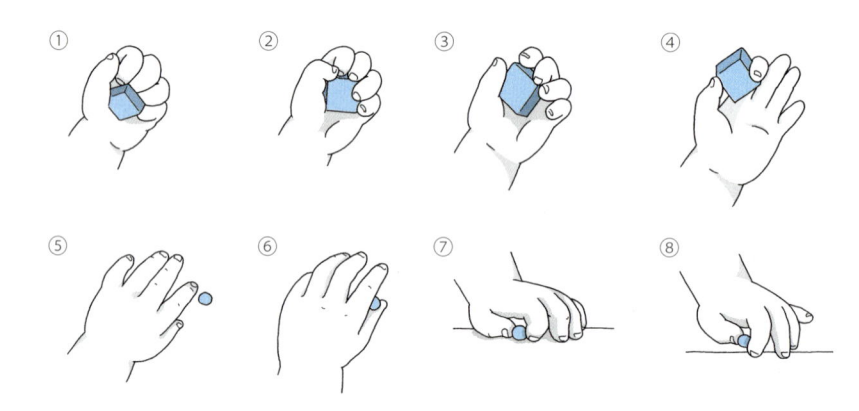

図 3-4 5〜12ヵ月の間に変化する手指でのつかみ方
① 5ヵ月：手掌でつかむが，落とすこともある.
② 6ヵ月：手全体でつかむ.
③ 7〜8ヵ月：橈骨側でつかむ.
④ 10〜12ヵ月：母指と示指でつかむ.
⑤ 6〜7ヵ月：示指を伸ばしてさわる.
⑥ 9〜10ヵ月：母指と示指の間で，はさみ持ちする.
⑦ 11ヵ月：台上にある物を母指と示指でつかむ.
⑧ 12ヵ月：台上にある物を母指と示指でつかみ，持ち上げる.

- 左右に自由に寝返りを行い，自分の意志で手を伸ばして，手全体でおもちゃをつかむ（図 3-4②）.
- 腹臥位で手を伸ばして遊ぶとき，重心がさらに遠位点へ向かい，その間，側方への体重支持面の移動を経験する．また 5ヵ月に引き続いての活発な抗重力伸展活動の結果，飛行機姿勢を示す（図 3-5）.
- おもちゃで遊ぶ際，両手を使用した座位をとり，おもちゃを橈骨側でつかむことを覚える（図 3-4③）．手からおもちゃが落ちると，子どもはおもちゃを取り戻すため側方に体重支持面を移動するが，この行動が座位での姿勢調節を促し，座位までの起き上がり動作の契機となる.
- 四つ這い姿勢を獲得し，前後左右に揺れる動作を行うが，この行動は上下肢に適度の感覚入力を与え，また前庭器官にも感覚入力を与える.

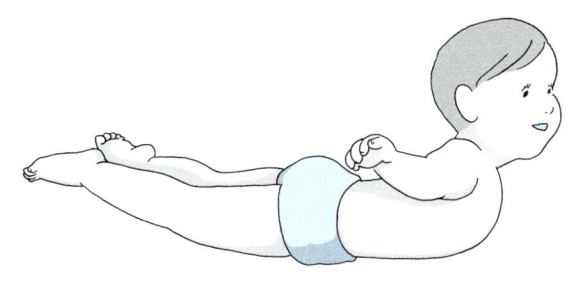

図 3-5　6 ヵ月に観察される飛行機姿勢
抗重力伸展活動が活発になる結果，このような姿勢を示す．この活動は 7 ヵ月になると股関節の屈曲が出現して四つ這い位へと変化する．

- 8 ヵ月：座位での側方への**保護伸展反応**が出現し，上肢を自由に使える機能的な姿勢となる．
- 座位の安定は上肢の操作性の向上に結びつき，指先での操作が可能となる（図 3-4⑤）．
- 股関節屈筋と伸筋の活動性がバランスよく向上するとともに，つかまり立ちが可能になる．
- つかまり立ちでおもちゃで遊ぶことにより，重心が左右に動揺し，より高度な**姿勢調節能力**を獲得する．
- 9〜10 ヵ月：子どもは最も機能的な座位で多くの運動を経験し，四つ這い移動を獲得する．
- 体幹が十分にコントロールされる結果，座位から四つ這いへすばやく動いたり，また座位に戻ったりする姿勢調節が可能となる．
- つかまり立ちでの複雑な重心移動を経験し，一側下肢を自由にする能力を獲得すると，つたい歩きを開始する．また筋力が整えば，ソファーなどによじのぼり始める．
- おもちゃで遊ぶときの手指は，はさみ持ちに移行する（図 3-4⑥）．
- 11〜12 ヵ月：家具や壁を使って立位になるが，この過程で片膝立ちを経験する．この一連の運動が，ひとり立ちのための姿勢調節能力を促す．

a. 12 ヵ月以降の歩行の発達（図 3-6）

- 歩行前期：ひとりで歩き始める以前の状態で，両手を持つと歩くことができ，片手を持つと歩くこともある．ひとり立ちは可能である．
- この時期の身体の重心位置は相対的に高い位置にあり，姿勢としては不安定なため，支持基底面の拡大で安定性を確保する．以下の**ハイガード歩行**，**ミドルガード歩行**，**ローガード歩行**は，その姿勢調節対応の運動様式である．
- ハイガード歩行：下肢を外旋し，股関節外転位で両足を開き，足底全体で接地するため歩隔が大きい．上肢を外転外旋，屈曲挙上した状態で，下肢を伸展したまま身体をねじって歩行する．歩行するたびに，骨盤が傾いたり，ねじれたりする．この時期は姿勢調節のために上肢を使用することが必要で，両手で物を運ぶことはできない．

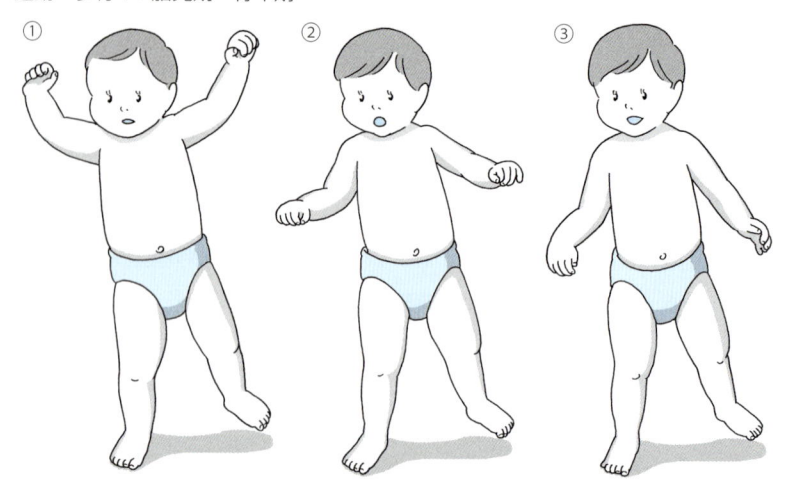

図 3-6　歩行初期における運動様式の変化
①ハイガード歩行：姿勢調節に上肢を用いるため，両手を使うことはできない．
②ミドルガード歩行：18ヵ月以降に出現する運動様式で，挙上していた上肢が下降する．
③ローガード歩行：上肢が下に降り，上下肢の協調運動が認められるようになった運動様式．

- ミドルガード歩行：18ヵ月以降に出現，伸展していた下肢がだんだんと屈曲するようになり，それにつれて，挙上していた上肢が途中まで下降した状態の歩行となる．
- ローガード歩行：ミドルガード歩行を経験した後，さらに歩行の発達が進み，上肢が下に降り，ある程度上下肢の協調運動が認められるようになった状態の歩行である．
- **18ヵ月**：ローガード歩行やミドルガード歩行がみられることが多い．
- **24ヵ月**：足が内旋し，開いていた足が平行となり，かかとが接地する．かかとから入った重心はつま先から離れ，**歩幅も一定（歩隔の減少）**となり，上下肢のリズミカルな協調運動がみられるようになって，成人の歩行に近い歩き方となる．
- 直立位で手すりを持って階段を昇降することができる．
- **36ヵ月**になると，歩行時の各関節が成人のパターンに近い運動を行うようになり，**48ヵ月**では床反力が正常になる．
- **6～7歳**になると，生体力学的にも運動学的にも，成人の歩行と同じパターンとなる．
- **単位時間あたりの歩数（歩行率）は年齢とともに減少し，歩幅は年齢とともに増加する．また片足で支える時間が長くなり歩行速度が向上する．**

b. 12～15ヵ月までの上肢機能

- **13ヵ月**：上肢コントロールが正確になり，座位でペグ棒をペグボードに入れることができ，両手の協調性の向上とともに，つながった2個のポップビーズをはずすことができるようになる．
- **15ヵ月**：片手に2個の積み木を持ち，目と手の協調性の向上とともに，コッ

プからコップへ豆を移すことができる．

4 幼児期

- 幼児前期には，安定した歩行運動を基盤として筋力，姿勢調節能力が向上し，支える機能から解放された上肢，手指の操作性も向上する．
- 幼児後期には，利き側の確立とともに身体の左右を自由に使い分けるようになり，より高度に筋力，姿勢調節能力が向上し，学童期以降の高い身体運動能力の基盤となる．

a．18～72ヵ月までの粗大運動機能

- **18ヵ月**：片足立ちのバランスが向上し，障害物をまたいで進むことができる．
- **21ヵ月**：しゃがんだり，立ち上がったりすることが可能となる．
- **30ヵ月**：その場でジャンプすることができる．
- **36ヵ月**：片足立ちが2～3秒程度でき，階段の下段より飛び降りることや，両足交互に階段をのぼることが可能となる．
- **48ヵ月**：片足立ちは4秒以上可能になり，スキップをしたりジャングルジムにのぼったりすることができる．
- **60ヵ月**：片足立ちは8秒以上可能になり，走り幅とび，ブランコの立ちこぎが可能になる．
- **72ヵ月**：閉眼での片足立ちが可能となり，縄とびができる．

b．18～72ヵ月までの上肢機能

- **18ヵ月**：絵本を一度に数ページめくり，ポップビーズを両手にひとつずつ持ってはめる．
- **21ヵ月**：手掌から手指が分離した状態で指でクレヨンを持って描き，びんやペットボトルのふたを開ける．
- **30ヵ月**：オーバーハンドでテニスボールを投げ，ハサミを使って紙を切る．
- **36ヵ月**：テーブルに手をつけずに積み木をつまみ上げ，両手でバレーボールを持ちアンダーハンドで投げる．
- **48ヵ月**：成人のように鉛筆を持つ．
- **60ヵ月**：ハサミで連続25 cm程度切る．
- **66ヵ月**：バウンドしているテニスボールを手でつかむ．
- **72ヵ月**：ボールを投げ上げたり，バウンドさせたりする．

5 学童期

- 身体・運動面の発達では，幼児期や青年期と比べ急激な変化はなく，安定した成長をする．
- 筋肉・骨格・神経系も順調に発達し，耐久力，姿勢調節能力のうち，とくに運動協調性，正確度，安定性などが向上する．これには動作に関与する筋力の発達，運動制御系の習熟によるバランス，タイミングなどの発達が影響している．
- 女児の方が1～2年早く思春期に入るため，一時的に体格において女児が男児を

凌ぐ．そのため握力などの筋力は，一時的に女児の方が強い時期がある．
- 学童期に施される運動課題は学校教育の中で考慮され，この時期の運動習熟を促す．

6 青年期

- 青年期の身体は，心身の成熟の加速とともに，複雑かつ著しい変化を示す．
- 総合的な身体運動能力のピークは，男子が青年中期，女子は青年前期で，男女とも青年後期には緩徐な下降線となる．
- この時期は，運動能力と運動技能が向上することにより，さまざまな状況に合わせた効率のよい運動を行うことが可能となる．

B 筋肉，筋力，耐久力の発達

1 発達段階の筋肉と筋力

- 子どもの筋力や筋持久力は，発生から成長過程まで成長に比例して増加し，全身の耐久性にかかわる．
- 胎児中期には，子宮内での**単純な屈伸運動**により，徐々に筋肉が成長する．
- 胎児後期の子宮内では，四肢の自動運動により**等尺性運動**が強制され，筋力が増強する．
- 胎児後期から生後までに筋細胞が急激に増加し，新生児期までに筋が肥大する．
- 新生児期の抗重力運動や抵抗運動は，筋線維や筋細胞の増加と筋肥大を促す．
- 新生児期から乳児期にかけて，寝返る，這うなどの**二次元空間での運動**を行い，交互運動を学習する．その後，起き上がる，立ち上がるなどの**三次元空間での運動**を行い，抗重力運動を学習する．
- 二次元・三次元空間での運動を段階的に学習していく中で，骨格筋は筋容積（太さと長さ）を増し，それとともに筋力が増加する．
- 乳児期から幼児期も同様に，粗大運動発達のマイルストーンを獲得するに従い，筋力が漸増する．
- 男女ともに，幼児後期，年長児の時期から青年中期の高校生期終盤まで，筋力は直線的に増加する．
- 筋力が発達していく段階では，わずかながら利き側優位の偏りを示すが，基本的には左右対称であり，生涯を通して下肢は身体の筋力のおよそ60％を担う．
- 乳児期から学童期までの系統的な筋力の発達研究によると，男女とも筋力は体格と筋量に関連し，加齢に伴い増加する．わずかであるが男児が有意に強く，この僅差は幼児前期から後期にかけて有意となり，思春期の一時期を除き，青年前期まで同様の傾向を示す．
- 筋力増加の性差に関して，一般的に男児は女児よりも筋量が多いため，筋力は強く増加速度も速いが，女児の筋力増加や増加速度の理由は明らかではない．

- 垂直とびや立ち幅とびで相対的な筋力を計測する試みの結果，学童期では性差なく増加がみられるが，思春期になると男児は増加を続ける一方，女児では一定になる．この結果もまた，思春期の筋力が男児で急増する特徴を示している．
- 思春期になると，急激な成長とともに，身体の生理学的・構造学的な変化により，男女間の筋力差が顕著になる．
- 思春期に男児は筋力の急増を示すが，それはホルモン分泌によるものである．
- 学童期の筋力とホルモン分泌との関連性については諸説があるが，この時期の少ないホルモン分泌量であっても，運動トレーニングによる筋力増強の可能性を示す報告がある．
- 学童期にはおもにtypeⅠ線維が発達しtypeⅡ線維の発達が未熟なため，瞬発力を発揮しにくいが，適切なトレーニングにより強化することが可能である．青年前期からはtypeⅠ線維に加えてtypeⅡ線維の発達が急速に生じるので，最大筋力を発揮することができるようになる．
- 筋力トレーニングを最も効果的に行うためには，思春期前後ではなく青年中期以降から始めるのが望ましい．
- 筋量が男児で有意に増加する要因はテストステロンの分泌であるが，アンドロゲン，成長ホルモン，インスリン，チロキシンの分泌も体細胞や筋肉の成長にとって重要である．
- とくに筋力増強の要となる男性ホルモンのアンドロゲンは，思春期以降の男児では思春期前や女性と比べ，約10倍の分泌量となる．
- 最近の縦断的研究報告によると，思春期の等尺性筋力のピークは，身長・体重が増加するピークの前後18ヵ月以内に存在するとされる．
- 青年中期に入ると，平均的な男性の筋力は女性の最大レベルよりも強くなる．
- 青年中期の男性では急激な筋力の増加がみられ，一般的な成長が停止した後も増加を続けるが，女性は一貫して男性よりも低い値を示し，急激な増大はない．
- 握力についてみてみると，青年中期の男性では急激に増大し，青年後期まで増大し続けるが，女性では急激な増大はないまま青年前期で一定となる．
- 筋力の体重比率（筋力を体重で除した補正数値）は，新生児期で20～25％程度，青年後期になると25～35％となる．
- 単位面積あたりの筋力は新生児期が最も強力であり，男性では青年前期から急激に上昇し青年後期まで上昇を続ける．女性においては急激な上昇はなく，比較的一定で経過する．
- 青年期の握力の男女差は大きく，男性は女性の約2倍以上であり，筋力の体重比率は男性が優位で，女性は年齢にかかわらずあまり変化しない．
- 青年前期には神経系の適応による協調運動の向上により筋力の増加が起こるが，青年中期の男性は筋量により筋力が左右される．

2 発達段階と筋持久力

- 運動発達の中で，筋肉や筋群が繰り返し収縮しながら運動が習熟されること

- で，筋力が向上するとともに，運動遂行能力が獲得されていく．筋持久力はこれを時間的に支える能力であり，耐久力に大きくかかわる．
- 幼児期に入ると，漸増する抵抗運動を含む運動プログラムに定期的に参加することにより，筋力や筋持久力が増加する．
- 男児の筋持久力は幼児後期から青年前期まで直線的に向上するが，この向上の特徴は等尺性筋力が急増することに伴っている．
- 幼児後期より，全身持久力は呼吸循環系，神経系，筋・骨格系の総合的な結びつきにより発揮され，その中でもとりわけ呼吸循環系が，長時間の運動に対応できる身体能力と密接な関係を持つ．
- 神経系の成熟がピークを越えて安定する児童期後半からが，呼吸循環系の機能が発達する時期であり，筋持久力と呼吸循環系の機能の発達は，ほぼ同じ直線関係となる．
- この時期の呼吸循環系は負荷をかけると強化されるが，トレーニングとして負荷をかける時期は筋力トレーニングと同様，青年前期頃が適切である．
- 女児の筋持久力もまた年齢とともに向上するが，等尺性筋力が急増する要因は不明である．
- ファイゲンバウム Faigenbaum らは幼児後期から児童期までの子どもを対象に，2つの運動処方の効果を比較するため，無作為に2群（A群，B群）に分け，週2回，処方に従った運動を8週間継続した．
- A群は「重い負荷で，頻度が低い抵抗運動」，B群は「軽い負荷で頻度の高い抵抗運動」を行い，コントロール群（C群）は抵抗運動を行わなかった．
- 下肢の伸展筋力，筋持久力はA，B両群で増加したが，筋持久力についてはB群でのみ有意に増加し，この時期の子どもの筋持久力の特徴を示した．
- 学童期まで生活の中でさまざまな運動をすることで，筋力・筋持久力は増加を示すが，これは神経系の成熟と運動単位の強化向上と関連している．
- 学童期までは，筋量が少ないので筋代謝の潜在能力は小さく，筋持久力に直結する有酸素運動による運動の許容範囲も狭い．そのため強度の抵抗運動は困難であるが，思春期になると筋量や代謝が増えることで，トレーニングによって筋力や筋持久力が増加する．
- 有酸素運動による筋肉の反応，運動の許容範囲もまた思春期で拡大し，これには前述したホルモン分泌の変化も関連している．
- 学童期から思春期の筋持久力測定には，プッシュアップ（腕立て伏せ）やシットアップ（膝曲げ腹筋運動），プルアップ（懸垂）が用いられる．
- 腹筋運動や懸垂の能力は学童期に獲得され，加齢とともに向上する．
- 男児では一般的に青年中期を経た後もその回数が増加し続けるが，女性では青年前期に一定になる．
- 60秒間に行うシットアップの回数では，男児は児童期から青年後期まで増加を続け，女児よりも10回以上多い回数を実施できる．女児では青年前期まで増加するが，そこからはほぼ一定になる．

- 思春期において，標準的な漸増抵抗運動を用いた12週間の筋力トレーニングプログラムに参加すれば，性差なく同様の比率で筋力，筋持久力が増加する．

C 発達期における異常と障害

- 発達期に発生する異常と，その結果生じるリハビリテーションに関連する障害は，中枢神経系障害と運動器障害に大別できる．
- 胎児期の中枢神経系障害のうち，脳性の障害が存在すると，中枢神経の階層支配が構築されず，原始反射が残存することによる姿勢調節能力の低下，中枢の低形成による視聴覚の障害，精神遅滞などの知的障害が生じる．それにより新生児期・乳児期の間に運動意欲の欠如や異常運動発達を経験することになる．脊髄性障害の場合，多くの体性感覚と運動を失う．遺伝性神経筋疾患や染色体異常が存在すれば，筋力低下とともに感覚運動のバランスが崩れ，やはり異常姿勢や異常運動を獲得する．筋・骨格系の奇形が存在すれば，多くの代償運動を獲得しながら発達する．
- 新生児期から乳児期に起こる中枢神経系の感染症や外傷，あるいは運動器疾患や外傷に起因する障害では，その時期までに獲得された姿勢や動作が困難になることや，運動そのものの能力低下が予想され，場合によっては発達が停滞する．
- 幼児期以降は感染症や外傷のリスクが減少するが，中枢神経系や運動器に重篤な障害が及ぶ場合，その時点以降の日常生活動作に影響を与える．

学習到達度 自己評価問題

1. 胎児期から新生児期に変化する姿勢と運動の特徴を説明しなさい．
2. 乳児期から幼児期に変化する姿勢と運動の特徴を説明しなさい．
3. 学童期から青年期に変化する筋力と筋持久力の特徴を説明しなさい．

4. 身体運動器機能―運動・歩行2：成人期～老年期

各論

● 一般目標　GIO
1. 成人期・老年期の身体運動器機能の特徴を理解する.
2. 成人期・老年期の歩行の特徴を理解する.

● 行動目標　SBO
1. 加齢による運動器機能変化を列挙できる.
2. 成人期から老年期への姿勢変化について図を描いて説明できる.
3. 加齢に伴う歩行の変化を，筋力，バランスとの関係から説明できる.

● 調べておこう
1. 筋肉の基本的構造と筋収縮の機序について調べよう.
2. 歩行周期について調べよう.

A　筋　力

1 筋力とは

- 加齢に伴う筋力と骨格筋量の減少（図4-1, 4-2）は日常生活における身体活動量の低下と関連しており，高齢者における生活の質 quality of life（QOL）の低下を生じる.
- 筋力の低下は姿勢変化のみならず，変形性関節症や腰痛などの運動器疾患とも関連し，その予防が重要である.
- 青年後期から成人期，とくに20歳代初頭に最も筋量が多く，筋力も強いが，加齢とともに徐々に減少していく.

2 加齢に伴う筋量の減少

- 加齢に伴う筋量や筋機能の低下をサルコペニア sarcopenia（加齢性筋肉減少症）と呼ぶ.
- サルコペニアは，ホルモン分泌の低下，神経-筋系機能の低下，蛋白質摂取量の減少など，多くの要因により生じる.

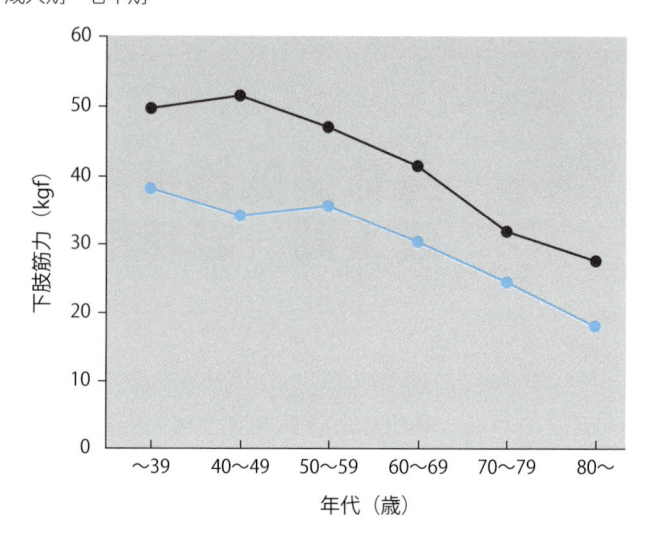

図4-1 下肢筋力の経年的変化（ROAD study より）
　　　●：男性，　●：女性
［村木重之：筋力と筋量の経年的変化および運動器疾患との関連．医学のあゆみ 236（5）：470-474, 2011］

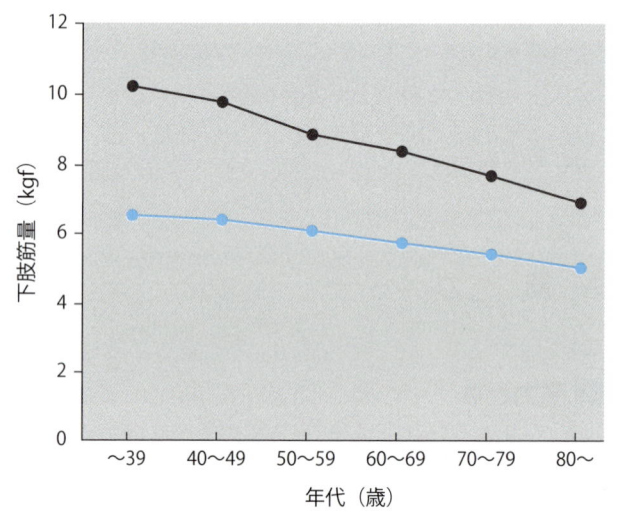

図4-2 下肢筋量の経年的変化（ROAD study より）
　　　●：男性，　●：女性
［村木重之：筋力と筋量の経年的変化および運動器疾患との関連．医学のあゆみ 236（5）：470-474, 2011］

3 老年期における筋機能変化

- 求心性収縮における筋収縮速度は，加齢により低下する．これには type II 線維の萎縮，筋線維束長の減少が関連している．
- 加齢により求心性収縮筋力が低下するのに比べ，遠心性収縮筋力の低下は少ない．
- 遠心性収縮によるトレーニングは，求心性収縮によるトレーニングより筋肥大

- と筋力改善に効果があるとともに，より高い高齢者のパフォーマンス改善効果を持つ．
- 筋収縮速度の低下は，**最大筋力**を低下させる．高齢者における最大筋力の低下は運動機能の低下に強い関連を持つ．収縮速度を考慮したパワートレーニングは，低速度の抵抗運動に比べ高齢者における起居動作などのパフォーマンスを向上させる．
- 高齢者におけるパワー低下の予防と改善は，歩行能力，階段昇降などの運動機能維持・改善に重要である．

B 体　力

1 成人期の体力

- 体力は，20歳前後にピークを示し，その後，徐々に低下していく．
- 40歳を過ぎると体力の個人差が生じ始め，その傾向には体力要素や運動種目によって差がみられる．
- 体力要素のうちで最も低下しにくいのは日常生活でよく使われる握力であり，最も低下するのは閉眼片脚立ち時間である．

2 老年期の体力

- 体力は，70歳前後でピーク時のおよそ半分まで低下する．
- 握力，長座体前屈は60歳前半においてピーク時のおよそ70％，80歳代では50％を維持している．
- 閉眼片脚立ち時間では，60歳前半においてピーク時のおよそ20％，80歳代では男性で5.9％，女性で9.4％という報告もある．
- 高齢者における12〜15年の追跡調査で，死亡群では初回体力が低値を示していた．

3 呼吸循環機能と運動耐用能

- 生理機能は加齢に伴い低下するが，個人差が大きく，個々の遺伝的背景や社会的背景などの環境の影響を受ける．
- 加齢に伴う肺機能の予備力の低下は，高齢者の息切れの一因となる．運動耐用能（最大酸素摂取量）も加齢とともに低下し，50歳になれば20歳値の約50％となる．
- 加齢に伴う末梢血管抵抗の増大，中心動脈コンプライアンスの低下などにより，とくに左室拡張機能が低下し，運動耐用能の低下にも関連する．

C 姿勢制御（バランス）

1 成人期の姿勢制御

- 安静立位時の支持基底面は両足部で囲まれた範囲であるが，実際に重心位置を保持できる範囲が有効支持基底面であり，その前後幅は成人（22〜36歳）で足長の80％，高齢者（77〜96歳）で足長の50％程度である．
- 成人期には，足関節による姿勢制御が重要な役割を果たしている．

2 老年期の姿勢制御

- 姿勢制御に関与する加齢による影響因子として，筋力低下，関節可動域制限，感覚系機能の低下，認知機能の低下などがあり，姿勢応答能力の低下，運動適応能力の低下が引き起こされる．
- 高齢者では，予測的姿勢制御をすばやく効果的に行う能力が低下する．
- 加齢に伴う脊柱弯曲の変化は，骨盤後傾，膝関節屈曲，足関節背屈角度に影響を与え，筋力低下とあわせて姿勢制御能力を低下させる．
- 下腿三頭筋筋活動の低下により，立位時の**足底圧中心** center of pressure（COP）は後方へ変位し，足関節軸に近づいていく．
- 高齢者では，足関節での姿勢制御が低下する代わりに，股関節が代償的に働くようになる．

D 上肢機能（手を含む）

1 成人期の上肢機能

- 上肢のおもな役割である生産的作用を果たすためには巧緻性が必要であり，筋量は下肢に比べ少ないが，上肢・体幹筋の共同収縮により多数の筋肉が同時に筋活動を行う．
- 肩甲帯が上肢を支え，保持し，懸垂するためには，適切な筋力が必要である．また，手は探索器官としてさまざまな物体の性質を識別するはたらきを持つ．そのため，自らの指を能動的に動かして探る，なでる，押すなどの微妙な動きが要求される．

2 加齢と上肢機能

- 肩甲帯，脊柱の周囲筋力や可動性の低下は，上肢機能低下を引き起こす．
- 手は精密な動きを行う運動器であると同時にすぐれた感覚器でもあるため，加齢に伴う筋力低下，反応速度の遅延とともに，感覚機能の低下も上肢運動機能の低下の要因となる．

表4-1 手指の運動機能とほかの測定項目との相関

測定項目	手指の運動機能との相関係数*	危険率
反応時間	−0.37	$p<0.05$
手指の感覚	−0.31	$p<0.05$
握力	0.03	ns
ピンチ力	0.03	ns

$n=46$, ns：not significant
*ピアソンの相関係数
[安田直史：軽度要介護後期高齢者女性の手指運動機能と手指筋力・感覚・反応時間との関連. 理学療法科学 25（3）：469–472, 2010]

- 上肢運動機能の低下は日常生活活動（ADL）能力低下の重要な因子となる.
- 軽度要介護後期高齢者女性では，その機能低下の要因として，筋力よりも反応時間や感覚機能が関連している（表4-1）.
- ADLの評価法として，FIMやBarthel Indexが一般的に用いられるが，これらの評価法では他側上肢による代償により高得点となることがあり，片側の上肢機能を反映しないことから，使用には注意が必要である.
- 簡易上肢機能検査 simple test for evaluating hand function（STEF）は，机上で物品移動に要する時間を測定することで上肢動作を客観的に評価する検査で，標準化され，信頼性・妥当性が確認されている.

E 重力刺激と起居動作

1 重力刺激と身体機能

- 地球上に存在するヒトは，重力から逃れることはできない．ヒトは二足歩行をすることで，長軸方向に常に重力負荷を受け，適応している.
- 長期の臥床により重力刺激を受けないでいると，血圧維持機能の障害による起立性低血圧や心肺機能の低下，筋萎縮と筋力低下，骨萎縮が引き起こされる.
- 膝関節伸展，足関節背屈筋力は起居移動動作能力と関連が深く，持久力やバランス・巧緻性も移動動作能力に影響を与える（表4-2）.

2 ADLと転倒・骨折

- 運動耐用能の評価である6分間歩行距離は，ADLを反映する．また，stand sit testは，広い場所を必要とせず，運動耐用能やADL能力を表す検査である.
- 歩行速度は基本的ADLや拡大ADLとの関連性が高い.
- 起居動作能力はADLを遂行するための手段として重要であり，ADL能力，IADL能力に関連している.
- 転倒により転倒後症候群に陥ると，活動性が低下し，それに伴いADL能力も低下する．また，転倒などによる骨折はおもに起居動作能力を低下させ，ADL能力も低下する.

表 4-2　自立群，修正自立群，介助群における足背屈筋力および膝伸展筋力の差

	自立群 (n=11)	修正自立群 (n=18)	介助群 (n=6)	F 値	
足背屈筋力	0.45±0.08	0.31±0.07	0.18±0.06	23.3	p<0.001
膝伸展筋力	1.48±0.29	1.02±0.36	0.65±0.10	13.7	p<0.001

*p<0.01

[浅川康吉：高齢者における下肢筋力と起居・移動動作能力の関連性. 理学療法科学 24（4）：248-253, 1997]

- 転倒の時間帯は午後から就寝にかけてが多く，場所は自室，玄関，トイレなど，屋内での発生が多い．また，転倒は歩行や立ち座りなどの抗重力動作中に多く発生し，ADL 能力の低い者におけるそのきっかけは，バランスを崩す・つまずくが多い．

F　歩　行

1 成人期以降の加齢による歩行の変化

- 歩行は，常に重力の作用している地球上で，姿勢の制御を行いながら身体の移動を行う代表的な方法であり，筋力，関節可動域，姿勢制御能力，認知機能などさまざまな要素が関与している．
- 歩行速度を上げようとするとき，若年者ではストライド長を長くする傾向があるのに対し，中高年者では歩行率を上げる．
- 50 歳を超えると歩行速度は徐々に低下し始め，60 歳以降では自由歩行速度は年平均 1％低下する．中高年では，安定性確保のために歩行周期における両脚支持期の比率が増加し，ストライド長の減少から歩行速度が低下する（表 4-3）．
- 中高年者におけるストライド長の減少には股関節伸展角度の減少が関与しており，歩隔の広がりにより重心の左右方向の動きが大きくなる．

2 老年期の歩行と転倒

- 加齢に伴い感覚受容器からの小脳や大脳へのフィードバック・フィードフォワード信号が減少し，伝達速度も遅くなるため，歩行環境の変化に対する姿勢補正能力の低下などを生じる．
- 高齢者では，やや前傾し，トゥクリアランスが増加した用心深い歩行（cautious gait）となり，重力に対して最大の安定性と安全さをつくり出している．
- 歩行時の姿勢は体幹前傾，肘・膝関節屈曲となり，腕の振りが減少し（図 4-3），歩隔を広げるようになる．

表 4-3 若年健常者と高齢健常者の歩行における時間・空間因子の比較

時間・空間因子	若年健常者（30歳）	高齢健常者（75歳）
歩行速度（cm/秒）	140.9±2.77	88.3±7.47
歩行率（歩/分）	110.6±2.13	95.3±4.21
ストライド長（cm）	145.1±3.06	117.8±4.75
両脚支持期比率（％）	22.0±1.70	25.3±2.50
歩隔（cm）	12.5±1.36	13.0±0.93

［芳賀信彦：歩行分析の手法と中高年の歩行．医学のあゆみ 236（5）：477-481, 2011］

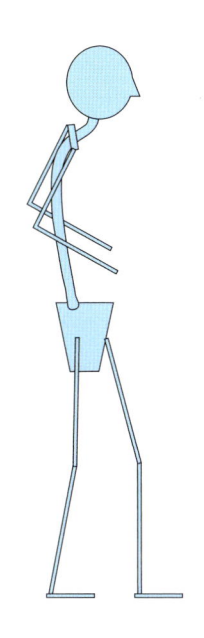

図 4-3 高齢者の歩容
円背，体幹前傾，股関節・膝関節伸展不十分がみられる．

- 歩行中の転倒発生場所としては，前期高齢者では屋外が多く，環境要因（段差や溝など）によるところが大きい．後期高齢者では屋内における寝室，居間などの段差の少ない場所が増加する．

G 異常と障害

1 成人期

- 青年期以前に生じた運動機能障害を持つ場合，成人前期から関節可動域制限や筋力低下などの運動機能や歩行能力の低下をきたすことが少なくない．
- 成人期には，腰痛症や外傷（骨折・脱臼など）による短期的な運動機能・歩行能力の低下をきたす場合がある．
- 何らかの要因により脚長差が3cm以上残った場合には，短縮側下肢では尖足位での歩行などの跛行を呈する．
- 変形性関節症，関節リウマチのように徐々に進行するものでは，運動機能や歩

行能力なども徐々に低下していく．
- 関節拘縮が生じた場合，その近接関節における過剰な代償運動が認められる．一方，筋力低下が生じた場合には，大殿筋歩行や中殿筋歩行にみられるように，姿勢を変化させることで筋力低下に対応するため，正常から逸脱した歩行パターンとなる．

2 老年期

- 加齢に伴う運動機能低下は，転倒などによる骨折の要因となる．
- 大腿骨頸部骨折や脳血管障害は，運動機能や基本的動作能力，歩行能力を低下させるとともに，社会参加の制限を引き起こす．
- 加齢に伴う筋力の低下や関節や脊椎の疾患，骨粗鬆症などにより運動器の機能が低下して，要介護や寝たきりになったり，そのリスクが高い状態をロコモティブシンドローム（運動器症候群）という．
- 変形性膝関節症や腰部脊柱管狭窄症など運動機能低下をきたす疾患（またはその既往）が存在し，日常生活自立度判定がJまたはA，運動機能評価テストの項目を満たすものを運動器不安定症 musculoskeletal ambulation disorder symptom complex（MADS）という．
- ロコモティブシンドロームは，運動器の機能低下などにより疾患が引き起こされやすくなった状態から，治療の実施されている運動不安定症までを含むことから，その予防が重要となる．

学習到達度 自己評価問題
1. 加齢による筋力低下の特徴について説明しなさい．
2. 老年期における姿勢制御の特徴を説明しなさい．

各論

5. 身体運動器機能―脳神経系機能（反射・反応）

● 一般目標
1. 全人的発達の基礎となる中枢神経系の発達的変化について，その概要となる知識を理解する．
2. 中枢神経系の発達に伴う反射の変化や，粗大運動・微細運動の変化について理解する．

● 行動目標
1. 中枢神経系の発達に伴う変化を説明できる．
2. 発達変化に伴って生じる反射の変化を説明できる．
3. 粗大運動・微細運動の発達，加齢に伴う変化を説明できる．

● 調べておこう
1. 胎児期における中枢神経の構造変化について調べよう．
2. 乳児期以降の神経機構の変化の特徴について調べよう．
3. 生後，月齢に応じた反射の統合，出現について調べよう．
4. 運動のライフステージにおける変化をまとめよう．

A 発達期における中枢神経の変化

1 胎児期から乳児期にいたる神経系の変化

a. 神経系の発生学的変化

- 中枢神経は皮膚や感覚器と同じ外胚葉に由来する．
- 胎生3～5週に神経管が形成される．胚の背側性中部の外胚葉が肥厚して神経板がつくられ，その後左右両側縁が隆起して神経溝ができ，さらに神経の縁が癒合して閉じることにより神経管ができる．
- 胎生5～10週の間に脳胞が形成される．神経管の頭側が脳に，尾側が脊髄に分化し，脳となる部分は，前脳胞，中脳胞，菱脳胞と呼ばれる脳胞を形成する．その後，終脳胞，間脳胞，中脳胞，後脳胞，髄脳胞の5つに分かれ，それぞれ大脳半球，間脳，中脳，橋・小脳，延髄に分化する（表5-1）．
- 胎生2ヵ月以降には，神経細胞移動と脳溝・脳回形成が起こる．脳胞深部の脳

表 5-1 脳の構造の発生

レベル	原始分画	細分画	主要構造
テント上	前脳包	終脳包	嗅脳 基底核 大脳皮質
		間脳包	視床 視床下部 視神経 神経下垂体 松果体
後頭蓋窩	中脳包	中脳包	中脳
	菱脳包	後脳包	小脳 橋
		髄脳包	延髄
脊髄	原始神経管	神経管	脊髄

[Daube, J. R. ほか：臨床神経学の基礎—メイヨー医科大学教材，第3版，大西晃生ほか（訳），メディカル・サイエンス・インターナショナル，pp.7-23, 1996 より一部改変]

室層で細胞が分裂・増殖し，生じた神経細胞が脳表面に向かって垂直に移動する．これに伴い，大脳の層構造ができ，表面積も増え，脳溝・脳回が形成される．

b. 軸索の髄鞘化と樹状突起の変化

- 脳重量が胎生40週の380gから18歳の1,400gまで増加する要因の1つとして，軸索の髄鞘化 myelination があげられる．
- 髄鞘化はグリア細胞の一種のオリゴデンドログリアから生じた突起が軸索に巻きつくことによりなされ，胎生4ヵ月頃に始まり，思春期まで継続する．
- とくに胎生9ヵ月から2歳までが最も急速な時期となる．
- 髄鞘化は脳の部位により時期が異なり（図5-1），一次感覚野や一次運動野では比較的早く，連合野では遅くなる．
- 皮質脊髄路では軸索近位部の髄鞘化が胎生36週で始まり，生後2年間に一定の順序で行われる．
- 神経細胞の発達に伴う形態的変化は樹状突起にも生じ，単に突起が伸びるだけでなく，枝分かれしてより複雑なネットワークを形成する．
- 大脳皮質の樹状突起は，一般的に深い層に位置する細胞の方が浅い層に位置する細胞より速く発達し，多くの動物で大脳皮質の前方にある運動野の方が視覚野より速い．

c. シナプス投射とその刈り込み

- 発達脳におけるネットワークは，一度過剰に増加した後，不要なシナプスが刈り込まれていく中で，成熟した大人の脳に近づいていく．
- ヒトの一次視覚野におけるシナプス密度は胎生28週で成人の1/3程度であるが，生後2〜4ヵ月の間に急激にシナプス密度が増加し，成人のほぼ2倍に達する．その後，1歳を過ぎる頃にはシナプス密度が減少し始める．

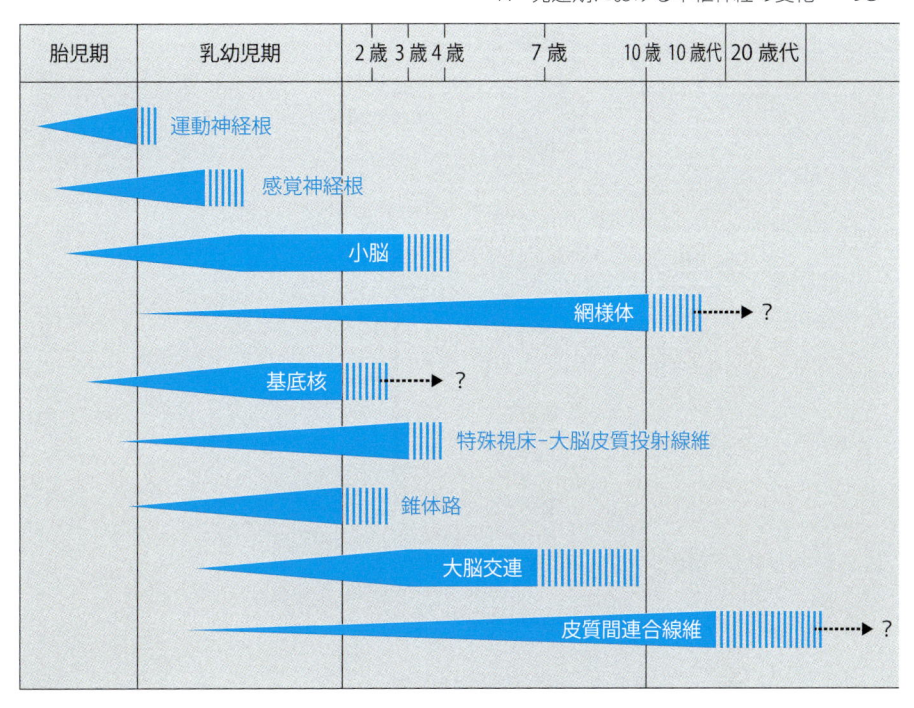

図 5-1 中枢神経系の髄鞘化
[Yakovlev and lecours, 1967]

- したがって，発達脳では神経細胞間の結合が厳密でなく，本来あるべきではない異所性投射が存在する．
- このような異所性投射による過剰シナプスは，生後発達の中で減少していくため，生後における発達脳の可塑性と深いかかわりがあるとされる．
- シナプスの可塑的変化についてのモデルとして，ヘッブ Hebb の可塑的シナプスモデルが知られている．
- このモデルでは，信号を送る側のニューロンと受ける側のニューロンが同時に活動しているときにシナプス強度が増加するとし，反対に，送る側のニューロンのみ，もしくは受ける側のニューロンのみが興奮する場合には弱化すると考えられる．
- このようなメカニズムによって，必要なシナプスが残り，不必要なシナプスは淘汰されると考えられている（**図 5-2**）．
- 異所性投射した細胞は数が少なく，多くは標的細胞の興奮に寄与しない．したがって，異所性投射したシナプスは順次，その数を減らしていくことになる．

2 老年期の中枢神経の変化

- 脳重量は加齢とともに減少し，80歳で成人期の89％となる．脳重量の変化の原因はニューロン数の減少ではなく，神経細胞の小型化と突起の減少のためであるとされる．
- また，ドパミンやセロトニンなどの神経伝達物質の減少が生じる．

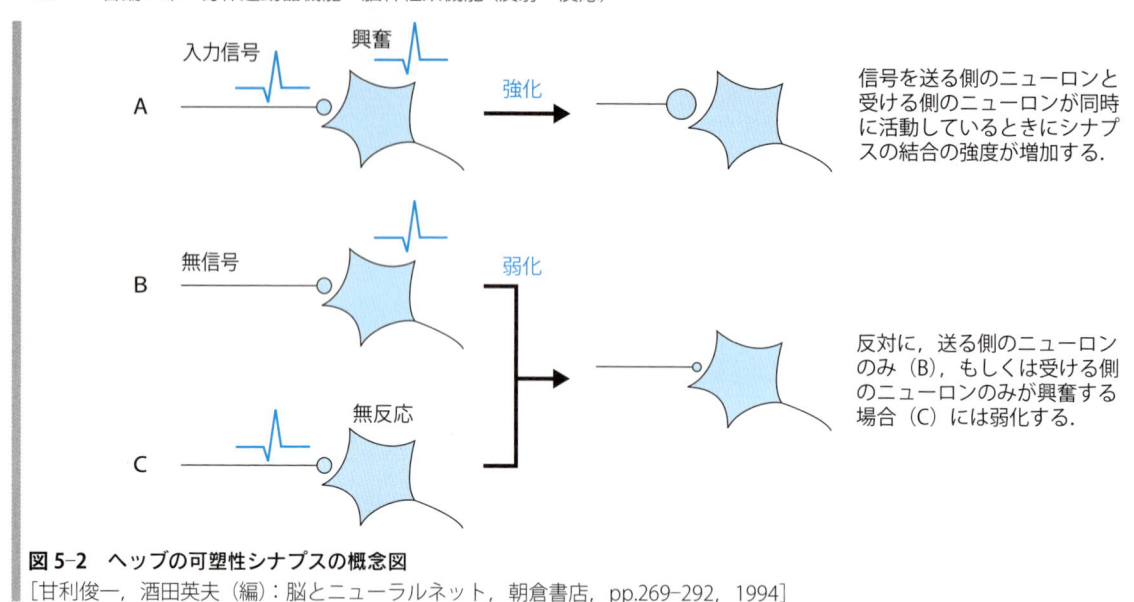

図5-2 ヘッブの可塑性シナプスの概念図
［甘利俊一，酒田英夫（編）：脳とニューラルネット，朝倉書店，pp.269-292，1994］

表5-2 原始反射と姿勢反射

	反射	出現・消失時期
脊髄レベル	手の把握反射 足の把握反射 ガラント反射	4ヵ月頃消失 9～10ヵ月頃消失 4ヵ月頃消失
脊髄橋レベル	非対称性緊張性頸反射 モロー反射	生後1～2ヵ月で明瞭，5ヵ月で消失 4ヵ月頃消失
中脳レベル	立ち直り反射 引き起こし反射 ランドー反射	6ヵ月頃出現 5, 6ヵ月頃出現 5, 6ヵ月頃出現
大脳皮質レベル	座位の平衡反応	8ヵ月頃出現

- 灰白質は中年期からびまん性に減少し始め，前頭葉の減少が目立つ．白質は40歳までは全体的に増加し，その後減少する．
- 短期記憶を一時的に保持する海馬は加齢変化が強く生じるため，高齢者では短期のエピソード記憶の障害が強く，手続き記憶はよく保持される．
- その他，知覚速度は加齢とともに直線的に低下し，推論，空間定位，数的能力も60歳頃から徐々に低下する．しかし，言語的知識は後年まで保たれ，語彙や知識などの能力は維持されやすい．

B 反射・反応

1 新生児期，乳児期の反射・反応（表5-2）

a. 原始反射

- 新生児期から乳児期にかけて，この時期特有の原始反射 primitive reflexes が認

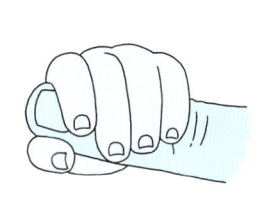

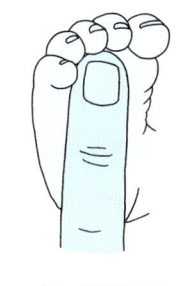

図 5-3 把握反射
指の付け根を圧迫すると把握が起こる．手は手支持，足は足で支え始めるまで続く．

手の把握反射　　足の把握反射

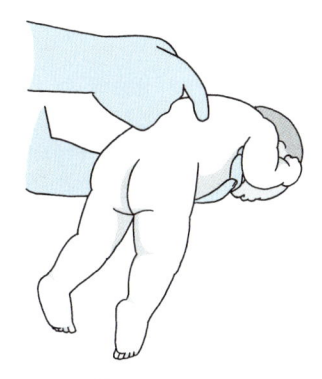

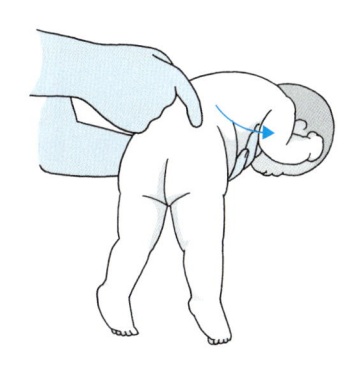

図 5-4 ガラント反射（背反射）
肩甲骨下角から腸骨稜までをなぞると脊柱の弯曲がみられる．4ヵ月で消失する．

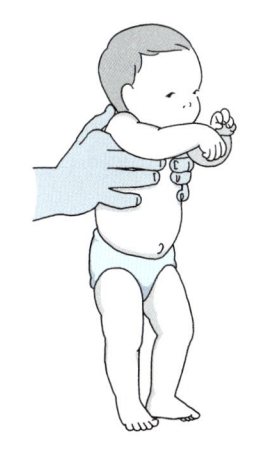

図 5-5 陽性支持反射
腋窩で支持して足先を床につけると，下肢を伸展する．1〜2ヵ月で消失する．

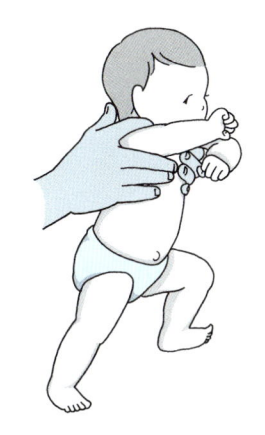

図 5-6 自動歩行
腋窩で支持して体重を片側に寄せると，対側の下肢が屈曲し，歩行のような運動を始める．

められる．

- 原始反射は低位の中枢（脊髄レベル，脳幹レベル）に反射弓が存在し，随意運動の発達に伴って消失する．
- 代表的な原始反射として，手，足の把握反射（脊髄レベル，図5-3），ガラント反射（脊髄レベル，図5-4），陽性支持反射（脊髄レベル，図5-5），自動歩行（脊髄レベル，図5-6），モロー反射（脊髄-橋レベル，図5-7），非対称性緊張

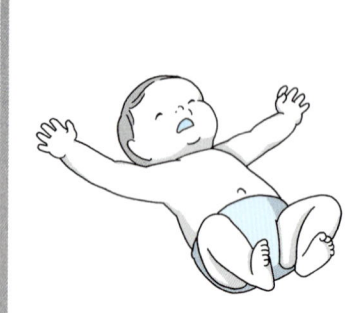

図 5-7 モロー反射
上部頸椎，頸筋の急激な変化により，上肢を伸展・外転する．中枢は脳幹にあるといわれる．誘発法は，①枕元で大きな音をたてる，②背臥位で後頭部を持ち上げたり，頭と体を支えて空中に抱いたりしてから手の上で15 cmほど落とす，などの方法がある．

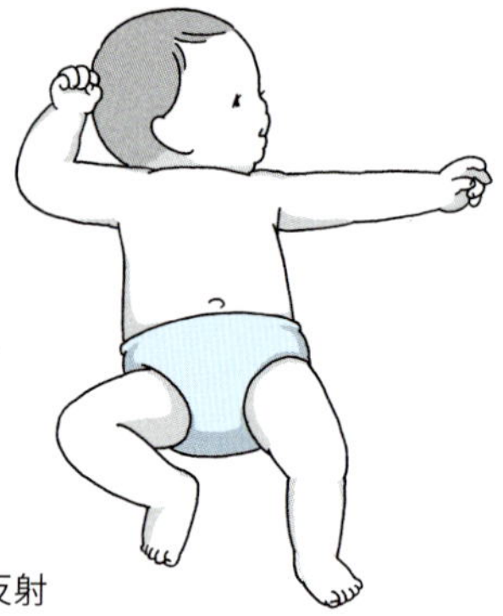

図 5-8 緊張性頸反射
非対称性緊張性頸反射：背臥位の児の顔を他動的に一方へ回すと顔面側の上下肢が伸展し，後頭側が屈曲する．1～2 ヵ月頃に顕著で，4～6 ヵ月で消失する．橋を中心とする脳幹部の中枢を持つ．
対称性緊張性頸反射：腹位水平抱きにして乳児の頭を前屈すると上肢が屈曲し，背屈すると伸展する．1～2 ヵ月頃に顕著で4～6 ヵ月で消失する．橋を中心とする脳幹部の中枢を持つ．

性頸反射（図 5-8）がある．
- 原始反射は発達とともに消失しても，反射弓自体がなくなるわけではなく，より上位の中枢によって統合されている．成人に達してから脳損傷が加わると，再び反射がみられるようになることがある．
- 反射の消失が随意運動の必要条件であるわけではない．また，反射は神経学的成熟のみによって消失するのではなく，筋力などの生体力学的特性や環境などの影響を受ける．

b. 姿勢反射

- 初期には存在しないが発達に伴って出現する反応として，姿勢反射（反応）postural reflexes/reactions がある．
- 姿勢反射は原始反射と比較して上位の中枢（中脳レベル，大脳皮質レベル）に反射弓が存在し，運動の発達に従って出現する．
- 代表的な姿勢反射として，立ち直り反射（中脳レベル，図 5-9，5-10）と平衡反応（大脳皮質レベル，図 5-11）がある．
- 外乱する方向と反対側の筋肉で生じる筋活動は姿勢制御の基本的な反応で，生得的なものであり，生後1ヵ月から70～85％の高い確率で生じる．しかし，生後2～4.5ヵ月までこの確率に変わりはなく，実質的には7～8ヵ月でこの反応が確立する．
- さまざまな姿勢を制御するために，筋肉の活動を適切な大きさに調整する能力が生後発達の中で生じる．
- 引き起こし反射（図 5-12）やランドー反射（図 5-13）は月齢が進むに伴って変化し，重力に抗して起き上がることができるようになる．

頸の立ち直り反射　　　　　　　　　　　　体の立ち直り反射

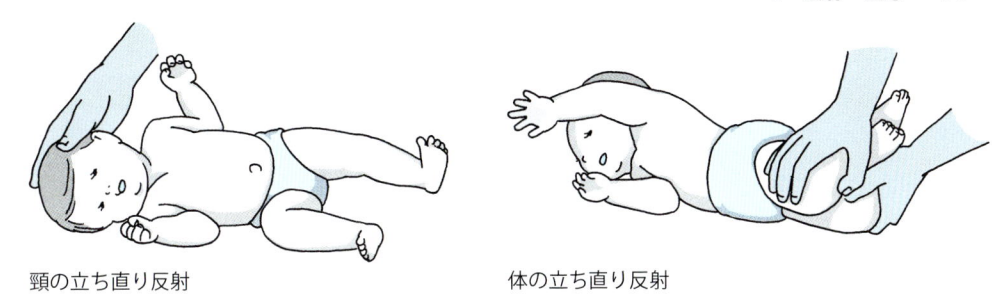

図 5-9　立ち直り反射（1）
頸の立ち直り反射：背臥位の児の顔を他動的に一方へ回すと，肩，体幹，腰部がその方向に回転する．新生児からみられる．
体の立ち直り反射：側臥位で非対称に受けた皮膚刺激により，頭の方向が立ち直る．または体が正常な位置に立ち直る反射をいう．6ヵ月頃よりみられる．

腹臥位　　　　座位
迷路性立ち直り反射　　　　　　　　　　　　　　　　　　　　　視性立ち直り反射

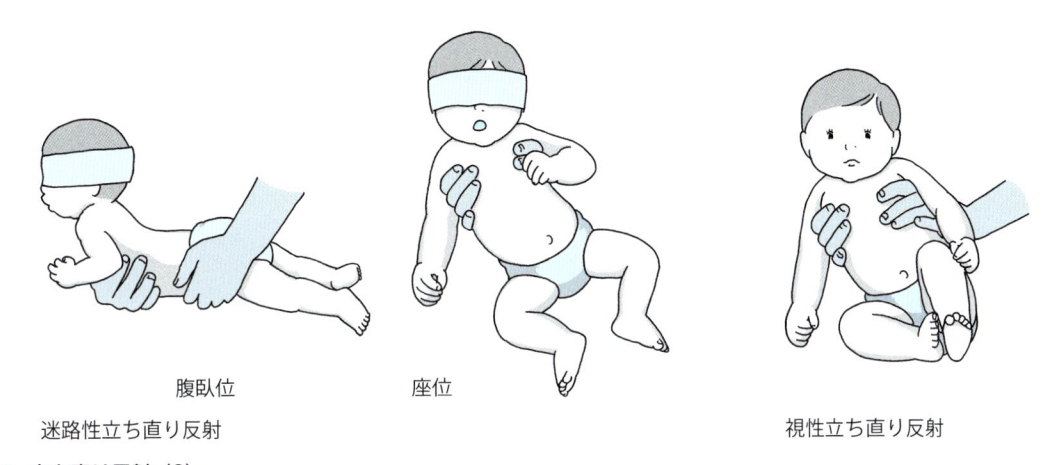

図 5-10　立ち直り反射（2）
迷路性立ち直り反射：目隠しした乳児の体を前後左右に動かしたときに，頭が垂直方向に立ち直る．腹・背臥位では 3～5ヵ月，座位，立位では 6～7ヵ月で出現する．
視性立ち直り反射：開眼の乳児の体を前後左右に動かしたとき，頭部が垂直に立ち直る反射をいう．臥位では 3ヵ月前後，座位，立位では 5～6ヵ月で出現する．

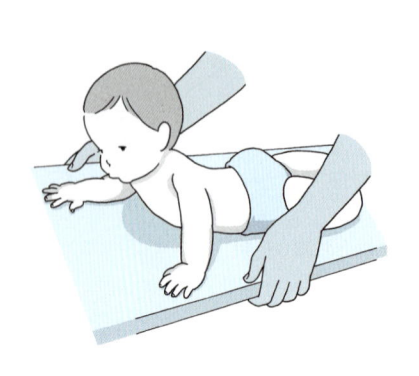

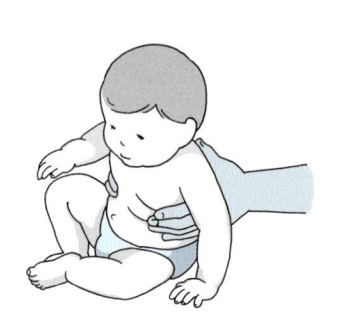

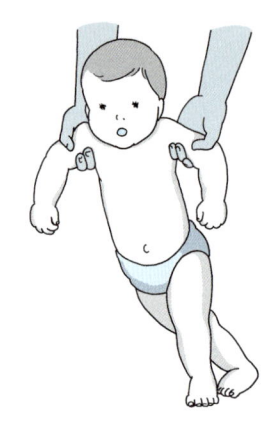

臥位における平衡反応　　　座位における平衡反応　　　ホッピング反応

図 5-11　平衡反応
臥位における平衡反応：腹臥位で板を傾斜させたとき，上がった方の上肢が伸展外転，下がった方の上肢が保護伸展する．6ヵ月頃に出現する．
座位における平衡反応：座位で一側に傾けると，傾いた方と反対の上肢が伸展外転，傾いた方の上肢が保護伸展する．8ヵ月頃より出現し始める．
ホッピング反応：立位で前後・左右に倒すと，左右の場合は下肢を交叉して体重を支え，前後の場合は倒された側に1歩出て体重を移動する．歩行が可能になる1歳6ヵ月までには，前後・左右とも完成する．

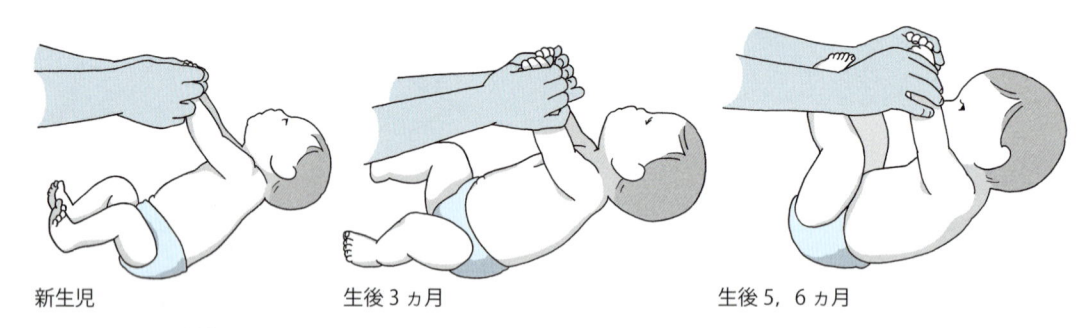

新生児　　　　　　　　　　生後3ヵ月　　　　　　　　　生後5,6ヵ月

図 5-12　引き起こし反射
顔を正面に向けた背臥位の児の両手を母指を手掌に入れて握り，約3秒かけてゆっくり引き起こす．
新生児：下肢屈曲で，頸部は後屈するが，引き起こされると前屈する．
生後3ヵ月：半分引き起こされたときに頸部と体幹の平行が明確になる．
生後5,6ヵ月：引き起こされ始めたときにすでに頸部と体幹が平行になる．

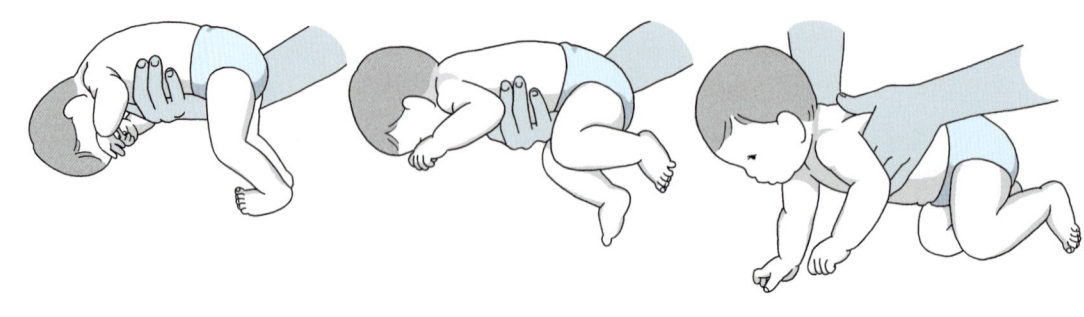

1相　　　　　　　　　　　2相　　　　　　　　　　　3相

図 5-13　ランドー反射
腹部を掌で支えて，水平抱きにする．1相（0〜6週）では，頭部と体幹が軽度屈曲し，四肢も軽く屈曲する．2相（3,4ヵ月まで）では頭は水平になるが，体幹・四肢は屈曲位となる．3相（6ヵ月までに達成）は頸部伸展挙上で，体幹は胸腰椎移行部まで伸展，下肢は軽く外転する．

C 粗大運動・微細運動

1 運動の発達

a. 胎児期の行動発達
- 胎児期における最初の運動行動は妊娠 7～8.5 週で認められる．
- 胎児期における上肢の運動は，分離して上肢のみを動かす運動が 9.5～10.5 週，手で顔を触れる運動が 10～12 週でみられ始める．
- 胎児期の運動は単に刺激によって誘発される反射的な運動ではなく，外的な刺激に起因しない自発的な運動 spontaneous movement であり，規則的に組織立った個別の運動が認められる．
- 自発運動の発達は胎生期から始まり，出生後も連続的に続いている．
- 胎児期の運動は中枢神経の発達を示すものである．

b. ジェネラルムーブメント
- 胎生 8～9 週にみられる全身運動として，初期は全身の屈曲伸展運動，その後体幹の回旋運動が生じ，さらに独立した上下肢の運動のような複雑な動きを形成していく．
- 胎児期～新生児期を通じてみられる自発的運動の代表として，ジェネラルムーブメント general movements（GM）がある．
- GM は数秒から数分間持続する四肢体幹を含んだ複雑な運動パターン群である．GM には，胎児期～新生児期にみられるライシング writhing movements と，生後 6～9 週より始まるフィジェティ fidgety movements という運動パターンがある．
- 生後 12～15 週以降，ジェネラルムーブメントは次第にみられなくなり，随意運動へと徐々に置き換わるとされる．

2 新生児期，乳児期の運動発達

- 新生児期の運動は自発的運動と反射によって始まるが，月齢が進むに従って，より複雑に，協調された合目的的動作（歩行やリーチなど）としての随意運動 voluntary movements に変容していく．
- 運動の発達は，頭側から尾側に向かって進む．皮質脊髄路の髄鞘化に伴って，上肢の運動，次いで下肢の運動が発達する．
- 新生児期からの随意運動の獲得過程を，運動里程標もしくはマイルストーン motor milestone という（図 5–14）．マイルストーンは，発達の目印であると同時に発達の変換点である．
- 姿勢の安定性の発達としては，まず生後 3 ヵ月に頸部の安定性が得られ，頸部を正中線上に位置させることができるようになる．
- 次いで生後 6 ヵ月には座位保持が可能になり，生後 7～9 ヵ月でつかまり立ち，

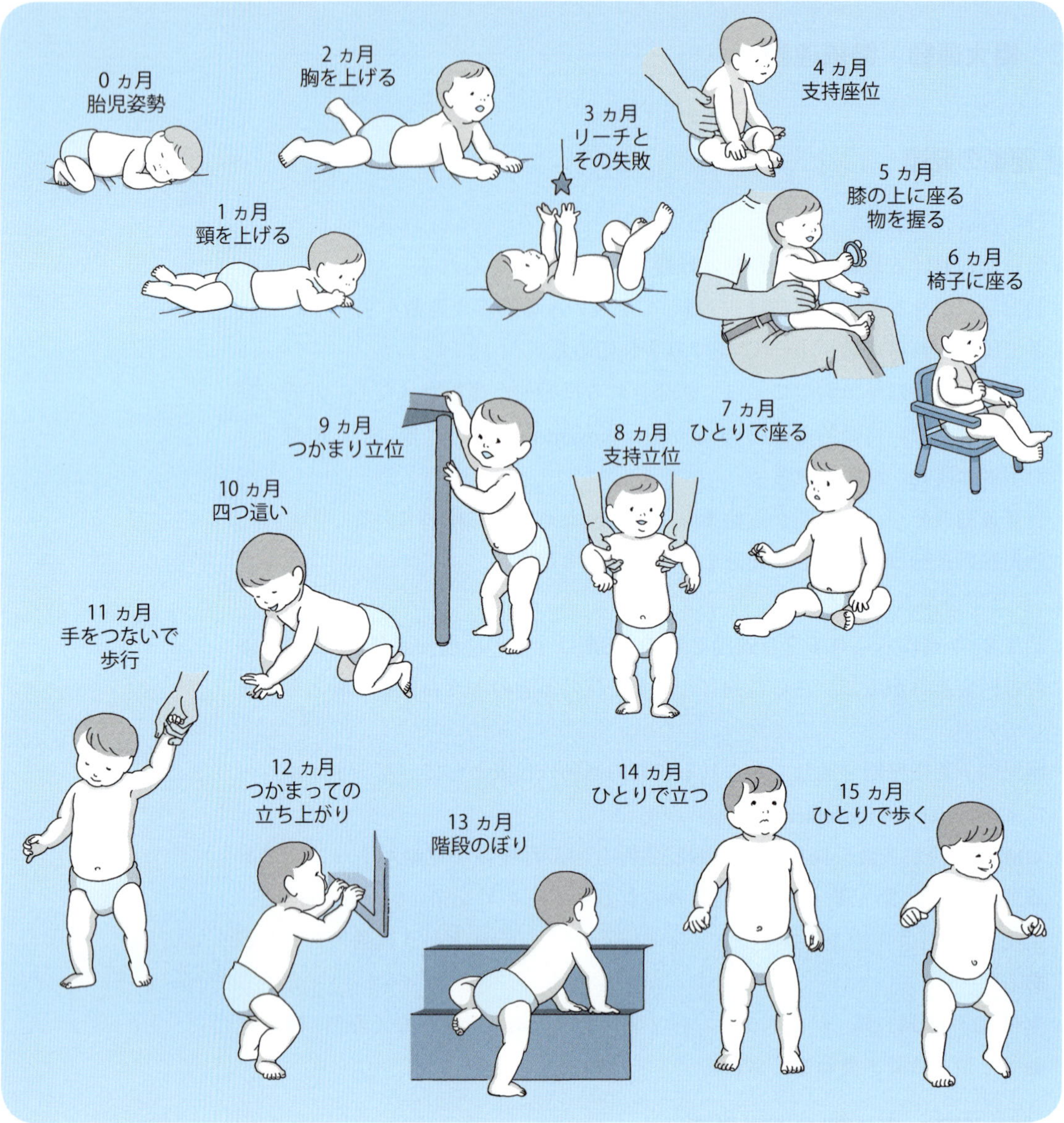

図 5-14　運動里程標（マイルストーン）
[Shirley, M. M.：The first two years：A study of twenty-five babies, Vol. 1, Locomotor Development, The University of Minnesota Press, Minneapolis, 1931]

　　　　　生後12ヵ月でひとり立ちができるようになる．これらの運動はそれぞれの姿勢における姿勢制御機構の確立が前提となる．
- 移動動作の発達は，寝返り（5～6ヵ月），四つ這い（10ヵ月），歩行（14～15ヵ月）というように進む．また，四つ這いの前に，座りながら前に進むような動作（シャッフリング shuffling）という移動を行う場合がある．
- 四つ這いの獲得は単に移動動作の獲得だけではなく，空間の認識の仕方に影響を与える．8ヵ月以前の赤ちゃんの多くは自分を中心とした位置関係で空間を認識している．このため，自分の向きを変えられるとまわりの物の位置関係を

誤ってしまうことが多い．四つ這い移動を行っている場合，四つ這いで移動すると自分に対する物の位置関係が変化するため，外部の基準に基づいた空間認識や記憶が必要となるからである．
- 上肢運動の発達としては，生後4ヵ月には臥位で物体に対するリーチング動作がみられ始める．リーチングには上肢の操作と空間の認識の双方が協調して働く必要がある．さらに，リーチング動作はリーチングに伴って生じる姿勢の乱れを制御しながら行う必要がある．
- 手の把握動作については，まず熊手のような形で物をつかめるようになり（7〜8ヵ月），やがて親指をほかの指と対立させて使うことができ（8〜9ヵ月），やがて親指とひとさし指でつまむことができるようになる（8〜9ヵ月）．

3 幼児期までの粗大運動・微細運動の発達

- 乳児期以降の微細運動の発達としては，1歳6ヵ月で積み木を2つ，2歳で4つ，3歳で8つ積めるようになる．
- 図形の模写能力としては，3歳で○を，4歳で四角を，5歳で三角を描くことができる．
- 歩行獲得後も発達に伴って歩容を大きく変化させる．骨盤の回旋（13.8ヵ月），ダブル・ニー・アクション（16.3ヵ月），肩幅の歩隔（17ヵ月），上肢の振り（18ヵ月），踵接地（18.5ヵ月）などがある．ステップの大きさは月齢に伴って増加するが，とくに1〜2.5歳で著明である．
- 歩行獲得後の粗大運動の発達としては，2歳で走ったり，階段をのぼったりするようになり，3歳で片足立ちが可能になる．

4 学童期・青年期の粗大運動・微細運動の発達

- 学童期以降は粗大運動や微細運動が著しい発達をみせる．
- 幼児期における粗大運動の発達ではバランスや敏捷性などの調整機能の発達の要素が大きいのに対して，学童期における発達では徐々に筋力の要素の占める割合が増加する．
- 微細運動の発達については，学童期に入ると，指導に伴ってより速く，より確実に実施できるようになり，書字や楽器などの使用も可能になる．

5 成人期・老年期の粗大運動・微細運動の発達

- 老年期に入ると，運動器（関節，筋肉，骨）が変化して，粗大運動機能の低下が生じる．
- 関節においては関節軟骨の変性，筋肉については筋量の低下，さらに骨量の低下が生じる．
- 筋力・バランス能力の低下に伴って，粗大運動としての日常生活機能の低下が生じる．とくに，さまざまな疾病の発生に伴う機能の低下が大きい．
- 通常，日常的な歩行能力は比較的維持されるが，最大歩行速度は年齢に伴って

低下する．
- 微細運動の機能も加齢に伴って低下する．とくに細かな運動を行う場合に必要な時間が増加する．

D 異常と障害

1 運動発達の遅延と急激な老化

a. 胎児期～乳児期
- 神経管形成期の代表的疾患は二分脊椎症，脳包形成期の代表的疾患は全前脳包症である．
- 神経細胞移動と脳溝・脳回形成期の異常としては，滑脳症，多少脳回がある．

b. 学童期
- ヘッブ Hebb の可塑的シナプスモデルによる変化は学童期以降にも存在し，繰り返しの学習を行うことで可塑的変化を生じることが知られている．

c. 老年期
- 大脳基底核の障害などにより神経伝達物質が異常に減少した場合，パーキンソン病などの神経疾患が生じる．
- アルツハイマー病や脳血管障害により脳重量が急激に減少すると，認知症症状を呈する．
- 脳神経機能の老化により，バランス機能や巧緻機能が低下する．
- 骨や軟骨に急激な退行変性が生じると，変形性関節症や骨粗鬆症を発症する．
- 高齢者でも神経系の可塑的変化が生じることが知られている．

学習到達度 自己評価問題
1. 神経管が形成された後の中枢神経の分化について説明しなさい．
2. 脳におけるシナプスの過剰投射について説明しなさい．
3. 脊髄レベルの原始反射について説明しなさい．
4. ジェネラルムーブメントについて説明しなさい

各 論

6. 身体運動器機能―内部（生理）機能

● 一般目標　GIO
1. 内部（呼吸，循環，代謝）機能の発達について理解する．
2. 内部機能の発達の異常と障害の関係について理解する．

● 行動目標　SBO
1. 内部（呼吸，循環，代謝）機能と発達，加齢的変化について説明できる．
2. 内部機能の発達の異常と障害について説明できる．

● 調べておこう
1. 呼吸器系，循環器系の解剖と構造を調べよう．
2. 代謝のはたらきについて調べよう．
3. 呼吸器疾患，生活習慣病について調べよう．

A 呼　吸

1 呼吸器系とは

- 呼吸とは，酸素を取り込み，二酸化炭素を体外へ排出すること（**ガス交換**）である．
- 呼吸器系とは，呼吸を営むための口腔・鼻腔から気管・気管支を経て，肺胞にいたるまでの器官をいう．
- 気管（細気管支まで）には，気道がつぶれないように「骨組み」の役割をする軟骨が存在する．また，気道の表面には気道分泌物（痰）を分泌する粘液腺がある．
- 肺胞の表面を構成する上皮細胞には，**Ⅰ型上皮細胞**とⅡ**型上皮細胞**がある．前者はガス交換を行う細胞であり，後者は，肺胞を拡げておくはたらきをする**表面活性物質（サーファクタント）**の産生を担う．
- Ⅱ型上皮細胞は肺胞表面積の5％程度であるにもかかわらず，細胞数では50％程度を占めており，いかにサーファクタントがヒトの呼吸にとって重要なはたらきを持っているかがうかがえる．

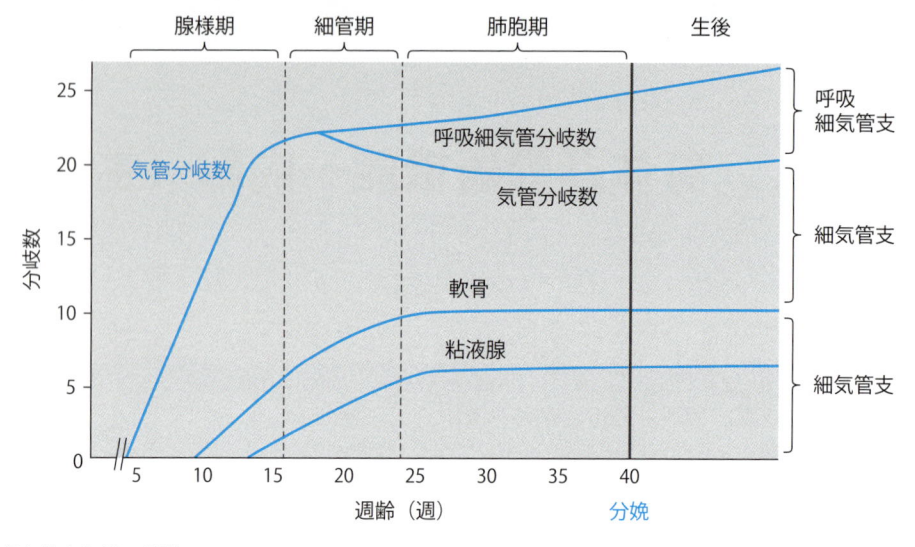

図6-1　週齢よりみた経年的な気道の発達
[高石昌弘：からだの発達―身体発達学へのアプローチ，大修館書店，p.176，1993より一部改変]

2 胎児期の呼吸機能の発達（呼吸器系の発生）

- 受精後26日目の胎児（5 cmにも満たない大きさ）において，肺のもとになる構造ができあがる．最初は右に3本，左に2本に枝分かれし，その後，どんどん枝分かれしていく．
- 形態的に，腺様期（5～16週），細管期（17～24週），肺胞期（25週～出生）の3期に分類することができる（図6-1）．
- 細管期が終わる24週齢の胎児では，将来，空気の通り道となる導管構造の気管支が形成され，軟骨，粘液腺がほぼ完成する．気管分岐は，16週目まで分岐を増やし，それ以降はガス交換を行うための呼吸細気管支の発育が主となり，肺と体の成長に合わせて長さと太さのみを成長させていく．
- 20週齢頃になると，ガス交換を行う肺胞が出現し始める．この時期の肺胞は，壁が厚く，ガス交換の効率は非常に悪い．
- 20週齢頃には，あわせて肺の循環血液量も急激に増える．このときの肺の血管抵抗は高く，出生後の10倍以上である．
- 24週齢（顔立ちがはっきりし始める，体長25 cm，体重400～500 g）になると，肺胞を拡げるための表面活性物質であるサーファクタントが産生され始める（図6-2）．
- 37週未満で出生した早産児の場合，サーファクタントの欠乏により「新生児呼吸窮迫症候群」という低酸素血症や肺のコンプライアンス（肺のやわらかさのこと）が低下する病態が出現する．
- 胎児のガス交換は母親の胎盤で行われる．
- 胎児の**動脈血酸素分圧**は，健常成人の90～100 torr（**酸素飽和度**（SaO$_2$）97～100％）に比べると，20～22 torr（SaO$_2$ 55～60％）とかなり低値である．

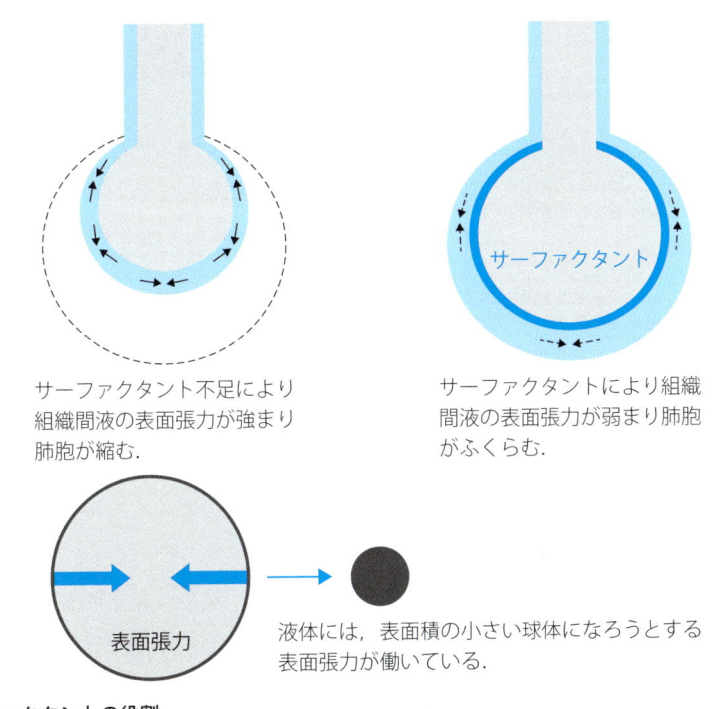

サーファクタント不足により組織間液の表面張力が強まり肺胞が縮む．

サーファクタントにより組織間液の表面張力が弱まり肺胞がふくらむ．

液体には，表面積の小さい球体になろうとする表面張力が働いている．

表面張力

図 6-2　サーファクタントの役割

- 出生直近である 40 週齢の胎児の肺胞の数は，約 4,500 万～5,000 万個である．成人の肺胞数は，個人差が大きいものの 2 億～3 億個と考えると，胎児期にはわずか 20％しか肺は完成していない．

3 新生児期～幼児期の呼吸機能の発達（呼吸器系の成長）

- 生後 30 秒以内に自発呼吸（「啼泣」と呼ぶ）が開始される．
- 出生後の肺の表面積は 3～4 m^2，全肺容量は 160 mL 程度である．生後 1 年で，肺容量は 4 倍に，気道の太さは 3 倍になる．
- 肺胞数の増加が完了する 2 歳頃からは，胸郭の完成に伴って肺胞径（肺胞の大きさ；新生児 55～60 μm，1 歳児 80 μm，成人 160 μm）が増加する．
- 新生児期から乳児期（出生後から 2 歳頃まで）の肺胞数増加に影響を及ぼす因子は不明である．
- 肺胞の表面積は，新生児 2.8 m^2 である．その後，13 ヵ月で 12.2 m^2，4 歳で 22.2 m^2，成人で 75.0 m^2 となり，新生児の 25 倍を超える．
- 乳児期（1～2 歳）で成人の 80～90％の肺胞数に達する．肺の重量は，出生時は男女とも約 50 g であり，1 歳の男児で 180 g 程度，女児で 150 g 程度になる．
- 毛細血管の数は，成人と比べると生後 6 ヵ月で①終末細気管支 58％，②肺胞周囲 23％，1～4 歳までで①92％，②40％，5 歳までで①96％，②71％となる．3～5 歳で，肺胞を取り巻く毛細血管網がおおむね完了する（毛細血管の神経支配は，生後 4 ヵ月頃まで完成しない）．
- 主気管支から呼吸細気管支までの平均内径は，成長に伴い直線的に大きくなる．

---

column

排気ガスの影響

南カリフォルニア大学のガダーマンらは，高速道路の近くに住む子ども（10～18 歳）の呼吸機能の発達不全を指摘した．幼少期の交通排気ガスへの曝露は，健康への生涯続く悪影響を示すと発表した．

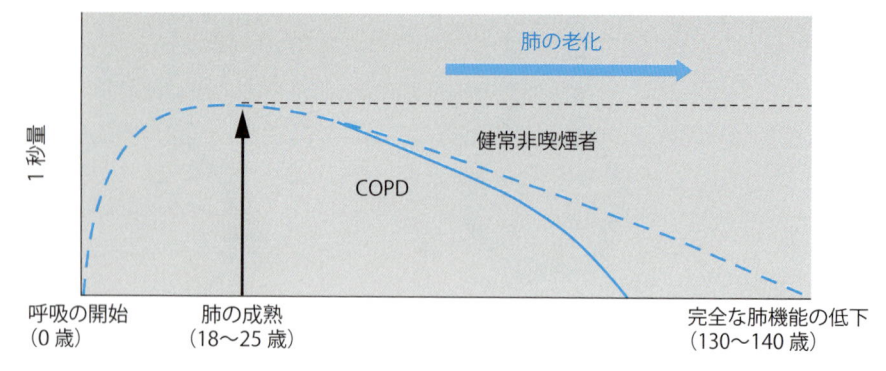

図 6-3 健常非喫煙者と COPD 患者の経年的呼吸機能変化
[伊藤一洋：老化と呼吸器疾患．呼吸 29（12）：1143-1149，2010]

- 新生児の気管支平滑筋は，呼吸細気管支まで存在し，生後8ヵ月頃までその範囲を増加させる．
- 新生児の呼吸器系の**コンプライアンス**は，生後1年で顕著に増加する．新生児の気道コンプライアンスは成人の2倍で，気道抵抗は思春期までに10分の1まで低下する．
- 新生児の動脈血酸素分圧は 70 torr 程度であり，2歳まで急激に上昇し，その後8歳までゆるやかに上昇していき，成人レベルの 90〜100 torr 程度に到達する．
- 胸壁の筋肉は未発達であり，重力との相互作用で発達していく．1回換気量が少なく（体重 1 kg あたりでは 6.8 mL と成人と大差ない），呼吸数が 30〜40 回/分と多い（成人では 12 回/分前後）．
- 新生児の肋骨の走行方向は水平であり，呼吸補助筋の内肋間筋も未成熟であるため肋間が狭い．そのため呼吸数を増加させることで酸素需要量を確保している．肋骨は 10 歳までには斜め下方への走行に変化する．
- 3〜6ヵ月には腹筋も発達し始め，それが肋骨を下方へ引っ張り肋間が拡がることで，肋骨の前方，側方への動きも促通される．1歳頃には，呼吸数を増加させることなく安静時の酸素需要量を確保できるようになる．
- 新生児の胸郭は三角形である．3〜6ヵ月で上肢運動に伴い胸郭上部が拡がり，四角形に近くなる（胎児は子宮の中で屈曲姿勢を強いられるため，前方胸郭が固い）．

4 成人期〜老年期の呼吸機能（呼吸器系の老化）

- 高齢者の呼吸機能（1秒量）は，健常者であっても年間 30 mL 程度減少する．**慢性閉塞性肺疾患** chronic obstructive pulmonary disease（COPD）を有している高齢者や喫煙者では，さらに1秒量は低下する（年間 50〜100 mL，図 6-3）．
- 高齢者では，低酸素，高炭酸ガスに対する換気応答も低下する．低酸素換気応答は，若年者（22〜30 歳）に比べ，高齢者（64〜73 歳）では 4 倍少なくなる．
- 高齢者では，呼吸筋の筋量減少（type II 優位の線維の萎縮と数の減少）に伴う呼吸筋力低下が起こる．

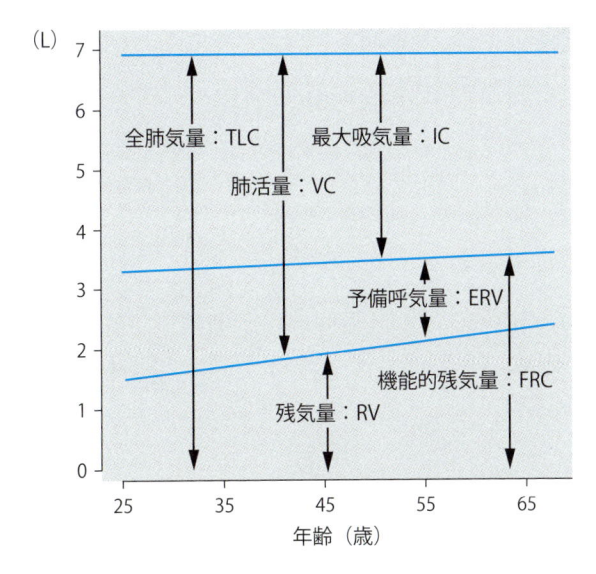

図6-4 加齢による肺気量の変化
[小川浩正：エイジングによる呼吸機能の変化. 呼吸と循環 59（6）：559-564, 2011]

- 呼吸筋の機能異常は，低換気，息切れ，運動耐容能の低下などの原因になる．
- 呼吸筋力低下の要因として，機能的残気量 functional residual capacity（FRC）の影響がある．FRC の増加により，吸気筋の筋長が短縮し発生張力が低下する．さらに，脊柱後弯，胸郭前後径増加により，横隔膜の発生張力が低下する．30歳くらいの若年者と比べ，70歳くらいの高齢者では13〜25％横隔膜圧が低下する．
- そのほかに，FRC の増加の要因としては，胸壁のコンプライアンスの低下，肺のコンプライアンスの増加（肺がのびたゴム風船のようにやわらかくなる）がある（図6-4）．
- 吸気筋の筋張力低下は，呼吸仕事量（呼吸消費エネルギー）を増加させる．20歳の若年者と比較して，60歳の高齢者では呼吸仕事量が20％増加する．

B 循　環

1 循環器系とは

- 循環器系（心臓血管系）は，**心臓**と**血管**（**動脈**，**静脈**）からなる．
- 心臓は，**右心室**，**右心房**，**左心室**，**左心房**の4つの部屋からなる．
- 心臓→肺動脈→肺→肺静脈→心臓の流れを**小循環**（**肺循環**）と呼び，1周するのに3〜4秒要する．
- 心臓→大動脈→動脈→毛細血管→静脈→大静脈→心臓の流れを**大循環**（**体循環**）と呼び，1周するのに20秒程度要する（図6-5）．
- 動脈は，外膜，中膜，内膜の3層で構成されており，中膜には平滑筋やエラス

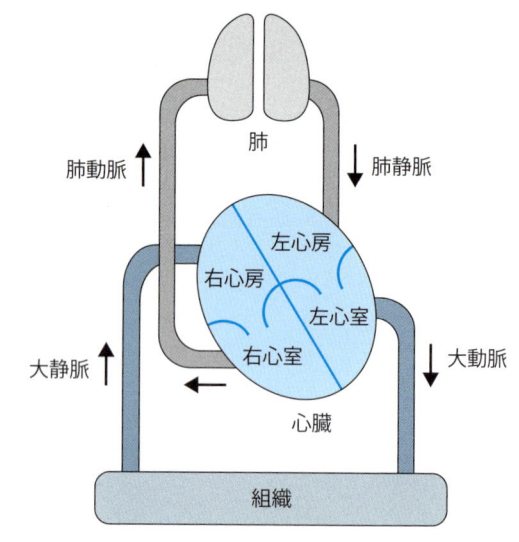

図 6-5 循環器系（心血管系）の模式図

チンなどの弾性構造物が存在する．
- 心拍出量（1分間の拍出量）は，1回拍出量×心拍数である．

2 胎児期の循環機能の発達（循環器系の発生）

- 心臓血管系は最も早くから機能する器官であり，心臓が拍動し始めるのは22日齢頃からで，初めは0.2 mmくらいの長さのX型の筒状をしている．
- 母体内では胎児の肺は機能していないため，母親の胎盤を通って栄養や酸素が供給される．そのため心臓から肺へ血液を送る必要がなく，心房中隔の中央あたりにある**卵円孔**（左右の心房の壁の穴）と**動脈管**を通る循環（**胎児循環**）がなされる（図6-6）．
- 頭部，上半身に高い酸素飽和度（SaO_2）の血液が流れるため，胎児は下半身に比べ，頭部・上半身の発達がよい．
- 胎児の肺への血流は，心拍出量の10〜13％のみである．
- 胎児の循環では，動脈血（酸素をたくさん含む血液）と静脈血（酸素の量が少ない血液）が混同する．
- 心臓血管系は，2週齢頃より発生し，8〜10週齢で胎児循環は完成する．
- 胎児の心臓には，1回拍出量を増加させる予備能力がない．
- 胎児期には右心室の発育が左心室とほぼ同じかややすぐれているが，出生後には左心室の発育が右心室より優位になる．

3 新生児期〜幼児期の循環機能の発達（循環器系の成長）

- 卵円孔は出生数時間後より，動脈管は出生直後より機能的に閉鎖し，肺循環が開始する．
- 心臓の重量は，成人男性で320 g，成人女性で240 g程度である．出生時には20

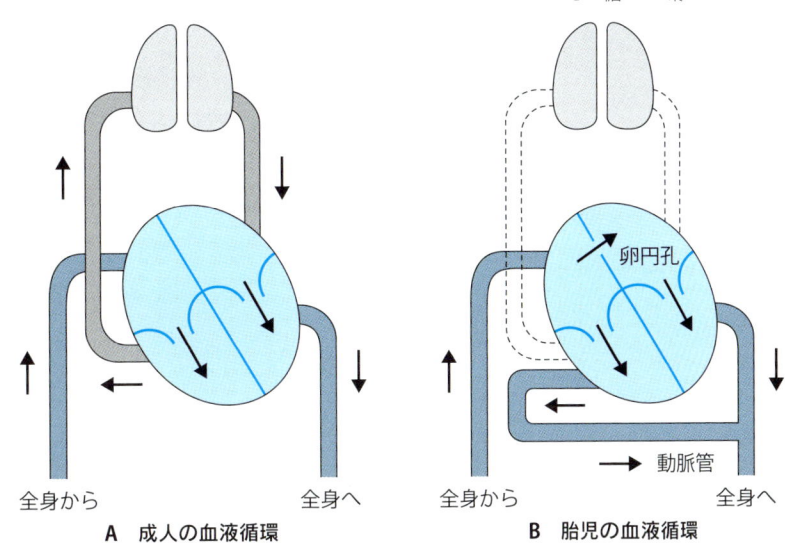

図6-6 成人の血液循環と胎児の血液循環の比較

g，1歳男児で55 g，女児で50 g，18歳前後で成人とほぼ同様の重量になる．
- 心臓のサイズは縦径・横径ともに増加するが，横径と縦径の比（横径/縦径）は低下し，成長とともに形状は細長くなる．新生児で横径4.0 cm・縦径3.0 cm（比130），1～2歳児で横径6.0 cm・縦径5.0 cm（比120～125），成人で横径10.0 cm・縦径9.5 cm（比105～110）となる．
- 心臓の容量は，出生時で40 cm^3，6ヵ月で80 cm^3，2歳で460 cm^3，思春期後期になると成人とほぼ同様の600～800 cm^{3}となる．発育期の心容量の変化は，体重の増加に比例する．
- 新生児の心筋は未熟で，1回拍出量を増加させる**予備能力**がない．そのため，心拍出量を増加させるために心拍数を増加させる．また，心拍出量は成人に比べ高く維持されており，高心拍出量状態にある．
- 新生児の心拍数は100～120拍/分である．これは，新生児や乳児の心容量が小さく1回拍出量が少ないため，回数に依存せざるを得ないからである．心拍数は成長とともに低下し，小学生では70～100拍/分，成人で60～70拍/分となる．
- 新生児の収縮期血圧の変動は大きい．収縮期血圧は発育とともに上昇する．拡張期血圧は児童期まであまり変化しないが，その後は年齢とともに上昇する．

4 成人期～老年期の循環機能（循環器系の老化）

- 加齢に伴い心臓の間質（心筋と心筋の間）にアミロイドなどの物質が沈着し，さらにコラーゲン増加による線維化が生じることで，心壁の肥大，拡張障害などが起こりやすくなる．
- 心臓には，血液が逆流しないよう大動脈弁や僧帽弁などの弁がついている．弁が変性し肥厚や石灰化が起こることで，閉鎖不全症，狭窄症などを引き起こし

- やすくなる．
- 加齢に伴って，血管の間質（平滑筋と平滑筋の間）のコラーゲン増加，エラスチンの減少，断裂，内膜の肥厚，石灰化などが起こり，血管弾力性は低下する．
- 心臓を収縮させるための電気的刺激を伝える経路（**刺激伝導路**）の変性により，心拍数が低下したり（徐脈），電気刺激が伝わりにくくなったり（ブロック）する．

C 代 謝

1 代謝とは

- 代謝とは，生体内で行われる化学反応のことである．外界から取り入れた物質を用いて合成や分解を行う**物質代謝**と，それに伴うエネルギーの産生や消費を行う**エネルギー代謝**からなる．
- 理学療法士・作業療法士として理解すべき物質代謝に**糖代謝**，エネルギー代謝に**基礎代謝**がある．
- 糖代謝とは，食事により摂取したエネルギーを各臓器で消費し，余った分を必要なときに消費するシステムである．
- 糖（単糖）の代表としてグルコースがあり，その一部で天然に存在するものとしてブドウ糖がある．
- グルコースが関与し，エネルギー供給にかかわる代謝過程を**解糖系**と呼ぶ．
- 解糖系では，グルコースをピルビン酸や乳酸などに分解し，細胞（身体）のエネルギー源となる**アデノシン三リン酸（ATP）**を産生する．
- インスリンは血糖値を低下させる唯一のホルモンであり，膵臓の**ランゲルハンス島（β細胞）**から分泌される．
- インスリンは，血糖低下作用のほかに，多種の器官でさまざまな作用に関与する．ほかのホルモンと関係しながら，さまざまな代謝，とくに肝臓，筋肉，脂肪組織の代謝に大きな影響を与える．
- 一方，基礎代謝とは，「ヒトが生命を維持していくために最小限（目を覚ました状態で絶対安静が保たれている状態）必要なエネルギーのこと」をいう．

2 胎児期の代謝機能の発達

- 胎児期には，母親の血中グルコースが胎盤を通過して胎児に供給される（母親が低血糖にならなければ，胎児は低血糖を起こさない）．
- グルコースとは異なり母体内のインスリンは胎盤を通過しないため，母体が高血糖であれば，胎児は高血糖状態になる．
- 血中のブドウ糖は，酸素と同様に胎児の脳神経細胞の発育に重要である．
- 胎児の器官形成期である5～8週に高血糖状態にあると，心臓，中枢神経系などに障害が生じる．

表 6-1　新生児エネルギー必要量（kcal/kg/日）

基礎代謝	50
身体運動	15
体温調節	10
special dynamic action	8
便・尿中喪失	12
発育	25
合計	120

[Sinclair, J. C.: *Pediatr Clin North Am.* 17：863, 1970]

- 高血糖の胎児では，膵臓のランゲルハンス島からインスリンが過剰（β細胞の肥大，過形成）に分泌される．インスリンには成長ホルモン作用があるためグリコーゲン，脂肪，蛋白質の合成が促進され，巨大児（4,000 g以上）になりやすくなる．
- 胎児の基礎代謝量は母体に依存する．胎児の基礎代謝量を確保するため，妊娠後期には母体の基礎代謝量が20%程度増加する．

3 新生児期〜幼児期の代謝機能の発達（代謝系の成長）

- 新生児期における低血糖の持続は，脳神経細胞に障害を与える危険がある．
- 新生児では，糖の体内蓄積と糖新生が少ないため，十分な糖の摂取がないと容易に低血糖をきたす．
- 出生後しばらくの間はインスリン分泌が過剰であるため，新生児低血糖を起こしやすくなる．
- へその緒が切断されると，新生児の血糖値は急激に低下するが（出生後，1時間ほどで最低値40〜50 mg/dLとなる），肝臓に蓄えられたグリコーゲンの分解（糖新生）により低血糖を防止する．
- 新生児の低血糖は，低環境温，低体温，低出生体重児，妊娠糖尿病などの要因によって促進される．
- 1〜2歳の乳児の基礎代謝量は730 kcal/日である．
- 新生児の基礎代謝基準値は50 kcal/kg/日である．
- 新生児の1日に必要なエネルギー必要量は120 kcal/kg/日である（表6-1）．
- 基礎代謝量は10歳代後半に最大となるが，体重で除した基礎代謝基準値では1〜2歳で60 kcal/kg/日と最大になる（表6-2）．

4 成人期〜老年期の代謝機能（代謝系の老化）

- 加齢に伴い，インスリン分泌量・分泌動態が低下し，食後の追加分泌能も低下することから，食後の血糖値上昇が引き起こされやすくなる．
- 加齢により糖代謝を担う肝臓・筋肉の組織量の減少や能力の低下などは，インスリンの反応性を低下させる（「**インスリン抵抗性**の増加」という）．
- 高齢者の場合，血糖値が著明に上昇しても，尿量増加，口渇，水分の多量摂取といった典型的な症状が出現しにくくなる．さらに，合併症が進行していても

表6-2 性別・年齢別基礎代謝量および基礎代謝基準値

年齢	基礎代謝量（kcal/日）男性	女性	基礎代謝基準値(kcal/kg/日) 男性	女性
1〜2	710	660	61	59.7
3〜5	890	850	54.8	52.2
6〜7	980	920	44.3	41.9
8〜9	1,120	1,040	40.8	38.3
10〜11	1,330	1,200	37.4	34.8
12〜14	1,490	1,360	31	29.6
15〜17	1,580	1,280	27	25.3
18〜29	1,510	1,120	24	22.1
30〜49	1,530	1,150	22.3	21.7
50〜69	1,400	1,110	21.5	20.7
＞70	1,280	1,010	21.5	20.7

［厚生労働省：日本人の食事摂取基準（2010年版）］

気づかないことがよくある．
- 基礎代謝量は，10歳代後半で1,300〜1,600 kcal/日と最大となり，その後，加齢とともに低下して，70歳以上の高齢者では1,000〜1,300 kcal/日となる（表6-2）．
- 基礎代謝の30％は筋肉に使用され，運動により筋量を維持することは，高齢者の基礎代謝量を維持する上で重要である．

D 異常と障害

- 内部機能の異常は，主として運動耐容能を低下させる．これには内部機能の異常が直接的に影響する場合と，二次的な廃用性による場合の2つが考えられる．運動耐容能の低下は日常生活動作を障害し，社会活動の範囲を狭小化する．
- 呼吸の異常と障害は，「換気」の障害と「ガス交換」の障害に大別できる．呼吸困難を引き起こす原因として，前者の関与が大きい．
- 加齢や生活習慣によって動脈の弾力性が低下した状態を動脈硬化という．動脈硬化には粥状硬化と細小動脈硬化があり，前者は心筋梗塞や動脈瘤，後者は脳梗塞と関係が深い．
- 代謝異常の疾患として代表的なものに糖尿病がある．糖尿病はⅠ型糖尿病（膵臓の機能異常などの先天的な要因や，感染などの自己免疫機能の異常により発症する．インスリンの分泌がない，もしくは極めて弱い）と，Ⅱ型糖尿病（生活習慣の影響を多分に受ける．インスリンの分泌機能が低下していることもある）がある．
- 成人の場合，糖尿病の90％以上がⅡ型糖尿病であるが，小児では，15歳未満でⅡ型糖尿病は約50％，10歳未満でⅡ型糖尿病は1％と病型の構成がまったく異なる．

学習到達度 自己評価問題

1. 胎児期から幼児期の呼吸・循環器系の変化について説明しなさい．
2. 老年期の呼吸・循環器系の変化について説明しなさい．
3. 代謝異常である糖尿病の病型について説明しなさい．

各論

7. 身体運動器機能—感覚・認知機能（精神状態）

● 一般目標　GIO
1. 視覚, 聴覚の発達について理解する.
2. 知能, 記憶の発達について理解する.

● 行動目標　SBO
1. 発達期ごとに, 視覚・聴覚・知能・記憶の発達レベルを列挙できる.
2. 視覚・聴覚・知能・記憶が発達期を通してどのような経過をたどるのか説明できる.

● 調べておこう
1. 視覚, 聴覚の解剖学と生理学について調べよう.
2. 知能, 記憶の心理学について調べよう.

A　感覚・知覚・認知とは

- 感覚・知覚・認知といった語の定義は必ずしも明確ではない. 本章では, 便宜上以下のように定めておく.
- **知覚 perception**：感覚器官を通して, 現前の事物, 事象, 自己の状態を知ること. 感覚の過程を含む, より全体的で総合的なプロセス.
- **感覚 sensory**：知覚過程のうち, 感覚刺激が感覚受容器を経て感覚中枢に伝達されるまでの部分で生ずる印象のようなもの. 一次的で量的なプロセス.
- **認知 cognition**：複数の知覚や過去の経験や学習に基づいて解釈されたもの. 感覚系のみならず記憶, 思考, 言語等の機能まで動員する高次の情報処理プロセス.
- これらの機能は, 複雑に関係しながら, 人間の諸活動と社会参加の基盤を形成している（図7-1）.

B　感覚・知覚面の発達

- 感覚・知覚には,「視覚（視知覚）」のように感覚受容器に対応したもの,「空間

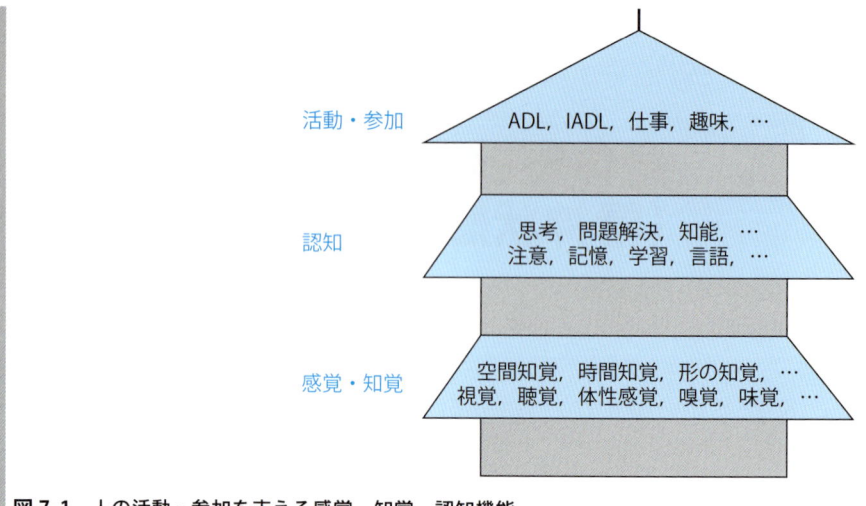

図7–1 人の活動・参加を支える感覚・知覚・認知機能

表7–1 視力の発達

胎児期	胎生24週	強い光に対する反応がみられる
新生児期		視力 0.03〜0.05
乳児期	3ヵ月	視力 0.1
	6ヵ月	視力 0.2
幼児期	2歳	視力 0.4
	3歳	視力 1.0
青年期	20歳	視力 1.2
成人期	40歳	視力 1.0
	50歳	視力 0.9
老年期	65歳	視力 0.8

知覚」のようにそれらに時間的・空間的側面が付与されたもの,「視覚前庭系」のように複数の感覚知覚が統合されたものがある.本項ではこのうちとくに,**視覚,聴覚**に関連した機能の発達を取り上げる.

1 視覚(視知覚)関連機能の発達

a. 視力の発達(表7–1)

- 胎児期:視覚器の構造が整い,24週くらいになると光刺激に対して瞬目反射や閉瞼反射がみられるようになる.しかし神経機構は未成熟であり,たとえば視神経の髄鞘化は32週くらいにならないと始まらない.
- 新生児期:視力は0.03〜0.05程度.網膜は未発達で,大まかな白黒を見分けることができる程度である.眼の焦点距離は30 cmほどで,母親が新生児を抱いて母乳を与える距離に相当する.新生児の見え方を示すと図7–2のようになると考えられる.
- 乳児期:この時期になると神経機構の成熟化が進展し,生後3ヵ月時で0.1,6ヵ月時には0.2と,急激に視力が発達してくる.ちなみに,言葉の未発達な時期の視力は,新生児や乳児が無地よりも複雑なパターンを好んで注視(選好注

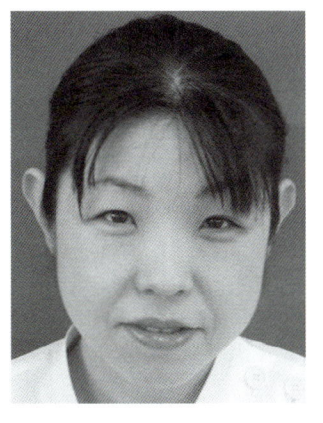

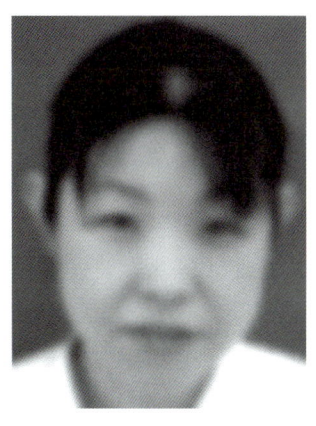

図 7-2 新生児の見え方（右側）

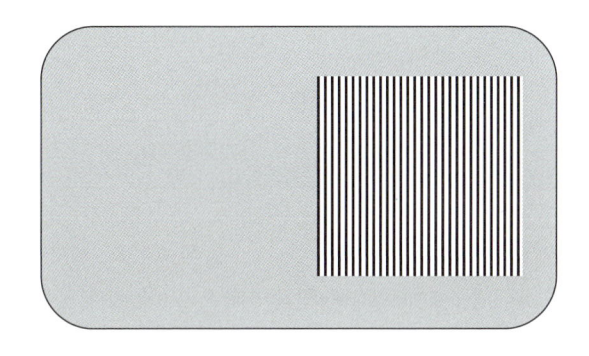

図 7-3 縞視力の測定
ここでは，右側に縞パターン，左側に灰色の無地を呈示している．乳児が縞パターンを灰色と区別していれば右側を注視するはずである．この縞パターンをどんどん細かくしていき，灰色とどこまで区別できるかで視力をはかる．

視）する性質を利用して測定される．こうして測定した視力を**縞視力**という（図7-3）．
- 幼児期・学童期：3歳頃までには視力1.0近傍に達し，さらに視覚皮質の成熟に伴って，視力の発達は継続される．
- 青年期・成人期・老年期：20歳代をピークに視力は低下に転じ，成人期の40歳代では視力1.0，50歳代では0.9，老年期になると0.8，後期高齢者になると0.7程度に低下する．

b. 眼球運動の発達
- 眼球運動は，大きく随意眼球運動と不随意眼球運動に分類される（表7-2）．
- **随意眼球運動**には，**衝動性眼球運動（サッカード）**や**滑動性眼球運動（追跡運動），よせ運動（輻輳・開散）**がある．**不随意眼球運動**には，**前庭動眼反射**や**前庭性眼振，視運動性眼振**などがある．
- 胎児期：胎生26週ぐらいから，眼球運動がまとまりを持って起こるようになる．34週になると前庭性眼振がみられる．
- 新生児期：視運動性眼振がみられる．また衝動性眼球運動も生後からみられる

表 7-2 眼球運動の種類

眼球運動		説明
随意眼球運動	衝動性眼球運動 saccadic eye movement	ある注視点から別の注視点へ視線を変えるときに両眼同時に生じる，急激で間欠的な眼球運動
	滑動性眼球運動 smooth pursuit eye movement	動く指標を追跡するときに生じるなめらかな眼球運動
	よせ運動（輻輳・開散） vergent movement ; convergence, divergence	見る方向を保ったまま遠近方向に注視点を移動させるときに生じる眼球運動で，両眼が同時に反対方向に運動する．両目が内転する場合を輻輳，外転する場合を開散という
不随意眼球運動	前庭動眼反射 vestibulo-ocular reflex（VOR）	頭部を回転したときに，半規管受容器に加わる角速度が刺激となり，頭部回転と逆方向に眼球を回す反射
	前庭性眼振 vestibular nystagmus	半規管への刺激が持続的に与えられるときに出現する，緩徐な眼球運動と逆向きの急速な眼球運動の繰り返し
	視運動性眼振 optokinetic nystagmus（OKN）	目の前を流れる景色などを見ているときに出現する，物体の進行方向にゆるく，進行と逆方向に速い眼球運動の繰り返し
	微小眼球運動 miniature eye movement	常に起こっている微小な眼球運動

が，反応時間は1秒程度で成人の5倍程度と長く，速度も緩徐である．
- 乳児期：3～4ヵ月になると滑動性眼球運動がみられるようになる．前庭動眼反射もこの時期に出現する．また，この時期に両眼固視が良好となってくる．動きの情報から輪郭線を取り出せるのもこの頃からである．立体視に必要な視性輻輳は6ヵ月ぐらいで確立する．
- 幼児期・学童期・青年期：衝動性眼球運動や滑動性眼球運動は，10歳になっても成人のそれからすると未熟であり，18歳くらいまでは緩徐に発達する．私たちが通常使っているのは衝動性眼球運動であるが，この反応速度は約200ミリ秒でピークとなる．また運動速度は400°/秒以上で，700°/秒にまで達する．滑動性眼球運動では，追視の最大運動速度が約30°/秒となる．
- 老年期：衝動性眼球運動の反応速度は加齢により延長し，60歳代で300～330ミリ秒となる．また運動速度は毎分400°/秒で頭打ちとなる傾向がある．その他，指標をとらえるときの衝動性眼球運動の正確性も加齢により低下する．滑動性眼球運動では，追視の最大運動速度が20°/秒と低下する．さらに，眼球運動のなめらかさがなくなり，衝動性眼球運動による注視点の補正が多くなる．
- 前庭動眼反射も加齢の影響を受け，網膜上の像を安定させることが徐々に困難になってくる．これが平衡や姿勢のコントロールに影響し，転倒の原因となると考えられている．

c．物体視と奥行き知覚の発達
- 新生児期：新生児は図形のようなパターン刺激を好み，とくに角や縁に注目する傾向があるとされている．生後数日の乳児が母親の顔を好むことが知られて

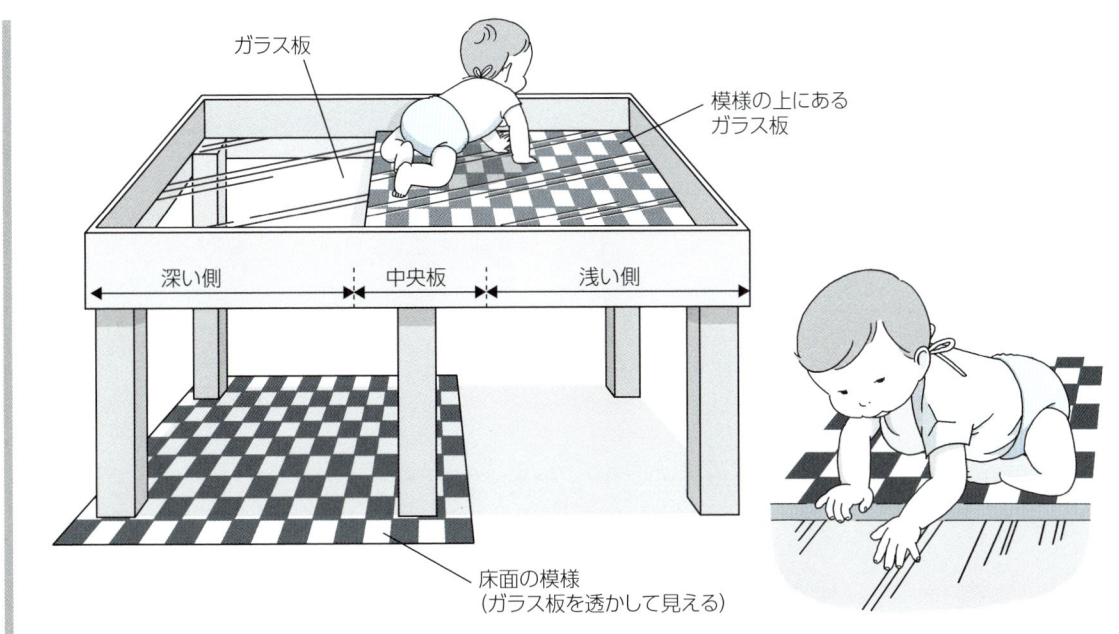

図7-4 視覚的断崖法

いるが，コントラストのはっきりしている髪型の情報を用いている可能性もあり，髪型が隠されても母親の顔を区別できるようになるには4ヵ月を待たなければならない．

- 乳児期：生後4ヵ月で空間の運動情報を知覚できる．この頃**立体視**が可能になる．**視覚的断崖法**（図7-4）によって，6ヵ月児が奥行きを弁別できることが明らかになっている．この時期，顔が3次元の特性を持つことが知覚できるようになってきて，人見知りが成立する．姿勢が安定し，**奥行き知覚**が手のばしに結びついてくるのが7ヵ月である．
- 幼児期：1歳頃にはパンくずなど細かい物を見つけることができる．物の形の区別もできてくるが，四角形，円形，三角形などの形の区別がつくようになるのは2〜3歳頃からである．**上下感覚**は2歳半から，**左右感覚**は4歳前後から知覚できるとされる．
- 老年期：老年期になると視機能全般の低下がみられるが，静止視力以外に，**動体視力**，**暗視力**，**コントラスト視力**，**深視力**，**視野**，**色覚**などの低下によって，自動車事故の危険性が増加すると考えられる．とくに動体視力は視力よりも低下の度合が著しく，成人前期の0.8から，中年期になると大きく落ち始め，老年期の70歳代では0.1近くまでになる．
- 視力低下が進行すると，徐々に編み物や針仕事などの細かな動作が困難となったり，新聞や本が読めなくなったりして，QOL低下の原因となる．

2 聴覚機能の発達

- 胎児期：23週以降に**聴覚誘発電位**が検出できるようになる．32週ともなると，

図7-5 聴力の年齢変化

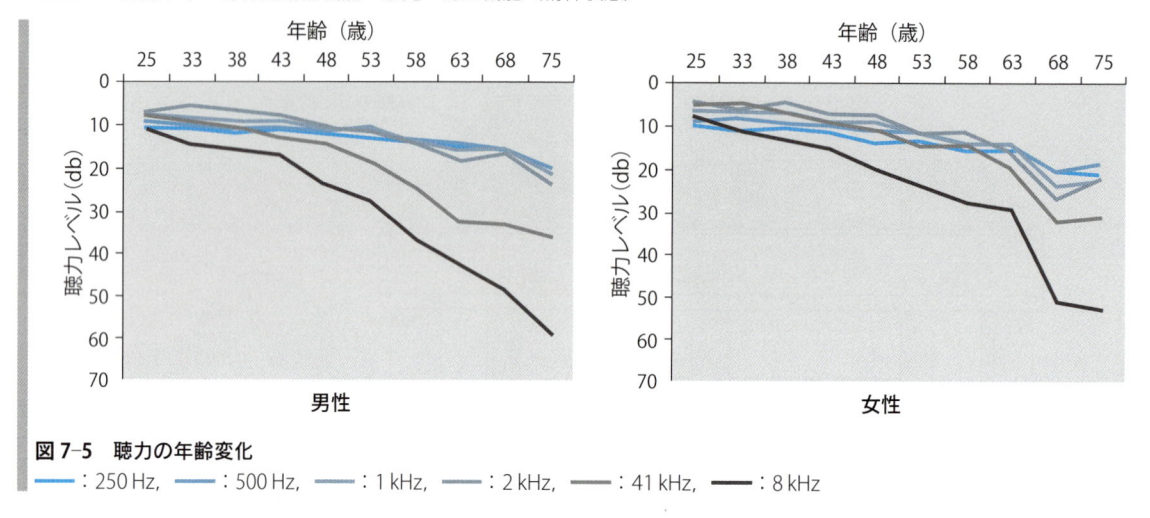

―:250 Hz, ―:500 Hz, ―:1 kHz, ―:2 kHz, ―:41 kHz, ―:8 kHz

外部の音に反応して胎児の心拍数や胎動回数が変化することが観察される．
- 新生児期：検査上，生後2〜4日で35 db（ささやき声程度）の音で**聴性脳幹反応**がみられるのが正常である．生活の中では80〜90 db（カラオケボックス内程度）の音刺激に対して，全身がびくっとするなどの反応がみられる．
- 乳児期：生後3ヵ月になると60 db（普通の会話）程度まできこえるようになる．人の声や物音の弁別ができ，音の**方向定位**もみられ始める．この時期に，きこえた声を確かめるようなことをしたり，おしゃべりのような声を出したりすることも始まる．生後5ヵ月を過ぎると，30〜40 db（図書館）程度まできこえる．聞き慣れた声を認知することができるようになり，方向定位が確実になる．6ヵ月になると，声をかけると意図的に振り向くようになり，8ヵ月ではさまざまな社会音に敏感に反応するようになる．12ヵ月では，視界にない音源の方向がわかり，20 db（木の葉の触れ合う音）程度まできこえるようになる．
- 幼児期：聴力は5歳くらいまで緩徐に発達し，聴力レベルは5 db付近にまで達する．
- 成人期・老年期：成人期から老年期にいたるまでの聴力レベルの変化を**図7-5**に示した．なお，人の可聴範囲は20 Hz〜20 kHzとされ，普通の会話であれば100 Hz〜900 Hzの範囲におさまるとされる．40歳代から高音部での聴力の低下が徐々に起こり，50歳代からその度合が大きくなる．とくに高音域では聴力の低下が著しく，男性の方が女性よりも大きな低下がみられる傾向がある．しかし，会話領域の聴力は通常70歳代でも保たれている．

column
db（デシベル）と Hz（ヘルツ）

dbは音の大小，Hzは音の高低を表す単位である．一般的に，健康診断では左右別に，1,000 Hz・35 dbと4,000 Hz・40 dbの音を聞き取らせている．

C 認知面の発達

- 知能の定義はさまざまであるが，たとえばピアジェは，同化と調整の均衡によって課題解決や環境適応を実現する精神機能こそが知能であると考えた．また，ウェクスラーの「目的的に行動し，合理的に思考し，環境を効果的に処理

する総合的，あるいは全体的能力」は，知能の定義として広く受け入れられている．

1 学童期までの知能の発達（ピアジェの認知発達段階）

- ピアジェは，まとまりを持った1つの行動や思考の枠組みを**シェム schem** と呼んだ．
- シェムには動作シェムと表象シェムがある．また，外界の目新しい刺激を手持ちのシェムで処理することを**同化** assimilation，同化できない対象について状況に応じて自己のシェムを変化させることを**調節** accomodation と称した．
- そして，同化と調節によって安定した外界の認識を次の段階のさらに安定した認識に発達させるプロセスを**均衡化**とした．
- ピアジェの認知発達段階について表7-3にまとめた．

2 青年期以降の知能の発達

- 知能は知能検査によって測定されるが，知能検査の得点は知能のすべての側面を反映したものではない．たとえば，創造性といった能力までは測ることができないと指摘されている．
- 知能検査に基づいた知能発達をみると，知能は18歳くらいまで直線的な上昇を示し，それが成人期を通して維持され，60歳以降ゆるやかに下降するとされている．
- しかし，知能の加齢パターンは**流動性知能**と**結晶性知能**では様相が異なっているので注意が必要である（図7-7）．
- 流動性知能は，新しい問題に柔軟に対処する能力であり，情報処理と問題解決の基本的過程に関係している．生物学的老化のプロセスと関係が強いとされ，成人期では維持されるが，老年期になって低下してくる．
- 一方，結晶性知能は，過去の経験や知識の豊かさと結びついた能力で，言い換えれば賢さや**知恵**と呼べるような能力である．成人期を通じて成長し，老年期になっても低下は少ないとされる．

3 記憶の発達

- ここでは，認知もしくは知能の構成要素の中から，とくに記憶を取り上げて論じる．
- 胎児期：出生した新生児が，子宮内で聞き慣れていた母体の血管の音をきかせると泣き止んで眠りに入ることが知られており，胎児にも聞き慣れた音を記憶する能力があることが推察されるが，実証されてはいない．
- 新生児期・乳児期：生後数日の新生児がさまざまな刺激への**馴化**を示すことがわかっている．馴化とは，同一の刺激を繰り返し呈示すると次第に反応が鈍っていくことで，このためには刺激情報が記憶される必要がある．4～7ヵ月児に3種の図形を連続して提示し，馴化が生じた後に再び同じ図形を提示すると，

表 7-3 ピアジェの認知的発達段階

発達段階		年齢	特徴
感覚運動的段階　　言語による表象が困難で動作シェムの使用が中心となる	第1期 反射の使用	0〜1ヵ月	生得的な反射シェムを利用する．乳児はこれを繰り返し行使することによって，動作を安定化させていく
	第2期 最初の適応行動の獲得と第一次循環反応	1〜4ヵ月	反射活動から意図的な活動が分化してくる．たとえば，吸啜反射が指をしゃぶるなどの行動に発展することなどである．このような運動が興味を引く結果をもたらすと，その反応は繰り返され，第一次循環反応を形成する．この循環反応は，自分の身体に限った感覚運動の繰り返しである
	第3期 興味ある光景を持続させようとする手続きと第二次循環反応	4〜8ヵ月	身体活動によって引き起こされた外界の変化を繰り返し再現しようとする．この時期の循環反応には，ガラガラを振る，吊るしてある物をクルクル回すなど，外界の事物がかかわってくる．意図的に外界を操作することにより，目的と手段が分化し始める
	第4期 二次的シェムの協調と新しい事態への適用	8〜12ヵ月	これまでに獲得した動作シェムを手段-目的関係として結びつけることができる．たとえば，ぬいぐるみ（目的）を，それに覆いかぶさっている布を取り去って（手段），見つける場合などがあげられる．またこの時期には，物の永続性が形成される
	第5期 能動的実験による新しい手段の発見と第三次循環反応	12〜18ヵ月	興味ある結果を生じた動作を反復するが，実験するかのように，少しずつバリエーションを変えて行う．たとえば，物を高いところや低いところから繰り返し落として遊ぶなどである．これにより，既知のシェムから新しい手段が探索され発見される．未知の手段を必要とする問題も，試行錯誤で解決できるようになる
	第6期 心的結合による新しい手段の発見	18〜24ヵ月	試行錯誤的な循環反応を実行しなくても，頭の中で思い描くことで新たな手段を生み出せるようになる．イメージを使用した思考，心的実験，内的解決が始まり，次の段階への移行期ともいえる
前操作的段階　　言語機能は発達するものの，論理的思考は難しい	前概念的思考段階	2〜4歳	語彙が増え，現前しないものも表象的に想起できるようになり，それが象徴的遊びや描画によって強化される．個と類の識別ができない時期である．たとえば幼児がネコといった場合，具体的な個々のネコをさす場合が多く，ネコ一般を考えてはいないなどである．概念がこのように未分化なので前概念と呼ばれる
	直感的思考段階	4〜7歳	ある程度複雑な問題に対して直感的理解や判断が可能となるが，判断は見かけにより左右される．個体が変形しても量や重さ，体積は同一であるとの「保存」の認識はいまだ不安定で，直径の違うビーカーに水を移し替えた際に，液の高さが違っても移し替える前後の水の量は必ず同じであるとは理解できない．また，自分の現在の視点・立場からの見方・考え方・感じ方にとらわれる傾向が強く，ほかの人が自分と異なる見方・考え方をしているかということがよく認識できていない（自己中心性）
具体的操作段階		7〜12歳	具体物を扱う限りにおいては，論理的操作が可能になる．物や事象の静的な状態だけでなく，変換の状態も表象可能．外的な見え方に左右されずに保存問題や系列化やクラス化の問題解決が可能となる．自己中心的な思考から，他者の視点がわかるようになってくる（脱中心化）．三山問題で他者の見え方を正確に推論できるようになる（図7-6）．仮想的な事実についての推論はあまり得意ではない
形式的操作段階		12歳〜	具体物の操作から離れて，言語や記号の形式の上だけで論理的な操作が可能となる．より抽象的で複雑な世界についての理解が進む．この時期の思考の特徴は，仮説演繹的思考や組み合わせ的思考が可能となることである

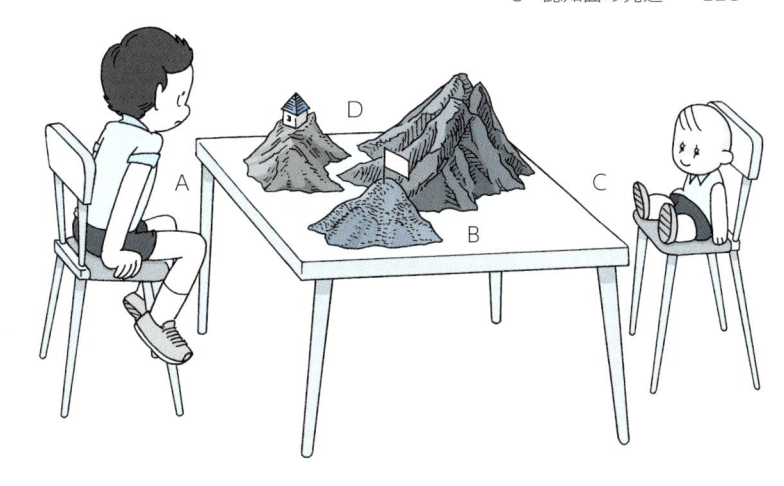

図7-6 三山問題
3次元の山が机の上に置かれている．たとえば図のようにAに座らされ，Cの人形からはどのように見えるかを問われる．

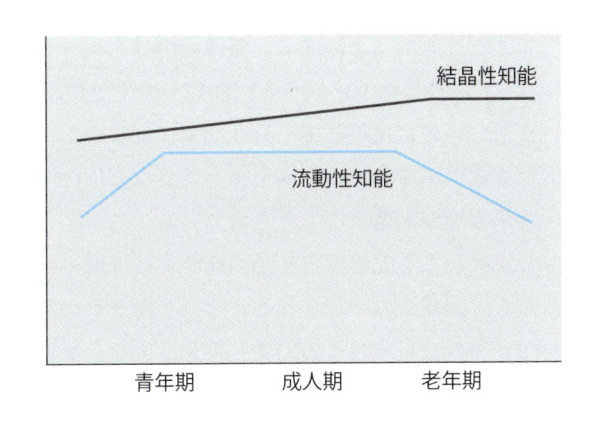

図7-7 知能の加齢パターン

1～7分の間隔があっても**再認**できる．8～9ヵ月になると，「いないいないばあ」がわかるなど，**短期記憶**が確実なものになる．この時期になると，1日くらいは記憶がある．

- 幼児期：1歳の記憶期間は1～数週間，2歳で数ヵ月，3歳で1年間となる．大脳の髄鞘化は3歳以降に形成され，ことばの発達とも相まって，この時期から短期記憶容量や長期記憶の情報量が増大する．
- 児童期：1けたの数字をいくつか並べて約1秒間隔で読んで記憶させ，答えさせる記憶力テストでは，5歳で4数，7歳で5数，11歳で6数できる．このような**機械的記憶**は，12歳頃までに最高に達するとされる．8歳頃までは聴覚的記憶の方が視覚的記憶に比べてすぐれているが，9歳頃から**視覚的記憶**の方がすぐれてくる．
- 青年期：12歳を過ぎると，記憶の発達は，機械的記憶から**論理的記憶**に移っていく．
- 成人期・老年期：出口の研究による記憶の加齢変化を**図7-8**に示した．これに

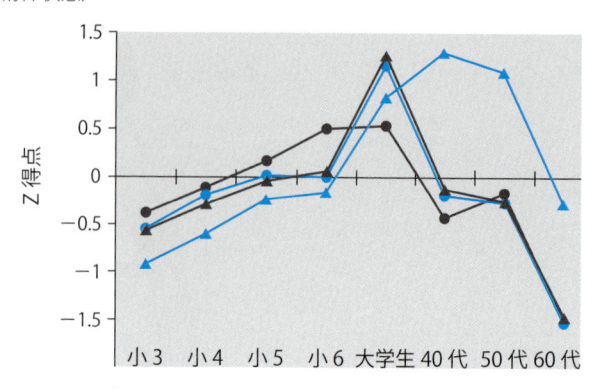

図7-8　記憶の加齢的変化
　―●―：作動記憶，―●―：短期記憶，―▲―：長期記憶，―▲―：意味記憶
［出口　毅：記憶の加齢的変化．山形大学大学院教育実践研究科年報，vol. 2：26-30，2011］

よると，**作動記憶**は児童期で顕著に発達し，そのあと横ばいとなり，大学生から減退する．**短期記憶**と**長期記憶**は大学生まで直線的に発達し，そこをピークにまた直線的に下降する．**意味記憶**は，ゆっくりと発達し，40歳代でピークとなり，あとは低下に転じる．作動記憶や短期記憶，長期記憶の60歳代での低下が著しいのに比較して，意味記憶は加齢の影響を受けにくい．

- 認知症：脳で記憶の形成を担う重要な部位に海馬がある．認知症では，とくに海馬萎縮が顕著になるとされている．このように脳の細胞が壊れることによって直接起こる記憶障害や見当識障害，理解・判断力の低下，実行機能の低下などを，認知症の中核症状と呼ぶ．またそれに対して，環境や人間関係，性格などが絡み合って起こる幻覚，妄想，徘徊，暴言，異食などを周辺症状という．

4 う つ

- ここで，認知・思考障害と関連の深い「うつ」について取り上げる．うつとは，明らかな原因がないのに気分や欲動が低下し，感情障害，意欲・行為障害，身体症状，認知・思考障害をきたす状態をいう．うつ状態における感情障害には，強い悲哀感や寂寥感のほかに，周囲の物や出来事がいきいきと感じられないことや感情の薄れなども含まれる．意欲・行為障害としては，物事をしなければならないとわかっているのに行動が制止してしまい，閉じこもりがちになるなどがある．身体症状は，不眠や食欲不振，頭痛，動悸，下痢，身体倦怠感などである．

- うつ状態における認知・思考障害には特徴的なパターンがあり，「認知の歪み」ともいわれる．たとえば，十分な根拠もないのに自分勝手に物事を悲観的に捉えてしまうこと（恣意的推論）や，ひとつの失敗を根拠に自分は何をやってもだめだと結論づけてしまうこと（過度の一般化），さまざまな理由があるにもかかわらずすべて自分のせいにしてしまうこと（自己関連づけ），自分の欠点を過大にとらえる反面で長所や成功を取るに足らないことと評価してしまうこと（過大解釈・過小評価）等である．

- 発達期と関係がありそうな病態として，若年層における未熟型うつ病や 20〜30 歳代にみられる現代型うつ病，40〜60 歳代にみられる初老期うつ病などがある．とくに初老期うつ病では，①抑うつ感や意欲低下が乏しいため気づかれにくい，②頭痛，めまい，耳鳴りなど多彩な身体症状が強く現れる，③ほかの年代と比較して自殺率が高い，④抑制症状が強く出ると，口数の減少，意欲の低下が起こり，周囲への関心が乏しくなり，認知症と見分けがつきにくくなるなどの特徴がある．

D　異常と障害

- 胎児期：先天性視覚障害，先天性聴覚障害
- 新生児期，乳児期：脳損傷による知的障害
- 幼児期，学童期：脳損傷による知的障害
- 青年期，成人期：脳損傷による知的障害，若年性認知症
- 成人期：緑内障，白内障，突発性難聴，メニエール病
- 老年期：老眼，加齢性難聴，認知症，うつ

> **学習到達度　自己評価問題**
> 1. 発達期ごとに，視覚・聴覚・知能・記憶の発達レベルを列挙しなさい．
> 2. 視覚・聴覚・知能・記憶が発達期を通してどのような経過をたどるのか，図を使いながら説明しなさい．

各論

8. 言語機能

● 一般目標　GIO
1. 言語とは何かを理解する．
2. 「言語理解」，「言語表出」，「文字の習得」について，その発達を理解する．
3. 老年期の言語機能について，とくに障害像を理解する．

● 行動目標　SBO
1. 言語とは何かを説明できる．
2. 初語，2語発話がみられる年齢とその内容を説明できる．
3. 老年期の言語障害について，その障害名を列挙することができる．

● 調べておこう
1. 「構音障害」という用語について調べよう．
2. 「失語症」という用語について調べよう．

A　ことばが生まれる前

1 言語とは何か

- 言語とは何か．たとえば，「パパ」と「帰る」という2つの単語で，たくさんの文をつくることができる．「パパは帰る」，「パパと帰る」，「パパは帰ってない」あるいは「パパは帰ってくる？」などである．しかし，「パパを帰る」や「帰るがパパ」と言ったのでは意味が通じない．
- 言語には，多くの意味を正確に伝えるためのルールがあり，そのルールに従って表現されてこそ，意味が成り立つ．このルールが文法であるが，文法に沿って単語をつなぐことで，無限ともいえるほどたくさんの文をつくることができる．「パパは帰る」，「パパは明日帰る」，「パパは明日電車で帰る」，「パパは明日電車で家に帰る」，「パパは明日電車で家に1人で帰る」といった具合である．
- また，ことば・単語も，音の組み合わせを変えることで，新たに次々とつくることができる．このように文法に沿ってさまざまな単語をつなげていくことで，目の前にないものを伝え合う文を無限につくれるもの，それが言語である．

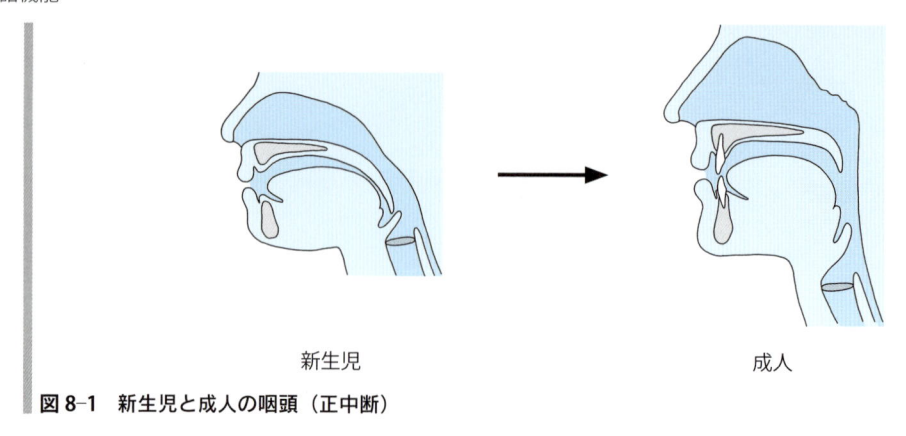

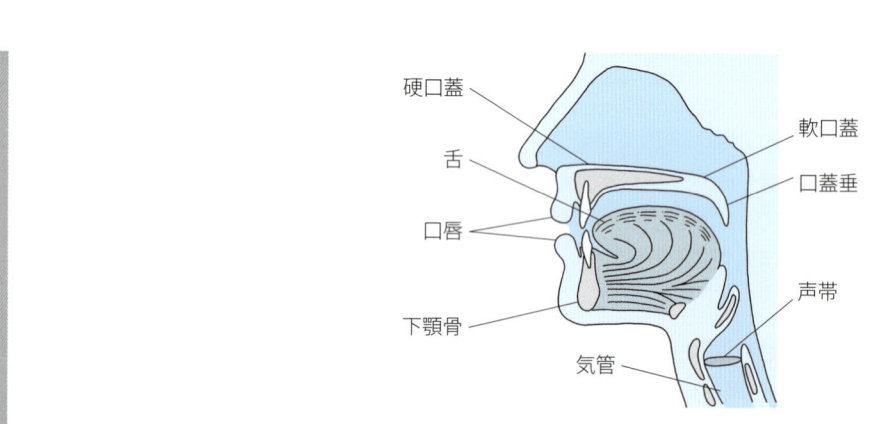

図 8-1　新生児と成人の咽頭（正中断）

図 8-2　咽頭〜口腔の解剖（正中断）

そして，文字（書記言語という）は人間特有の情報ツールである．

2 音声言語を産生する器官の解剖と機能（新生児期〜乳児期第Ⅰ段階）

- 新生児（誕生から 4 週まで）は，細くひきつったような泣き声を出す．それが，2 ヵ月，3 ヵ月と大きくなるにつれ，徐々にヒトの泣き声に変わっていく．このとき，乳児の口の奥，咽頭部では，大きな変化が起こっている．新生児の咽頭から口腔の形態は成人のそれと大きく異なり，サルに類似しているが，それが成長とともに人間らしい形態に変化し，ことばを話すことを可能にする（図 8-1）．

- 最初に音を産生するのは喉の奥にある声帯である．両肺から呼気を押し出して，この声帯を振動させることで音声がつくられる（図 8-2）．声帯から出た直後の音は，喉頭原音という低い「ボー」という音で，それが咽頭，軟口蓋，口腔の形態やその変化（おもに舌・下顎の動き）によって，各人なりの個性的な声に変化し，かつ音韻といわれる日本語音（「アイウエオ」，「カキクケコ」など）が産出される．

- 図 8-3 に母音を発するときの口や舌，顎の形態の違いを示す．顎の位置や舌の形は，母音ごとに異なる．また誕生直後の声は世界共通の音声であるが（p.132,

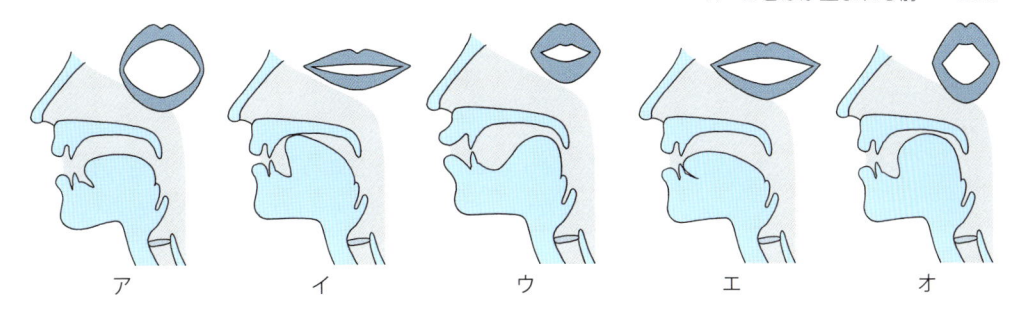

図 8-3 母音発声時の口腔の動き（正中断）

喃語の発達の項参照），聞いている言語の違いによって変化する．
- 一部の鳥では，模倣学習によりさまざまなフレーズの鳴き声を習得するプログラムがセットされているが，ヒトの脳にも養育者の音声をまねて出すというプログラムがセットされている．このプログラムに沿って，赤ちゃんは聞いている言語の音韻に似た音を繰り返し表出し，徐々に同じ音を出せるようになる．
- 人間は，子音も含め平均して1秒間に3音程度産生し，その音を使ってことばを紡ぎコミュニケーションをはかる．舌や口唇，下顎や軟口蓋が非常にハイスピードで協同して動くことで，それが可能となる．このように音をつくることを構音という．

3 ことばの理解（新生児期〜乳児期第Ⅰ段階）

- 誕生したその日に新生児に母親とほかの女性の声を聞かせて区別できるかどうかをみる実験では，新生児は母親の声に明らかに反応するという．胎生5ヵ月目に完成した耳が働いて，胎内で母親の声を聞き続けた結果，世話をしてくれる母親の声を特別大事なもの（p.132，基本的信頼とアタッチメントの形成の項参照）として，生後1日目から区別して認識することができる．「歌を歌うと，お腹の中で踊るように動いていた」という母親もいるほど，胎児期には母親の声を聞いている．
- 定頸頃，自分の名前に反応するようになる．自分の名前はこの世で最も早く出会うことばの1つであり，名前を呼ぶ人に注目するところから，この世の学習が始まる．たとえば，「おいしい」という形容詞は，誰かと一緒に食べていて「おいしいねえ！」と声をかけられ，初めて身につく．大人との共感関係の中で，大人が発したことばにより，それが自らの感覚と一致すると理解して，習得される．

4 人との関係における言語や認知の発達

a. 乳児期（第Ⅰ段階：0〜4ヵ月頃）
①母子相互作用
- 誕生直後の乳児は，聞こえる音の意味や目に見える人や物が何であるかをまだ知らない．養育者に育てられなければ，乳児の世界を知る力（認知）は育た

い．養育者に抱かれ，語りかけられ，授乳されることなどのかかわり（養育行動）を通して，少しずつ自分の体の感じや，自分の体に触れる人や物を知っていくのである．
- 乳児はおもに「泣き」によって不快を知らせるが，「お母さんに知らせよう」と思って泣くのではない．空腹や排泄といった身体の感覚が自然に「泣き」として現れる．
- 養育者が乳児の目の高さで視線を合わせると，「エーウー」などと，あたかも話をしているような発声が始まる（プレジャーサインともいう）．この時期の乳児はまだ他者の感情を想像することはできないが，情動的な交感（互いの気持ちが交わるような）によるコミュニケーションがなされていく．乳児の泣きが収まっていくことを母親もまた感じ取り，その感情もまた乳児に伝わっていく．
- ことばでの会話にはまだ数年かかるものの，生後間もない時期から原コミュニケーションとしての相互作用が始まっている．
- 3ヵ月頃，語りかけたり抱いて揺すってあげたりすると，それに応じてほほえみが出てくる（社会的微笑）．
- 大人から子どもに向けた語りかけはマザリーズやベビートークなどと呼ばれる．それらを総称してCDS（child-directed speech：子どもに向けられた発話）という．CDSは，短く，単純で，繰り返しが多く，発音が明瞭であり，イントネーションの変化に富むという特徴がある．こうした語りかけは，乳児にとっては入力が容易であり，やりとりを通した言語獲得を促進するものと考えられている．

②喃語の発達
- 定頸を過ぎた4ヵ月頃からは，「バー」，「マー」といった子音と母音の組み合わせによる発声，喃語がみられ，この喃語は足蹴りや手の動きのような身体運動の助けを借りながら行われているのではないかといわれている．
- この頃「ハ，ハ，ハ」と声を出して笑うようになるが，私たちが話す際の1つひとつの音は，こうした呼気の断続的な繰り返しの上に成り立っており，この赤ちゃんの笑い声は話しことばの始まりである．

③基本的信頼とアタッチメントの形成
- 誕生後，徐々に形成していくものに「今自分がいるこの世の中は信頼できる」という感覚がある．これを心理学の言葉では，基本的信頼という．周囲の人や社会は不安や不信に満ちたものではなく，受け入れてくれるという安心感がある，という心の状態のことであるが，まずは養育者との情動的なコミュニケーションを通じて不快を取り除き，養育者が安心を与えてくれる特別な存在になることが，その原型となる．これをアタッチメント*（愛着）の形成という．

*アタッチメント
愛着ともいう．養育者を特別の存在と認識して愛着を持ち，近づいていこうとする．

b．乳児期（第Ⅱ段階：5〜7ヵ月頃）

①人や物との相互作用の増大
- 生後2〜3ヵ月までの相互作用を土台に，養育者への能動的なかかわりをより深め，養育者だけではなく，周囲の大人，物に対しても積極的にかかわるように

なる．まだ単語にはならないが，母音（「アイウエオ」）を中心とした発声の模倣（p.132, 喃語の発達の項参照）や，手遊び歌などを一緒に楽しむようになってくる．
- この時期の後半には，大人が指差した物を見るようになり，物への関心も高まる．

②アタッチメントの形成と人見知り
- 6ヵ月頃になると，母親などの特定の大人とのアタッチメント（愛着）がより明確になり，よく知っている人と知らない人とを区別する．初対面の人やよく知らない人に不安を示す人見知り*が始まることで，アタッチメントが形成されたことがわかる．
- 人見知りには，視覚的に特定の人とそれ以外を区別できるという認知の発達も関係する．人見知りは8ヵ月頃にピークとなるが，乳児期の終わり頃までに徐々に薄れていき，目の前に母親がいなくとも，安心して活動できるようになっていく．結果，アタッチメントは子どもの心の安全基地 secure base となる．より積極的に外の世界を知ろうとする意欲の源泉であり，物事を知るはたらき（認知）や，母親以外の人とのコミュニケーションの発達には欠かせない心のはたらきである．

*人見知り
生後6ヵ月頃の乳児が，心理的な愛着を持つ人とそれ以外の人を区別して認識し，愛着を持たない人に対しては，離れたいという欲求を持つこと．赤ちゃんを抱き上げた途端に泣き出す，あるいは見知らぬ人が部屋にいると，そちらの方を見ながら泣くなど．

c．乳児期（第Ⅲ段階：8～10ヵ月頃）
①意図の発生と共同注意
- 乳児から相手に物を渡したり見せたりするなど自発的に他者の注意を引きつける行動が現れ，指差し（ひとさし指で物を指し示すこと）や手差し（手を伸ばすが物には実際には触れずに指し示すこと）に発声を伴わせることで，「これが欲しい」（要求），「これはワンワンだよね」（叙述）といった，明確な意図を持つコミュニケーションをするようになる．
- 大人が子どもの見る物に合わせて，ともに見ることが必要だったのが，大人が見ている視線の先にある物に子どもが気づいて，一緒に見ることができるようになる．これを共同注意 joint attention という．やりとりを通じてことばを学ぶために，子どもと大人が同じ物に注意を向け，それを互いが共有するというこの共同注意は大変重要で，9ヵ月頃から12ヵ月頃までに急激に増加する．

②会話様喃語とカテゴリー知覚
- 6～9ヵ月頃の前半は，「ババババ」，「マママ」といった同じ音節の繰り返し，後半はくり返しが減り「バマバマ」，「ニノニノニー」のように，違う音の組み合わせや音節の長さの変化がみられるようになる．さらに9, 10ヵ月頃になると，周囲の話しことばのアクセントやイントネーションに似た喃語になり，まるで話しているかのようにきこえるので「会話様喃語」と呼ばれる．
- 母国語音を聞き分ける能力も並行して発達し，日本語を母国語にする赤ちゃんは，生後1年程度で英語のrとlの聞き分けができなくなる（カテゴリー知覚*）ように，自分の周囲で話されている言語音以外の弁別が難しくなっていく．こうした聴覚の発達に，子どもが出す音の種類も影響を受けるとともに，周囲の

*カテゴリー知覚
母語の音韻体系に基づいた言語音の知覚，体制化のこと．生後しばらくはすべての言語音の違いを聞き分けられたものが，カテゴリー知覚の形成により，母語に含まれない音韻についてはその違いの聞き分けが困難になる．生後10ヵ月～1年ほどで完成するが，それによって，母語以外の音声の細かな音の違いには注意を向けなくなり，母語について効率よく学習できるようになる．

大人が子どもの音声のまねをしてフィードバックすることで，子どもの発声と模倣が促され，それがまた大人の働きかけを引き出すという循環的構造が確固としたものになる．

B 音声によることばの獲得

1 幼児前期

a. 初語～2, 3語発話の表出
- 初語は幼児前期直前のおおよそ12ヵ月頃に出現し，その後単語と単語をつなぐ「文」(単語1つだけを1語発話,「パパ, 会社」,「ママ, いない」など2つの単語をつないだものを2語発話という)の獲得がみられるようになる24ヵ月頃までに，多くの単語を習得していく．

b. 社会的参照
- 1歳頃から，新しい物やよく知らないあいまいな物に対して,「これはこわくない？大丈夫なもの？やっていいの？」と養育者の表情や声の感じを手がかりに自分の態度や行動を決定することが，よくみられるようになる．これを社会的参照 social referencing という．

c. 指差しと三項関係の成立
- この時期になると指差しが増加し，その機能も，共感，要求，叙述，質問，応答，命名要求（物の名前を尋ねる）などに広がりをみせていく．指差した事物と一緒に見ている大人とを往復して見るようになり，指差しに発声を伴わせた表現が盛んになる．
- 対象物の意味（ことば）を大人と乳児とが共有できるようになっていく．これを三項関係という．およそ18ヵ月頃，大人の「○○はどれ？」という質問に応じてその対象を指差す「応答の指差し」の出現が目安となる．

d. ボキャブラリー・スパート
- およそ18ヵ月以降の定着した語の数が50を超えた頃から,「爆発的増加期」と呼ばれるように，急速に獲得する語の数が増え，これをボキャブラリースパートという．物や事柄には必ず名前がついてくるということに気づき始め，子どもが「なに？」という質問を多発し，それに養育者が答えていくことで増えていくことが多い．種類としては依然として普通名詞が多いが，動作を表す語（動詞）や属性を表す語（形容詞）なども次第に増えていく．

2 言語による社会性の発達

a. 幼児前期～後期
①直接行動からことばでの伝達
- 1歳の乳児～2歳頃の幼児は，ほかの友達が使っている玩具にさわりたい，見たい，という思いから，ことばの前に手を出して取ってしまう，ということが

よくみられる．2歳なら2〜3語発話を使い始めて，ことばの世界に入ってきているといえるが，それを人との社会的関係で上手く使いこなすには大人の手助けが必要である．状況を説明することはまだ難しく，けんか（いざこざ）の解決では，叩く・噛むといった実力行使に出ることもままある．

周囲の大人がどのように子どもが貸し借りや問題解決をするかを見たり，やり方を教わったりする中で，徐々にことばを使って「かーしーて！」，「いーよ（だめよ）」といったやりとりがみられるようになっていく．

それでも1〜2歳では，1つの玩具を仲良く使ったり，自分たちの力だけで一緒に遊ぶのはまだ難しい．ことばによって問題解決するには，4〜5歳くらいになるまで待たなければならない．

② **言語による行動の調整と発達**

言語の機能には，他者への伝達だけではなく，自分自身に伝える，言い聞かせるという側面がある．

たとえば数人の幼児がブランコで遊んでいる場面での会話で，Bくんは早く乗りたくて仕方がなく，時に列からはみ出てしまうと，周囲の友だちから「順番だよ」，「ちゃんと並んで待っていないとダメなんだよ」と言われた．その後Bくんは「じゅんばん，じゅんばんだよね，待っているんだよね…」とつぶやきながら一生懸命待っていた．これは，「待たないといけない」ということばによって，Bくんなりに行動をコントロールしていると考えられる．

このような行動調整は，運動機能や言語の発達（思考の発達）と密接に関連する．

2歳後半には，大きい・小さい，長い・短い，高い・低いといった対立することばを理解するようになるが，これは長じて，できる・できないの概念につながり，行動するときの原動力になっていく．

「できない」状態から「できる」ようになることは誇らしい体験であるが，やってみようと挑戦したときに難しいと感じると，「できない」かもしれないという不安と，やめてしまおうかという迷いが生じる．3歳児はこうした葛藤に負けることが多く，「できない」ことへの苦手意識も芽生えるといわれる．

4歳児になると身体機能が向上し，手指・体幹のコントロールや筋力も増す．こうした変化は子どもの自信になり，「できるぞ！」と強がるところも出てきて，わざと反対のことを言ってみたり，ふざけたりもする．そして，4歳児はその場の思いつきで行動することが多く，まわりに影響されて意図が刻々と変化する．

5，6歳児は，行動する前に自分のやりたいこと・表現したいことは何かを考える力を持つ．この内面の思考力，つまりことばで考える力が育つことがこの年齢の特徴であり，「こうしたい自分」，「こうありたい自分」をことばによって明確に意識して行動をコントロールするようになる．そして5，6歳は音声言語の完成期でもある．母国語の文法の基礎はすべて音声言語に含まれており，それらの学習はこの時期に終わる．

C 文字の習得

1 幼児前期

a. 文字への関心：「文字」への気づきと読みの始まり

- 1歳半～2歳頃になると，絵本やテレビの映像，日常生活で目にしている絵やマークに名前があることに気づき，その名称を言うようになる．絵本の読み聞かせや身近な物に名前を書いてもらうといった経験から，音そのものを表す記号の「文字」という表現手段に気づく．
- 3歳頃にはあたかも文字を読んでいるかのように絵本を「読む」姿がみられる．この段階では，頻繁に目にする文字（たとえば自分の名前）に含まれる文字と音が対応することがわかり，仮名の拾い読み（1文字ずつ区切って読む）を始める幼児もいる．これは，文字を形で記憶して，その形の名前を言っているような段階である．ゾウの絵を見て「これはゾウだ」とわかるのと同じメカニズムであり，「こ」という絵（形）を見て「こ」と言うのである．

2 幼児後期以降

a. 就学までの読み書きの習得

- 3歳頃には○や十字，4歳頃には四角形の形を模写できるようになり，目で見て形の細部をとらえる力やそれを正確に再現する力が段階的に伸びてくる．この時期の子どもたちの「お手紙」を読むと，まだ絵のみのものあれば，文字に似た形の線を書く子も出始め，中には数字や簡単な仮名文字を書き始める子もいる．
- 4，5歳頃になると子どもは「しりとり」ができるようになり，このことは，ことばの音（音韻）1音だけを取り出すことや，音がいくつかつながると単語になることを理解できるようになったことを示している（これを「音韻意識」という）．こうして文字と音の対応規則を習得する土台ができていく．
- 読み書きの習得は個人差が大きいが，これは視覚認知の発達に加えて，手の微細運動の発達も関与するからである．書字動作における安定位置が肩（近位）から指先（遠位）に徐々に移っていき，微細な手指運動が可能になることと，文字形を視覚で認識・記憶することにより，脳内のことばの形が音のイメージ（表象）の発達と統合されて，「文字を書く」という行為に実現される．
- 5，6歳頃になると，よく知っている単語や文であれば，読んだり書いたりできるようになることが多い．この段階では，文字の左右が逆転した鏡映文字もみられ，書き順の誤りもある．
- 多くの子どもが正確に，すらすらと字を書く力は就学後に急速に伸びていくといわれている．濁音（「だ」など「゛」をつける文字）や半濁音（「ぱ」など「゜」をつける文字），長音（「ボール」の「ー」），拗音（「じょうろ」の「じょ」にあ

る小さい「よ」などが入る文字），促音（「ばった」の「っ」のような小さい「つ」など）といった特別な表記を正しく書けるようになるのも就学後である．こうして習得された文字によって学校教育がスタートし，成人にいたるまでにさまざまな知識や語彙を獲得していく．

学童期の9，10歳頃からは，抽象的な世界へ誘われ，文学的，哲学的，精神・心理的な世界や，地理・歴史，政治・経済，自然科学といった分野の知識や語彙についても，数多く広く深く知ることができるようになる．また，言語を用いて，科学全般についても理解し習得することが可能である．言語はこうした学習を可能にするツールとして機能するが，学習自体は個人の興味関心，環境や能力，さらにはさまざまな体験・経験などに影響を受け，個人差の大きいところである．

D 加齢による言語機能の低下（老年期）

1 音 声

加齢によってホルモンバランスの変化や筋力低下が起こり，声帯粘膜の状態や声帯の緊張が変化する．その結果，男性の声は高くなり，女性の声は下がる傾向にあると言われ，また声の張りやつやも失われ，声枯れしやすくなるのが特徴である．

2 聴 覚

50歳代から老化による聴覚の衰えは始まり，高音域（2,000 Hz 以上）から聞こえにくくなる（難聴の始まり）．両耳ともに同様に障害され（左右対称性），徐々に進行していく．音は聞こえるものの，何を言っているか，ことばの意味がとらえにくいのが特徴（感音性の難聴）で，65歳以上の4人に1人，80歳以上の2人に1人は老人性難聴である．

3 言 語

言語機能は結晶性知能といって，時間をかけて学習や経験により発達し積み上げて形成されるもので，獲得後には加齢の影響を受けにくく，生涯発達する．ただし，語想起能力は低下傾向を示し，知的機能の低下により文法理解力も低下すると考えられている．有名な俳優や歌手の名前が出てこないのは，語想起能力の低下である．

4 書 字

書字機能の低下は，知的機能の低下に高い相関を示すとの報告がある．また老化によって，書き取り・写字のいずれにおいても，まず漢字が早期から障害され，次第に仮名にも影響する．しかし，書字機能は個人差が大きく，仕事や日々

の生活で使ってきた人では，高齢者でも良好に保たれることが多い．

E　異常と障害

- 言語機能の異常には，発声・発語の異常，高次脳機能である言語機能の異常，書記言語の異常などがある．それらに異常が起こると，コミュニケーションや言語活動に障害が生じる．
- 発声・発語の異常は，運動性と器質性とに分けられ，A2の項（p.130）で示した器官に問題が生じる．乳児期・幼児期には脳性麻痺，口蓋裂が最も多い．
- 音声の障害は，声帯に病変や麻痺が起こったり，左右の声帯の閉鎖や呼気圧が不十分であると生じる．
- ダウン症候群などの知的発達遅滞，もやもや病や脳損傷によって生じる小児失語症，近年発達障害としてクローズアップされ学童期に顕在化するディスレキシア dyslexia（読み書き障害）も言語機能の異常としてあげられる．
- 聴覚障害も言語機能に影響するが，先天的な発症率が0.01％であるのに対し，全人口に占める聴覚障害の割合は5％で，後天的に発症することが多い．
- 壮年期・老年期の言語機能に影響する疾患は，脳損傷と脳血管障害である．とくに脳血管障害は高血圧症や糖尿病がそのリスクを高め，大脳の左半球にある言語中枢が損傷を受けると失語症を生じる．失語症は，相手の話すことや書く文章はある程度理解可能だが，自ら話したり書いたりするのが障害されるブローカ失語（運動性失語），相手の話すことや書く文章が理解できないにもかかわらず自らはなめらかに話すウェルニッケ失語（感覚性失語），聞く・読む・話す・書くのすべての言語機能が重度に障害される全失語，物の名前の想起は困難だが，ほかの言語機能の低下が軽微である失名詞失語（健忘失語）などに分類されるが，症状が混在し分類困難なことも臨床的にはまれではない．失語症の評価にはSLTA（標準失語症検査）が使用されることが多い．
- 脳損傷が口唇，舌，軟口蓋などの発声発語器官をつかさどる領域に及ぶと，運動障害性構音障害 dysarthria を生じる．運動障害性構音障害は脳血管障害のほか，神経変性疾患であるパーキンソン病，パーキンソン症候群，筋萎縮性側索硬化症，オリーブ橋小脳萎縮症，ハンチントン病などを原因とし，発声発語器官の運動機能障害である筋力低下，痙性麻痺，弛緩性麻痺，運動失調，筋固縮，不随意運動，筋萎縮によって引き起こされ，dysarthria のタイプ分類がなされる．運動障害性構音障害は発話明瞭度に影響を及ぼし，重度の場合には発話の実用性を失うこともある．失語症に比べその患者数は多く，これらの神経変性疾患で失語症が生じることはまれである．

学習到達度 自己評価問題

1. 言語とは何か，について説明しなさい．
2. 言語の発達について，理解と表出，文字の習得の発達の概略を説明しなさい．
3. 老年期の言語障害の種類について述べなさい．

9. 心理・社会性

各 論

● 一般目標　GIO
1. 心理・社会性の大まかな意味を理解する．
2. 心理・社会性は生涯にわたって発達することを理解する．

● 行動目標　SBO
1. 心理という「目に見えないもの」を「どのようにして見るのか」ということを説明できる．
2. 感情，性格，気分の違いについて具体例を提示しながら説明できる．
3. 心理・社会性について自分自身の生活に当てはめて説明できる．

● 調べておこう
1. 心理について，精神医学のテキストで調べよう．
2. 心理について，心理学と臨床心理学のテキストで読み比べてみよう．

A　心理・情緒

- 心理とは，広く一般的に使われる用語で，「心（こころ）の様子」を表現している．少し難しく表現すれば，「精神状態 mental status」としてもよい．
- 自分の目の前にいる人の心の様子や精神状態は手にとって見えるものではなく，形がない．人の心の様子を誰もが理解できるように，「喜び」，「怒り」，「哀しみ」，「楽しみ」などといった気持ちを表現するさまざまな言葉を使って置き換える．
- この気持ちを表す言葉によって表現される心の様子を，「情緒」あるいは「感情」という（英語では両方とも emotion）．
- たとえば，「この街の風景は江戸情緒があふれるようだ」の「情緒」は，厳密に言えば「（街や建物の）雰囲気」という意味に近い．しかしこれも自分がそのときに感じている心の様子を表現しているのだから，emotion である．
- 「人間は感情の動物である」といわれるように，心理や情緒は人間の心の安定のバロメーターとして非常に重要であり，感情は他者との交流によって発達することが示されている．

表9-1 情緒の発達

乳児期	第1段階	0〜4ヵ月	①空腹時に身体をリズミカルに動かして泣く ②不快が解消されると人との情緒的結びつきが失われる ③母親への愛着 ④抱っこしてもらうことを期待して手足をばたつかせて喜ぶ（興奮性の笑い）
	第2段階	5〜7ヵ月	①やりとりを楽しむ ②心のゆとり・柔軟性・やわらかい声 ③満足感から安心感 ④結果意識から目的意識へ
	第3段階	8〜10ヵ月	①興味から学習へ ②感動・共感
	第4段階	11〜18ヵ月 （1歳半）	①目標への喜び，達成感 ②自分はこれだけのことができるという自信が自我形成の基礎となる
幼児期	幼児前期 第1段階	1歳半〜2歳前後	自己評価（他者に評価されなくても，自分で評価して喜べるようになる）
	幼児前期 第2段階	2歳後半	①大人の価値観が内面化 ②自己主張が強くなってくる
	幼児後期 第1段階	3歳前半	①競争心・役割意識 ②他者と自分との比較
	幼児後期 第2段階	3歳後半〜4歳後半	「〜だから〜だ」というように理由を言えるようになってくる
		5〜6歳	①社会性を伸ばす大切な時期 ②協調性（子どもどうしが協調して1つの作業に取り組む）

- 他者との交流を通して人への興味が育ち，そこから心理的に何かを学ぶことができるということは，大人になっても感じることである．
- 愉快な出来事を体験することで心がうきうきしたり，癒されたり，楽しく遊んだ後にゆったりと満足感を得ることで心理的に余裕が生じることは，誰もが感じることである．
- 情緒の発達は子どもの全体的な発達の土台ともいうべき意味とはたらきを持っており，「情緒の発達は人間の発達」といってよい．
- 情緒の発達は不快感情（泣く）から枝分かれする（分化という）．
- 乳児期のうち，とくに**生後6ヵ月から1歳まで**は情緒の表現（泣く・怒る・悲しむ・楽しむ）はとても豊かで，1歳を過ぎると情緒的反応はよりスピードを増す．
- 乳児期の早い段階（**生後3〜4ヵ月頃**）に「不快から快へ」の分化が明確に始まり，**乳児期**から**幼児期**にかけて著しく分化し，**幼児後期（5〜6歳）**にほぼ完了する．
- 情緒の発達は子どもの心身の成熟と学習によって促進され，身近な人（とくに母親）から愛される喜びを感じるほど，さまざまなことを学習する．
- 情緒の発達（表9-1）以外にも，エリクソンの**発達段階説**（表9-2）も参考に

A　心理・情緒　143

1 感　情

a. 自尊感情

- 情緒（感情）は，生後数ヵ月の間に「喜怒哀楽」をはじめとした基本的なものが出てくる．
- 生後数ヵ月という**乳児期**の状態はいわゆる「赤ちゃん」の状態であるが，「オギャー」と泣く「泣き方の種類」を使い分けている．
- 母親はその泣き方（ぐずり方）によって，赤ちゃんが恐怖を感じているのか，腹をすかせて怒っているのか，オムツの中が不快なのかなどを瞬時に判断し，適切な行動をする．
- 母親は，赤ちゃんの表情，泣いている声の大きさやパターン，これらに関係するすべてのしぐさを一瞬に判断して，赤ちゃんとの適切なコミュニケーションを成立させている．
- 重要なことは，赤ちゃんの喜怒哀楽という情緒を母親（父親）が読み取ることができるかどうかではなく，赤ちゃん自身も母親（父親）の表情や行動に対して反応しているということである．
- 大人側の一方的な都合によって支配されるのではなく，実は，赤ちゃん自身も「自分のプライド」を持っているのであり，これが「自尊感情（自分自身を尊敬する感情）」の基礎である．
- **乳児期から幼児前期**には自分で歩くことができるようになることが多いが，この時期になると自分の意志で移動することができる．
- 赤ちゃんの時期には母親の絶対的な保護が必要であったのに対して，自尊感情の発達に伴い自律性（自分自身で自分自身をコントロールすること）が高まってくる．
- 歩けるようになることで，自分の興味関心や本能によって母親から一瞬でも離れることができるし，母親の声や表情の変化によって場の空気を読み取り，すぐに母親のところに戻ることもできるようになる．
- この時期は「1人の個人として行動する」という傾向を増やすきっかけになってくるので，「分離・個体化の時期 separation-individuation phase」という．
- 感情は赤ちゃんの時期から世話する者（両親）との互いの感情やコミュニケーションによって進歩・成長し，身体能力（座る・立つ・歩く）の発達に伴って徐々に高度化し，複雑化する．
- 身体能力の発達とともに，自分と他者のかかわり合いの中で社会的感情（他者に向けられた感情）を発達させる．
- 社会的感情には，「愛情」，「怒り」，「悲しみ」，「共感」，「自我感情」があり，とくに「自我感情」とは自分に焦点が当てられた感情をいう（ちなみに「自尊感情」は自我感情に含まれる）．
- 自我感情の発達は，**乳児期**に「自己肯定」→「自己主張」→「誇り（自尊感情）」

表 9–2 エリクソンの発達段階説（一部改変）

発達段階	年齢区分	発達課題	内容
幼児前期	1歳半〜2歳	「恥」対「自律（自立）」	○子どもは，「自分の意志の行使」，「選択の仕方」，「自己制御の仕方」を学習する ●自分で何ができるかについて「不安」，「疑問」を抱くことを学習する
幼児後期	3〜6歳	「罪悪感」対「積極性」	○子どもは，自分で活動を開始し，やり遂げることを学習し，行為に目的を持たせることを学習する ●自発性を発揮することを許されないと，自力で色々と試みをすることに罪悪感を抱く
学童期	7〜12歳	「劣等感」対「勤勉性（生産の喜び）」	○子どもは，勤勉性の意識と好奇心を発揮し，学ぶことに熱心になる ●劣等感を抱き，自分の目の前にある課題に興味を示さなくなる
青年期	13〜22歳	「自我同一性[*1]」対「同一性拡散[*2]」	○青年は，自分の中に一定の思想を持った独自の統一感のある人間像を求める ●自分の生活に「何を求めるのか」で混乱した状態に陥る
成人前期	23〜35歳	「親密さ」対「孤独」	○自分を自分以外の人とかかわらせることができるようになる ●孤立感を深め，この世は「自分以外は何者も存在しない」というような感じを抱く
成人期	36〜64歳	「生殖性」対「停滞」	○子どもを持ち世話をすること，仕事のために尽くすことに意欲を示す ●自己中心的で，非活動的な人間になる
老年期	65歳〜	「自我の統合」対「絶望（死の準備）」	○自分の人生が有意義であったと確信し，静かな気持ちで死を迎えられる心境になる反省の時期 ●目的を果たさなかったことや失敗，無意味な人生を悔いる絶望の時期

[*1] 自我同一性（アイデンティティ identity）：主体性，独自性，グループへの所属などの主観性を自覚すること．つまり，自分らしさ．
[*2] 同一性拡散 identity diffusion：自己探求を続ける青年の多くが一時的に経験する「自己喪失感」の状態のこと．

→「強情」の順序をたどり，**幼児前期**に「名誉心」，「自己誇示」が成立する．

b. 発達課題（表 9–2）

- エリクソンによる発達心理学 developmental psychology は，各発達段階での心理的・社会的・身体的な発達と，そのための条件（発達のために乗り越えなければならない条件という意味で「**発達課題**」という）を提唱している．

①幼児前期〜幼児後期（「恥」対「自律（自立）」）

- 今までは母親から言われるがままの状態であった子どもが，何でも自分でやりたがりるものの，失敗したり怒られたりすることで「恥」を感じる．この恥によって自分の能力を疑うだけではなく，それを乗り越えて「自律する心」を持たなくてはならない．

②幼児後期（「罪悪感」対「積極性」）
- さまざまな遊びを通して子どもは成長するが，自発的に行動した結果，怒られて罪悪感を抱くこともある．このような状況を乗り越えて，目的を達成するために積極的に生きることを「遊び」を通して学んでいく．

③児童期〜思春期（青年前期）（「劣等感」対「勤勉性（生産の喜び）」）
- 小学校に入学以後は，勉強によって何かを学び，練習によって技術が向上すると，理解の遅い子どもは劣等感を抱くようになる．劣等感を乗り越え，何かをつくり出す喜びを知る時期ともいえる．

④思春期（青年前期〜青年後期）（「自我同一性」対「同一性拡散」）
- この時期は「自分探し」の時期であり，「自分が誰なのかを自覚すること（知ること）」を「自我同一性 identity を確立する」という．自分を知るということは「自分はダメな人間だ」，「自分は役に立たない人間だ」ということを感じること（同一性拡散）ではなく，どんな欠点があっても自分は価値のある人間だという自尊感情を確立することが重要となる時期といえる．

⑤青年後期（「親密さ」対「孤独」）
- 思春期に自我同一性を確立した後は，他者との深い関係（友情や恋愛）を持つ時期といえる．恋愛のような親密さとは，何の怖れや迷いもなく「自分と他人の自我同一性を融合させる能力」のことをさし，逆にこれが達成できない場合は孤独を感じることになる．

⑥成人期（「生殖性」対「停滞」）
- 社会の中の安定した自分を自覚する時期であり，不安定ではあるが夢と希望にあふれていた若い時期を過ぎ，自分の将来を自覚する時期ともいえる．生殖性とは，自分の子どもを産み育てるということだけではなく，地域社会を含めて次世代にバトンタッチできるものを育てるという意味を持っている．

⑦老年期（「自我の統合」対「絶望（死の準備）」）
- 「自分には欠点もある，人生の中でさまざまな失敗もあった，しかし，私の人生は素晴らしい人生だった」などと，絶望することなく光に包まれたような死を自覚する時期のことをいう．

2 性　格（図9-1）

- 性格 character とは，人間の情緒の特性をさす．
- 先天的（持って生まれたもの）ではなく後天的（生まれてから後にさまざまな要因の影響を受けること）な情緒の発達に伴って徐々に変化し，これによって「その人の特徴」が決定される．
- 日本語のことわざに『三つ子の魂百まで』というのがあるが，三つ子とは「3歳の子ども」，魂百までとは「性格は100歳まで続く」ということで，「人の性格は3歳までに決定づけられ，その性格は死ぬまで続く」ということである．
- 人の性格は生まれた瞬間から完成しているのではなく，小さな雪の塊が雪山の斜面を転がりながら徐々に大きくなるように形成される．

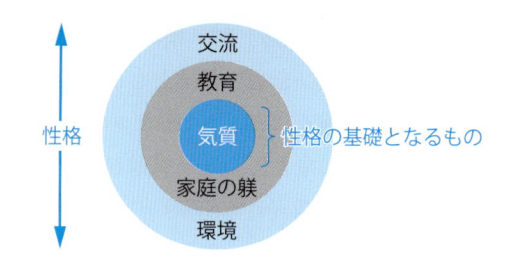

図9-1 気質と性格の関係
①性格は，生まれつきの部分と，その後の環境によってつくられる部分がある．
②性格の中の生まれつきの部分を「気質」という．
③その上に「教育」，「家庭の躾」が加わり，さらに「環境」，「交流」によって，「自分という人」がつくられる．
④気質は「種」，その上は「身」，「皮」とイメージすればよい．
⑤「性格が変わる」というのは「種」以外の部分が変わるということで，「気質」（その人の本質）は生涯にわたり変化しない．

- この小さな雪の塊のようなものを「気質 temperament」というが，これは情緒の先天的な特性（傾向）といえる．
- たとえば気質が「活発」，「朗らか」であり，これに乳幼児期の「家庭の躾」，「教育」，「環境」などの後天的要素が加わることで，「明るい積極的な性格」が形成される．
- 性格とよく似た用語に「人格 personality」というのがある．
- 日本語の人格という用語は，「あの人は人格者だ」という使い方に代表されるようにその人の道徳的な立派さ（真面目さ）をさすが，英語の本来の意味は「社会生活における人間の総合的特性」とされ，精神医学という学問や精神科領域の医療現場では「性格」という用語は用いられず personality（日本語ではパーソナリティとカタカナで表記）を用いることが国際標準となっている．
- 精神科の臨床場面では性格と人格という用語が厳密に使い分けられているが，一般的には両方ともほぼ同じような意味である．

3 気 分

- 「気分 mood」は情緒ととても強い関連性がある．
- 情緒は（ある場面での）「そのときの気持ち」の種類であるが，気分とは，情緒の背景のようななもの（雰囲気や状況）である．
- たとえば，自分にとって非常に不快で憂うつな場面（状況）に出くわすと，「怒り」，「嫌悪感」などの情緒（感情）が生じ，その「不快で憂うつだと感じる状況」はしばらく続くことがある．
- このような「不快で憂うつだと感じる状況」こそが，気分である．
- 「うつ状態」という言葉における情緒は「哀しみ」，「苦しみ」であり，気分は「憂うつ」な状態をさす．
- うつ状態の反対を「躁状態」というが，このときの情緒は「喜び」であり，気分は「爽快でハイテンション」である．

- 情緒とは具体的な気持ち，気分とは情緒のアバウトな背景，と理解すればよい．

B 社会性

1 社会性とは

- 「もっと社会性を身につけなさい」，「あの人は社会性がない」などの表現は「社会性」という用語の使われ方の代表例であるが，実は社会性には明確な定義がない．
- 非常に漠然とした概念であり，たとえば公共道徳を守ることであったり，人に会ったら挨拶をすることであったり，自分勝手な行動をせずに場の空気を読むことであったり，考えれば次から次へと出てくる．
- 「社会」の反対は「個人」であるので，社会とは「個人の集まり（集団）」ということになり，この意味からすると社会性を「集団生活を送ること」であるとしてもよい．
- 最も身近な社会とは，「家族」や「学校」，あるいは「住んでいる地域」である．
- 社会性をどのようにとらえるかについては，厳密な意味で言葉を理解するよりも，本章では「相手（他者）からのメッセージを受け止める能力」と定義する．
- このように定義しておけば，人間が発達する過程で心理や情緒の発達に伴って徐々に身についてくる能力である，ということが理解しやすい．

a．乳児期

- 子どもは生後3ヵ月頃から他者の声や視線などに対して反応を始め，ほほえむ，人が立ち去ると泣く，あやすと泣き止むなどの社会性が出現する．
- 最初の対人関係が形成される対象は母親であり，母親をほかの人物と識別することができる．その後ほかの家族に対する認識へと範囲を拡大し，両親・兄弟その他を家族以外の人々と区別するようになる．
- 授乳や抱っこなどの身体的接触によって，子どもは母親との間に感情的交流（愛着/アタッチメント attachment）を形成し，6ヵ月以降には安定した愛着が成立する．
- 母子間の安定した愛着は子どもの母親に対する信頼感の芽生えにつながり，この信頼感は，のちの人間関係における他者への信頼感の基礎として重要である．
- 子どもどうしの社会的反応としては，9ヵ月～1歳頃に保育園でほかの子どもの髪を引っ張って探索するなど，声や簡単な行動を模倣するようになる．

b．幼児期

- 子どもは，1歳頃から運動能力が発達して，母親に依存しながらも環境への探索行動が活発となり，言葉と運動能力が発達するに従って，次第に親から心理的に分離して自律的傾向を身につけるようになる．
- 2～3歳になると言語の習得によって自分という意識が明確になっていき，自分の意図に基づく行動が多くなる．つまり乳児期には，「飢え」，「喉の渇き」など

の生理的欲求から，社会的承認の欲求が生じるようになってくる．
- 親に対して「No」と拒否したり，ある行動を執拗に続けたり，反抗的行動や自己主張が表れる（反抗期と呼ばれる段階で，3〜4歳がピーク）．
- 子どもどうしの自己主張の衝突でけんかが起こるが，これによって，子どもは自分の要求をコントロールして他人の立場を理解し協力することを学ぶ．
- 幼児期に友達関係を十分に経験することで他者への関心が強くなり，これはその後の社会性の発達に重要である．

c．学童期
- 学校のクラスなどの集団生活において，子どもは学年の進行とともに次第に社会秩序のある集団を構成していき，そこに「支配する者・支配される者（主従関係）」が現れる．この時期の子どもの「考え方」には，所属集団（たとえばクラス全体の意見）への同調がみられるようになる．

d．青年期
- 親（教師）からの独立の欲求が高まり，「反抗」という行動パターンが現れる．大人たちからの束縛（権力）から離れ，自分たちだけの仲間の生活を追求することで，犯罪などの反社会的行動をとる場合もある．
- 青年中期以後は，真の理解者（親友，恋人など）への要求が強くなるが，非常に不安定な状況であり，しばしば孤独を味わうことが多い．
- 特定の人間（相互依存）関係という狭い社会性を経て，現実社会や国際社会という現実の利益を求めるような社会性が形成されるようになる．

2 日常生活能力

- 日常生活能力（自立機能，運動機能，コミュニケーション，物を操作すること，状況判断と適切な行動，移動など）は，大人への依存から徐々に離れて自立の方向へと進み，**4〜5歳頃**までには基本的生活習慣を獲得する．
- 子どもの発達過程のどの時期に障害が発生したかということは，その後の日常生活能力の発達に大きくかかわってくる．
- 先天的に聴覚に障害のある子どもでは，**3〜4歳頃**に聴覚障害になった子どもと比較して知的機能が低下していることが諸外国の研究によって報告されている．
- この例でいうと，実は障害の発生する年齢が非常に重要で，先天的に聴覚障害がある場合には単に耳が聞こえないという聴覚異常だけでなく，「中枢神経系の障害」，「経験不足」，「環境」という影響も重要となってくる．
- 子どもは発達過程において，見たり，聞いたり，自由に動き回ったりすることで，感覚や運動経験により日常生活能力を発達させる．
- 経験ができない・養育環境が悪い場合は，子どもの自由が制限されるため発達にマイナスの影響がある．
- **思春期**（**青年前期**）には第二次性徴によって急激な身体の変化が始まり，「男らしさ」，「女らしさ」の身体的条件が整う．日常生活能力や身辺処理能力においても，親と同じレベルになる．

- 老年期には，生理的老化（肉体的衰え）によって，今までできていた日常生活上の行為や身辺処理が困難になることがある．

3 家族・友人・学校・職場・地域との交流

- 心理・社会性の発達において，親の養育スタイルは非常に大きな影響力を持っている．
- 子どもの行動を厳しく制限する親，子どもにほとんど要求をせず行動を放任する親，子どもの自立を促し意思疎通をはかるように努める親とでは，子どもの心理・社会性に違いがあることは，多くの研究によって明らかにされている．
- 近年は核家族の占める割合が増加し，働く母親や離婚率の増加という社会背景も，長期的に見て子どもの心理・社会性の発達の養育環境として無視することはできない．
- 友人との交流も，情緒や社会性の発達に強い影響力を持つ．
- とくに，学童期に子どもは友人との交流によって小さな社会を形成し，その中で社会運営の技能（スキル）を学び，自分と友人（他者）を比較することでさまざま情報を得る．
- **学童期**には，8歳頃までは男女関係なく友人として遊ぶことが多いが，**11〜12歳頃**になると同性どうしでの遊びや交流になってくる．
- **学童期**には，単に「家が近所」，「学校の座席が近い」などが交流の理由であるが，学童期後期になると「趣味や価値観」，「助け合い」，「譲り合い」などの尊敬や共感という心理・情緒の成熟によるところが大きい．
- **思春期**は「自分は誰か」を知る**自我同一性**（アイデンティティ identity）の確立の時期であるが，identityは通常，1人の孤独な状態で確立することはできず，家族・友人・学校・職場・地域との交流の影響を強く受けて段階的に確立されてくることが多い．
- 社会的行動や家族・友人・学校・職場・地域との交流によって，自己の存在意義や役割行動を強く自覚する形のidentityを，**社会的 identity**と呼ぶ．
- identityを確立するためには，それまでの個人の価値観や判断基準，大人や社会に対する考え方を整理して「気持ちの見つめ直し（心理的再構築）」をしなければならないが，家族・友人・学校・職場・地域との交流によって逆に不安や葛藤が強まり，その結果，不安定な自己意識や精神的混乱などのストレス反応がみられやすくなることを「同一性危機 identity crisis」という．
- 同一性危機は「誰もが通らなければならない危機の時期」であり，一度形成したidentityがさまざまな情勢の変化（恋人や配偶者・子どもの死，会社のリストラ，大震災など）で揺らぐときには，**成人期**や**老年期**でも同一性危機の状況が起こる可能性がある．
- 青年期の特徴的な4つの状況
    - ①**マージナル・マン**：心理学者のレヴィンは，「青年期は子どもと大人の中間の時期」であり，その両面の心理的特性があるとして，「マージナル・マン

marginal man（境界人）と名づけた．学童期（いわゆる子ども）と成人期の中間に位置する青年期には，社会的な身分が不確定であるばかりでなく，情緒不安定，過度の緊張があるという性質を持つとしている．

②ピーターパン・シンドローム：カイリーによって提唱され，いつまでも大人社会への参入を拒否している男性が示す心の症候群をいう．基本的には，現実に対する自信のなさ，孤独（どのグループにも属さない），女性とのかかわりの未熟さ，父親へのコンプレックスをあわせ持つ状態をさす．

③シンデレラ・コンプレックス：ダウリングによって提唱された．「他人に面倒をみてもらいたい」という願望による「いつか王子様が現れ，その人に自分の人生を任せて守られたい」と願う女性の依存状態をさす．

④青い鳥症候群：メーテルリンクの作品「青い鳥」という童話にちなんで名づけられたもので，今の自分は本当の自分ではないと信じ，いつまでも夢を追い続ける人をさす（たとえば，理想の職を求めて定職につかず転職を繰り返す人など）．

- **成人期**には，人間の心身は全般的に成熟に達し，生涯のうちで最も安定した状態である．家族・友人・学校・職場・地域との交流は活発になり，就職し社会的活動を始める，結婚や出産・育児を通して家庭を形成するなど，社会的にも充実し活動性の盛んな時期である．
- 成人期の危機的状況（**燃え尽き症候群** burnout syndrome）：マスラックの定義によると，「長年にわたり人を援助する過程で，対人関係のエネルギーが必要以上に要求された結果，極度の心身の疲労と感情の枯渇を主とする症候群」とされ，仕事嫌悪，思いやりの喪失をもたらす状況である（とくに医療従事者に多い）．
- **老年期**は，「いかに生きがいを見出すか」，「いかに社会とのつながりを維持するか」，「どれだけ自立した生活を維持できるか」，「どれだけ家族とうまくやっていけるか」などについて，長年の経験や知識を利用しながら，家族・友人・地域との交流や今までに培った人間関係を支えに，身体的な老化にもかかわらず精神的には円熟・調和して発達する．

4 自己制御力

- 人間が豊かに生きていくために「自己抑制」，「自己主張」のバランスを保つ能力を，自己制御力 self-regulation という．
- 幼児期のうち，**幼児前期**の自己制御力は親（大人）から導かれたりサポートされたりすることが必要であるが，**幼児後期**は自分自身で自己制御力を増加させる時期であり，また親（大人）からも適切に感情や行動を制御することを期待される時期である．
- **幼児後期**の自己制御力の発達差(個人差)はその後の**学童期**でも持続しており，この時期は自己制御力の発達にとって重要である．
- 身体的成長と年齢を重ねるにつれて，とくに**思春期**（青年前期）になると，「衝動性」という行動パターンが出現してくる．

- これは身体的成長（第二次性徴の出現）に伴う心理・社会性の発達が著しくなった結果であり、「大人になる基礎の形成」といえる．
- たとえば、自分の部屋に鍵をかけたり、髪型やおしゃれに気をつかうようになったり、これまでに無批判に受け入れてきた親や大人たちの価値観や行動のあり方を否定したりすることで、自分の価値に照らして制御しないまますぐに行動に移す．
- これは、実は自分自身の中心となるべき目標や要求、価値が確立されていないために、「探索的行動（暗闇で何かを探すような行動）」をしている状態である．
- このような衝動性の裏側には、「衝動性を持った自分自身を批判的に見つめる（行動を反省する）もう一人の自分自身」が存在しており、これが「自己統制力 self control」である．
- 衝動性と自己制御力は表と裏の関係であり、感情的に非常に激しい揺れが起こっている．
- **成人期**から**老年期**においては、identityの発達に伴う自己制御力と自己表現力を日常生活領域におけるさまざまな場面で発揮することができ、職業、余暇活動（レジャー、休息）、個人生活のバランスのとれた安定的な生活を送ることができる．

5 異性関係

- **幼児後期**に異性への関心が芽生え、男児は母親に、女児は父親に性的関心を持ち、同時に同性の親を憎むようになる（精神分析学による仮説）．
- **学童期**の「趣味や価値観」、「助け合い」、「譲り合い」などの尊敬や共感という心理・情緒の成熟によって、互いの意見や価値観を交換し、それまで中心的に存在していた親の価値観とは異なる価値観を形成していく．
- **学童期**には、友人関係（交流）では、一方的に自分の欲求やわがままを押し通し続ければ友人は自分から離れてしまうため、多少の無理をしてでも相手のために行動する傾向がある．
- **学童期の後半**には、相手に協力してもらったり援助してもらったりするためには、自分の方からも相手の欲求を満たしたり相手に協力したりと give and take でなければならない、という基本的な人間関係（対等な関係）を友人関係から学ぶ．
- **学童期の後半**では、対等な人間関係は同性どうしの間で活発になるが、第二次性徴を迎える思春期（青年前期）には同性から異性へと対象が変化していく．
- 第二次性徴は女子の方が男子よりも早い場合が多く、早くに発達する女子に男子の発達が追いつき、互いを異性として認めるようになる．
- **思春期**から**成人前期**にかけては、互いを異性として認めるという感情（愛情）の具体的な行動として交際が活発になる．その関係性を通して理想の異性像を形成し、相手を求めるような行動パターンになってくる．
- **青年期**における異性関係（友情関係）は、互いを通して自らのidentityをはっ

きりさせようとする試みである．

- **成人期**の異性関係はより親密になり，双方の identity を互いに「融合させ」，「共有する」ことで，「犠牲や妥協を要求することもある」ことを認識するようになる（結婚が典型例）．
- **老年期**の異性関係では，「心の通じ合う人がそばにいる」という愛情が，肉体的衰え（生理的老化）に伴い成人期の場合よりも逆に高まることが特徴である．

C　異常と障害

- **機能・形態障害（心身機能・身体構造）**：ダウン症候群，広汎性発達障害，自閉症
- **能力低下（活動）**：コミュニケーション能力の低下，対人関係のぎこちなさ
- **社会的不利（参加）**：引きこもり（ニート），社会との隔絶

> **学習到達度 自己評価問題**
> 1. 赤ちゃんが泣いているときに，母親が対応する場合はすぐに泣き止み，父親の場合はなかなか泣き止まない状況はよくある光景だが，この違いの理由はどこにあるかを情緒・心理の面から説明してみよう．
> 2. 子どもの行動を厳しく制限する親，子どもにほとんど要求せずに行動を放任する親，規則を守って自立を促しながら親子間の意思疎通をはかる親，それぞれの子どもはどのように成長するのか，その違いを説明してみよう．

各論

10. 生について―社会化と再社会化

● 一般目標　GIO
1. 生きていく過程における社会化と再社会化について理解する.
2. 発達段階ごとの社会化について理解する.

● 行動目標　SBO
1. 発達段階と社会化の関係を説明できる.
2. 生涯人間発達としての再社会化を説明できる.

● 調べておこう
1. 社会化に関する種々の学説を心理学と関連させて調べよう.
2. 思春期, 中高年期の精神的・身体的変化について調べよう.

A　生とは

- 人間が生きていくということは, 種々の体験や経験により自らが変化していくことである.
- 変化には, 自らの発達・発育・成長とともに, 他者・社会との関係性の中で適応していく過程（社会化）が大きく影響する.

B　社会化

1　社会化とは

- **社会化** socialization とは人間が社会的な人間となって社会に適応していく能力を習得し, 自我を確立して個性を持つにいたる過程であり, 社会を構成する者が所属する集団の価値や信念を受け入れ, 社会に組み入れられる過程である.
- パーソナリティの構造変動にかかわる学習過程であるため, その役割学習の過程においては, 他者（人, 制度, モノ）との相互作用が重要となる. つまり, 社会化過程でかかわる他者（友人や組織, 文化, 文明）によって学習内容が異なるため, 学習していく役割や確立される自我に違いがみられる.

表10-1 社会化される者の内部で働く学習のメカニズム

発明	すでにパーソナリティに内面化されている文化によって思考し，新しい行動様式をつくり上げていくメカニズム
模倣	言葉のとおりまねること 学習し文化を内面化する際に働く重要なメカニズム 技術，技能面の学習のメカニズム
同一化	他者と同じになること 　発達同一化：他者と同じになりたいと考える 　防衛同一化：他者と対決して他者を凌駕するために同じ力を所持しようとする

- 個人と社会，そして文化の接合を解明するための重要な概念であり，社会生活に不可欠な知識，価値，規範を学ぶ複雑で発展的な生涯学習過程である．
- 社会化を通して人間は，男女の役割や仕事，余暇の役割などの種々の社会的役割を学んでゆく．
- 学童期や青年期にのみ起こる現象ではなく，年齢を重ねるにつれ，それに付随する多くの役割に対して社会化は続いていく．
- 社会が変容すると，社会の中で引き受けるべき役割や，その引き受けの時期，期間，様態が変化するため，社会化は社会の急激な変容に影響される．

2 社会化理論

- 社会化を過去の経験を内面化していく過程としてとらえることにより，個人が特定の役割を遂行するための態度や信念，習慣をどのように獲得していくかが解明されてきた．
- ピアジェは，児童の心性すなわち「自己中心性 egocentrism」から成人心性への移行を相互作用 interaction に求め，これを社会化と呼んだ．
- ジンメルは，社会化は個人間の相互関係における一定の形式とした．
- フロイトは，社会化における乳幼児期の経験を重視し，乳幼児期における**リビドー説**（人間の心理における無意識には性的諸要素が基本的にかかわっている，とするもの）をもとにパーソナリティ論を唱えた．
- 人間の「**成長**」には次の3つのことが含まれている．
    ①生物学的な変化：身長・体重の増加，運動能力の増進．
    ②心理的・人格的な成熟：自己中心性の克服，道徳意識の発達，アイデンティティ identity の確立など．
    ③引き受けるべき役割の変化：進学，就職，結婚，出産など．
- 人間は誰もが子，学生，友人，恋人，父，管理職，母，妻というように複数の役割を遂行しながら生きており，その役割は時間の経過とともに変化する．
- パーソンズは社会化される者の内部で働く学習のメカニズムを，発明 invention，模倣 imitation，同一化 identification の3種類に分類した（表10-1）．

a．ライフコース論

- 人生におけるいくつかの出来事は，役割をそれ以前とは大きく変化させる節目

となることから，その節目を区切りとして生涯発達を区分する立場をライフコース論という．
- 1970年代半ばからいわれ始め，成長を人生の節目を区切りとした段階に区分し，枠組みで把握しようとする立場であり，成長するということ（社会化）がその人の所属する社会のあり方と切り離して考えられないとするものである．
- ライフコースとは，いくつかのライフステージの連なりである．ライフステージは節目になる大きな役割構造の変化によって区切られ，あるライフステージのあり方はそれに先立つライフステージのあり方に依存して決まる．具体的には，何歳のときに結婚したかなど，どのステージでどのような体験をしたかによってその体験がもたらす効果は異なり，その後の経路が異なってくる．つまり，社会化はそのような歴史的・社会的出来事とのかかわりによって変わっていく多元的なものである．
- ライフコース論は成長を枠組みで把握しようとする立場であり，生涯発達において新たな役割を追加するというよりも，それまでの役割の優先順位を再編するというものである．

b. ライフサイクル論

- ライフコース論に対して，どの世代もみな同じようなライフサイクルをたどることを前提としているものが，**ライフサイクル論**である．
- ライフサイクル論は1970年代半ばまでは盛んに主張されており，生物学的な変化と類比的な規則的変化の過程として人生を理解しようとする立場であるが，歴史的な出来事（戦争，不況，革命など）が人生の岐路に与える影響を考慮できていない．
- 高度経済成長期には，就職・結婚・出産といった出来事は後戻り不可能な節目として，人を否応なく次のライフステージに押しやるはたらきを持っていたが，現在では，これらの出来事もキャンセル可能であり，ライフステージを区切るはたらきが弱まっている．
- エリクソンが，人間は乳児期や幼児期，学童期だけでなく青年期や成人期にも発達する，というライフサイクル論を提唱したことで，人間が出生から死にいたるまでの生涯を通じて発達する能力を持っている，という生涯発達の考えが広く一般的な概念となった．

3 家族，家庭の持つ社会化機能

- 家族の大切な機能として社会化機能がある．
- 家族は子どもを育て教育する機能を持ち，子どもは家族の中で人間性を形成し，文化を内面化して，社会に適応する能力を身につけていく．これは，子どもだけでなくすべての構成員に対して生涯にわたって影響する機能である．
- 家族は，子どもに基本的生活習慣の獲得を含む社会に参加するための能力を習得させるとともに，必要な規範や価値を習得させる．
- 現代においては，家族の持つ社会化機能は多くの外的要因によって影響を受

け，子どもは家族だけでなく，地域やマスメディア，保育・教育機関などと関係を持ちながら，社会化されていく．
- 離死別に代表される理由で解体され，再組織化された集団である「片親のみの家族」においては，子どもの社会化は一方の親の欠落を受容し，社会的制裁をも受容・克服していく過程であり，経済的安定とそれを助長する社会的制度の存在が不可欠である．また，子どもの成長，発達を喜び，支える重要な他者の存在も不可欠であり，それがあれば人を愛せる，心の優しい，他人の痛みのわかる，自立した自主的な大人に社会化される．
- パーソンズは，子どもの社会化が自分を取り巻く社会的役割の内面化から始まるとし，新生児の時期から始まる子どもの社会化にとって，最も大切な社会構造は子どもが養育される家族集団の役割構造であるとしている．
- 核家族においては，父親は方向づけや提案を与えたり，評価を述べるというような手段的な役割を果たし，母親は受容したり拒否したりといった情緒的態度によって表出的な役割を果たすといわれているが，子どもにとっては父親よりも母親の方がより手段的であり，父親の方がより表出的な存在となっていることも多い．
- 核家族の役割はパーソンズによって，父親（課題遂行・力の優位），母親（集団管理・力の優位），男児（課題達成・力の劣位），女児（集団管理・力の劣位）に分けられた（図10-1）．
- 障害のある子どもと社会をつなぐ家族のプロセスを示すと図10-2のようになる．

4 発達段階における種々の社会化

- 社会化は，関係する相手から行動を期待されてそれに統制されることにより，指導され，保護され，形成されていく過程であるため，乳児期や幼児期，学童期，青年期だけでなく，成人期においてもみられる．
- 発達段階に応じた社会化によって，そのときに属する社会や集団の様式を，その所属成員である自己が取り入れて内面化することである．
- パーソナリティが育成される機構として，身近な成熟個体に同化したような行動をとることによって，ある社会的地位や役割に適したパーソナリティを身につけていく「アイデンティフィケーション」が想定されている．
- 学校，学級，地域における対人関係の社会化にはさまざまなものが関連する．それらを表10-2に示す．
- 乳児期や幼児期，学童期，青年期における社会化は，いわゆる「一人前になる」ことを目標とし，各成員が所属する集団における役割を得ることを通して，当該の社会構造の維持または発展にいたる過程である．一人前になってからの社会化は生産性と創造性を目標とした成人における社会化であり，**再社会化**，相互社会化，回顧的社会化などの概念で説明される．
- 青年期の社会化は，成人社会から分離された社会的地位ゆえに，将来取得するであろう役割を予期した学習過程，すなわち「予期的社会化」となる．

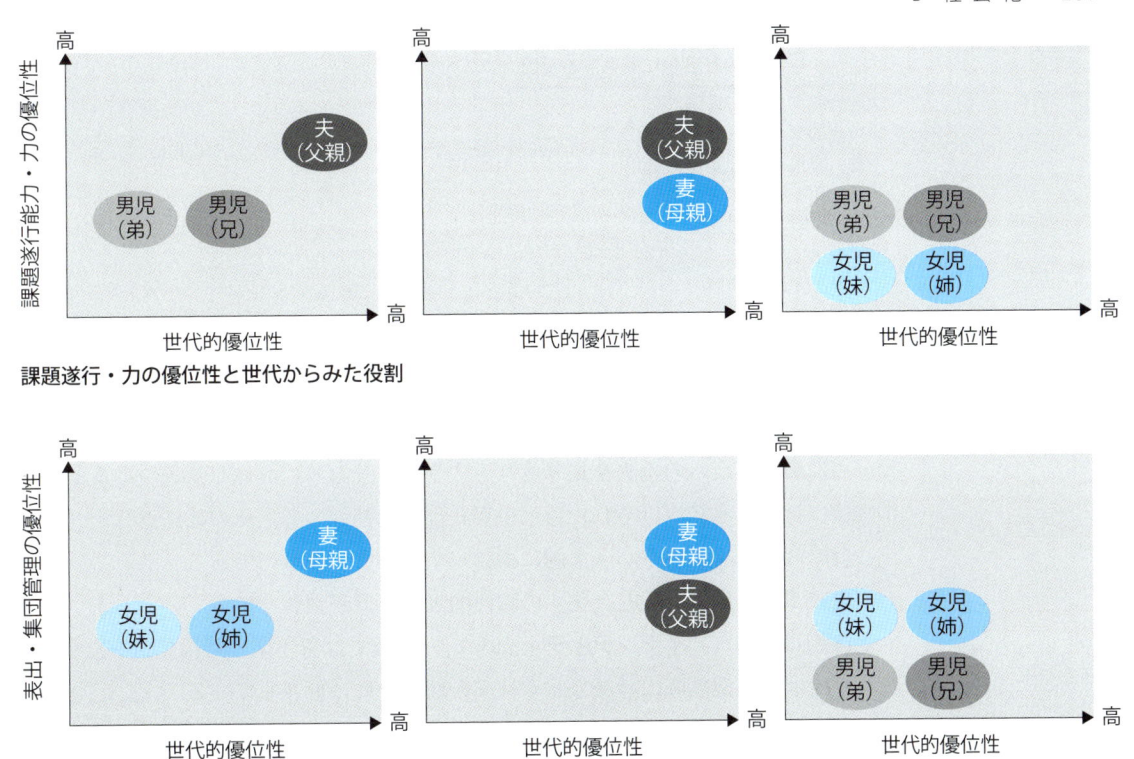

図10-1　核家族の役割

図の縦軸は，上図では方向づけや提案といった課題遂行とその決定に関する優位性を示し，下図では情緒的な感情表現や集団の管理についての優位性を示す．前者は女性よりも男性が優位であり，後者は女性が優位となることが多い．また，双方ともに子より親が優位であり，子は年齢にかかわらず優劣はない．
図の横軸は年齢で表される優位性を示し，年長者が優位となるが，夫と妻の間には家族における世代的優劣はない．

```
わが子の理解・受容
        ↓
障害を取り巻く社会への現実志向
        ↓
    家族の再形成
```

父母の「個人・私」と　　父母の　　　　　家族の
しての自己のゆらぎ　　自己の編みなおし　暮らしの構築

```
障害のある子どもと社会をつなぐ方略
```

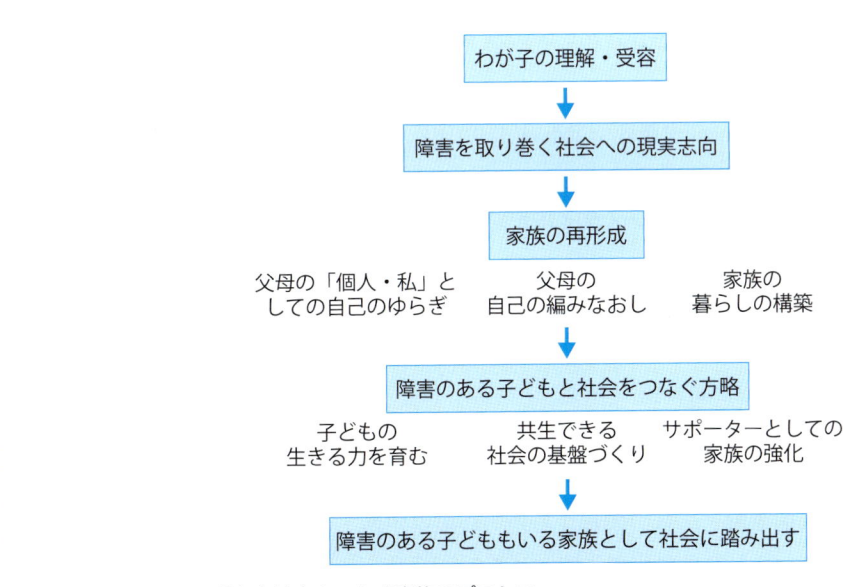

子どもの　　　　共生できる　　　サポーターとしての
生きる力を育む　社会の基盤づくり　家族の強化

```
障害のある子どももいる家族として社会に踏み出す
```

図10-2　障害のある子どもと社会をつなぐ家族のプロセス

表10-2 学校，学級，地域における対人関係の社会化に関連する要因

社会的スキルの獲得
社会的スキル訓練
友人関係・仲間関係の構築
ソーシャルサポート
学校・学級の対人関係
学校・学級適応
教師と生徒の関係
逸脱行動

- 回顧的社会化とは，予期的社会化と対照的に，「ライフサイクルのそれぞれの時点において自らの過去を振り返り，人生を自分なりに評価し意義づけるとともに，新しく意味づけられた自己の存在理由に基づいて，その後に遂行すべき社会的役割をフィードバック的に再設定する」というものである．
- 現在では「成長」，「社会化」の時間的とらえ方が変化してきている．かつては**自我同一性**（アイデンティティ identity）の確立は青年期の特権であったが，現在では青年期以降に延長もしくは成人期の全般に偏在している．つまり，成長，社会化の状況がライフコースのそれぞれの段階でそのつど確認され，必要に応じて再構築されるようなフレキシブルなものに変わってきている．

C 再社会化

1 再社会化とは

- **再社会化** resocialization とは，ライフスタイルが変化し，すでに過去のライフステージにおいて社会化された個人が新しい社会的役割を持ったときに，価値，行動，役割を再学習する過程であり，定年退職や競技選手の競技生活からの引退 retirement や離脱 withdrawal，中途障害などのように，ある事象以降の生活の変化が当てはまる．
- 再社会化は**ライフスタイル**が急速に変化し，個人が新しい役割を持ったときに起こるものである．

2 再社会化に関する研究

a. 離脱説と継続説
- 老年期の再社会化については**離脱説**と**継続説**が提唱されている．
- **離脱説**は，加齢による身体的老化により何らかの活動を行わなくなるという個人的離脱と，社会参加するための障壁が増える（アクセスしにくくなるなど）という社会的離脱で説明される．
- **継続説**は，「個人は社会化過程を通して若い頃に身につけた行動パターンやライフスタイルを後のライフステージまで持続する」という仮説に基づいている．

- 離脱説と継続説のみで高齢者の行動パターンを説明することには無理があり，これらの説を補足する新しい理論として，これまでのライフサイクルに依存しない別の社会化が行われるという「再社会化理論 resocialization theory」がある．
- 老年期における再社会化過程をスポーツ参加の観点からみた研究では，老年期におけるスポーツ参加の契機となった要因には種目間で顕著な差異がみられるとしている．テニス参加者では高齢期の以前から実施していたという「継続型」が多く，ゲートボール参加者では老人クラブに入会したことによりゲートボールへ社会化される傾向が強い．ペタンクのように認知度が高くない種目においては再社会化理論が認められる．

b. 活動理論と離脱理論

- 離脱説と継続説に加えて，老年期における社会化については**活動理論**と**離脱理論**がある．
- **活動理論**は，老年期も成人中期と本質的に同じ心理的・社会的な欲求を持ち，可能な限り成人中期のときの活動・役割を保持するとし，退職等で活動・役割を放棄せざるを得ない場合にはその代わりの活動を見つけ出し，活動性を維持するというものである（機能的代替物による活動・役割の遂行）．
- **離脱理論**は，老年期に社会のほかの成員との相互作用が減少していく（離脱）ことは不可避とし，自分自身が社会からの離脱を欲することが必要というものであり，社会の側は老年期の人々が離脱しやすいような制度を用意するとしている（個人と社会との新たな関係）．
- 日本においては，少なくとも1950年代の前半くらいまでは，「家」制度の影響によって老年期の人々の地位の低下に歯止めがかけられ，明確な役割が存在していたため，かつての日本における再社会化研究では，老年期における再社会化の「場」が，家族集団内に限定されていた．
- 都市部に居住する老年期の人々に対する調査から，老年期における社会関係は従来の伝統的な地縁や血縁による地域限定的なものではなく，交通手段やコミュニケーションツールを利用して空間的に離れた親族や友人とも交流し，広範囲にわたって選択的に社会関係が維持されていることが明らかとなってきている（孤立でも集団でもないパーソナル・コミュニティの構築）．

3 成人期（成人前期から老年期）における再社会化

- 青年期から成人期への移行には経済的自立が必要である．成人前期の経済的自立には，青年期における経済に対する**自己効力感**が関係しており，青年期における経済の自己効力感は，家族の中での仕事についてのコミュニケーション，とくに両親と仕事について直接的に話しあうことにより発達する．
- 成人中期から老年期への移行は，それ以前の役割移行と極めて対照的であり，その特徴を**表10-3**に示す．
- 老年期における再社会化においては，多くの人々の中で自己概念と社会的定義の間に矛盾が生じている．

表10-3 成人中期から老年期への移行における特徴

通過儀礼の欠如	人々は知らず知らずのうちに漠然と「老人」にさせられる
社会的喪失	重要な社会的役割から遠ざけられ，社会的利得よりも社会的喪失がもたらされる
役割の不連続性	老年期に入ってからの新たな生活規準に基づいて人々を訓練するような文化的条件が存在しない

表10-4 老年期における再社会化への課題

1) 肉体的な力と健康の衰退への適応
2) 隠退と収入の減少への適応
3) 配偶者の死への適応
4) 同年代の人々との親交
5) 社会および市民としての義務を果たすこと
6) 肉体的な生活を満足に送る準備

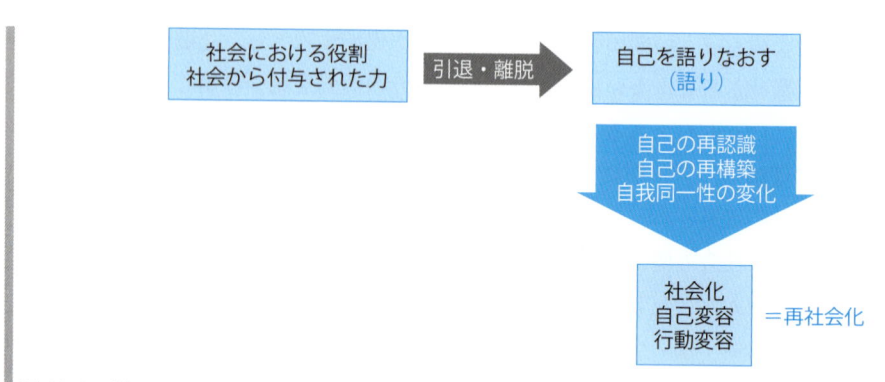

図10-3 語りによる再社会化

- 老年期における再社会化の課題には表10-4にあげるものがある．
- エリクソンによると，老年期はそれまでの生涯のすべてを自分のものとして受け入れ，それを統合していくという「自我の統合性」と，死への恐怖や望みを失った生活がもたらす「絶望」との拮抗のバランスを保ち，次の世代への関心を持ちながら生きなければならないという課題を有している．
- 老年期の社会化は，社会的喪失，肉体的機能低下などに対する予期的社会化を示しながらも，自己再帰性（社会行為の中で他者に与えた影響の刺激が自己に帰り，新たな自己を形成する）による再社会化を含み，過去の自己からの自己再規定，すなわちエリクソンが発達課題として示す「自我の統合性」であるアイデンティティidentityの再構築につながる回顧的社会化を強く示すものである．
- 人は「ものを語る」ということを学習，経験しながら発達するため，再社会化（自己再構築）には「語り」が重要となる（図10-3）．

D 異常と障害

1 機能・形態障害（心身機能・身体構造）

- 社会化，再社会化は心理的な過程であるため，その異常と障害としては，主として精神機能に由来するものが多い．思春期に多くみられる精神障害や心身症に起因するこころの問題や，うつ症状，意欲低下，アルコールやギャンブル，薬物などへの依存などがこれにあたる．また，いわゆるアダルトチルドレンというような状況も含まれる．

2 能力低下（活動）

- 社会化，再社会化過程に問題がある場合，人と親密な関係を築きにくい，他者からの肯定や承認を常に求めるといったコミュニケーションに障害をきたすことがある．

3 社会的不利（参加）

- 社会化，再社会化は文字どおり社会に適応していく心理過程であるため，その異常と障害は社会的不利（参加）に顕著に表れる．不登校や出勤恐怖などがこれにあたる．不登校や出勤恐怖にある状況で，かつ家族の機能に問題がある場合には，本人の孤立や疎外感がさらに増強し，引きこもりや暴力というような状態を呈することもあり，自殺（自死）にいたるケースもある．

学習到達度 自己評価問題

1. 自己の体験をもとに，高校卒業から現在の学校に入学するにいたる時期の社会化過程について説明しなさい．
2. プロスポーツ選手が引退後に当該競技に関係のない生活を送る場合の再社会化に必要なモノ，制度，かかわりについて説明しなさい．

各論

11. 死について

● 一般目標　GIO
1. 人間の死を社会的視点で考えるようになる．
2. 国や地域，時代や年齢による死亡率および死因の違いを理解する．

● 行動目標　SBO
1. 「死」を単に個体の消滅という物質的な面だけではなく，社会的な側面から説明できる．
2. 脳死について，その定義と意義を説明できる．
3. 尊厳死について，自らの考えを述べられる．
4. ターミナルケアについて説明できる．

● 調べておこう
1. 脳死判定基準について調べよう．
2. 過労死，過労自殺について調べよう．
3. 尊厳死と安楽死の違いについて調べよう．

A 死とは

- 生あるモノには必ず「死」が訪れる．死を物質的に考えた場合には，食物連鎖を含む単なる地球上での新陳代謝としてとらえることもでき，生物学的にはDNAの消滅を死と定義できる．しかし心を有する人間社会では，死にさまざまなドラマが付加されるため，宗教や哲学といった側面が大きく関与し，これを死生観と呼ぶ．
- 死後について問われた釈迦は，「死」のみにこだわることなく「生」について考えることの重要性に言及し，解脱（げだつ）という言葉を用いて，生を全うすることでこの世での苦しみを終え「涅槃（ねはん）」に逝けるのだと説いている．
- 精神科医のエリザベス・キューブラー・ロス Elisabeth Kübler-Ross（1926〜2004）は，ターミナルケアの臨床経験に基づいた著書『死ぬ瞬間―死とその過程について』（中公文庫）の中で，以下のような死の受容段階（死にゆく過程の5段階）の仮説を提起している．

〈第1段階〉否認と隔離：自らの死という予期しない衝撃的なニュースを聞かされたとき，まず否認が起こる．
〈第2段階〉怒り：死という現実を認めざるを得なくなると，次に怒りや恨みがこれに取って代わるようになる．
〈第3段階〉取引：次に神や仏に対して，自分がどうしたら延命できるか取引をし始める．
〈第4段階〉抑うつ：以上の段階をへて，それらが無駄であることを知って絶対的な悲しみを経験する．
〈第5段階〉受容：来たるべき自分の終焉を静かに見つめることのできる受容の段階に入る．

B 発達に伴う命の理解と死生観の変化

1 幼児期

- 最初は「すべてのものに命がある」と感じるアニミズム的な世界観を持っているが，成長により「動くものには命がある」と考えるようになり，さらには「自力で動くものには命がある」と命の理解が変化する．
- 2歳児でも「生きている」とか「死ぬ」という言葉を使い，死を感じ取ることができる．ペットが死んで涙ぐむこともあるが，大人のように死を理解しているわけではない．この段階では，「死」と，単に「見えない」，「動かない」こととの区別が十分にできない．
- 死と「一時的な離別」（どこかへ行ってしまう）や「眠り」（そのうちに目覚める）との区別が不十分である．家族が死んでも，本当の死の意味を理解しているわけではないので，葬儀の場で興奮して楽しくなり，笑顔で遊んだりすることもある．

2 児童期

- この時期になると「生物だけに命がある」と理解するようになる．
- やっと死の「不可逆性」（死んだら生き返らない）を理解することができ，死を深く悲しむようになる．
- 小学校中学年頃に，死の不可逆性，不可避性（普遍性），不動性を理解し，死は誰にとっても避けられないものと受け止められるようになる．
- しかし，すべての子どもが完全に理解するわけではなく，小学生になってもアニミズム的な感覚が残っていたり，死んでも生き返ることがあると考えることもある．十分に死を理解するには，青年期までかかる．

3 青年期

- 思春期になると，何らかの形で，死や命について考えるきっかけとなるような

column

子どもの死生観に関する研究は少なく，1948年にブタペストで3～10歳の子どもについて調査したものがある．貴重な研究であるが，文化的時代背景や子どもの育つ家庭環境，社会環境による影響が極めて強く，今も紛争が絶えない地域と日本の子どもでは死生観に大きな違いがあることは間違いない．

エピソードに出会う．この体験をどのように活かしていくか，またこの時期に死と命に関してどのような教育をするかが，死生観の健全な発達のためにとくに重要である．

- テレビゲームなどのバーチャルリアリティーが死生観に悪影響を及ぼした結果として悲惨な事件を伝えるニュースを耳にするが，それを実証するデータはまだない．ただ，バーチャルリアルな世界への没頭が死生観の正常な発達に影響を与えることは十分に考えられる．
- 高校生を対象とした自殺関連行動に関する調査では，自殺関連行動の経験を有する群の方が「死への恐怖・不安」，「死からの回避」，「人生における目的意識」が低く，「解放としての死」と「死への関心」が高くなっていた．死に対する恐れと人生の目的意識が低く，自らの死を積極的に考え，死によって苦痛や悩みから解放されるという死生観を持っている傾向が示唆されている．

4 老年期

- 高齢者に対する死の不安尺度（Death Anxiety Scale；D. L. Templer）を用いた調査結果によると，「私は死ぬのがとてもこわい」が26％であるにもかかわらず，77％が「私は苦しんで死ぬのがこわい」という質問に「はい」と回答していることから，高齢者は死そのものより苦しみを恐れているのがわかる．
- さらに「死に対する態度」についての調査では，高齢になるにつれて死を受け入れるような結果となり，死についての受容的態度が形成されることが示されている．
- 夫婦の高齢化にはやがて死別という顛末が訪れる．米国での『社会的再適応評価尺度』によるストレス調査では，配偶者の死を最大の100としている．
- 「社会的再適応評価」とは，ワシントン大学の心理学者であるHolmesら（1967）により，5,000人の精神的不調患者への調査から，人生における事件・事故・出来事が人間にとってどれほど大きな苦痛・ストレスになるのかを明らかにしたものである．
- 配偶者の死以外に，配偶者との離婚：73，配偶者との別居：65，刑務所に収監・懲役への服務：63，けがもしくは病気をする：53などがある．
- 54歳以上の男性の調査で，配偶者・パートナーとの死別後6ヵ月以内の死亡率が，配偶者のいる場合に比較して約40％上昇することがわかった．また，死別後1年以内にうつの兆候を呈する未亡人は47％にのぼり，夫がいる女性の8％と比較すると有意に高いことが知られている．そして，配偶者との死別が，高齢者うつ病発症の最大の危険因子といわれている．

C 死に関する統計

1 国別死亡率

- 2012年版WHO世界保健統計から，新生児期，乳児期，成人期に分けた死亡率を国別に30位まで示す（**表11-1**）．
- 情勢不安や経済的および保健医療的に貧困で悩む国々の死亡率が高く，アフリカおよび中東の周辺諸国の死亡率の高さが目立つ．ここから，人間の死亡率（生存率）には生物学的レベルとしての寿命より，社会的要因が大きく関与していることがわかる．

表11-1 国別死亡率

順位	国名	新生児死亡率（1,000人出産あたり）
1	ソマリア	61
2	コンゴ民主共和国	56
3	パキスタン	53
4	マリ	52
5	アフガニスタン	50
6	ナイジェリア	49
7	ミャンマー	48
8	アンゴラ	47
8	中央アフリカ共和国	47
10	ギニアビサウ	45
10	モーリタニア	45
10	シエラレオネ	45
13	チャド	44
13	リベリア	44
15	ギニア	43
15	モザンビーク	43
15	東ティモール	43
18	ブルンジ	42
18	コモロ	42
20	コートジボアール	41
20	スーダン	41
22	赤道ギニア	40
23	エチオピア	39
24	インド	37
24	レソト	37
26	ブルキナファソ	36
26	ジブチ	36
26	ザンビア	36
29	ブータン	35
29	マダガスカル	35
29	ルワンダ	35
⋮		
189	日本	1

順位	国名	乳児死亡率（1,000人出産あたり）
1	アフガニスタン	165
2	アンゴラ	130
3	コンゴ民主共和国	126
4	チャド	124
5	シエラレオネ	123
6	ソマリア	119
7	ギニアビサウ	117
8	中央アフリカ共和国	115
9	ブルンジ	102
9	マリ	102
11	リベリア	100
12	ナイジェリア	96
13	ブルキナファソ	92
13	ザンビア	92
15	赤道ギニア	90
15	ギニア	90
15	モザンビーク	90
18	ウガンダ	84
19	カメルーン	82
20	コートジボアール	81
20	ケニア	81
22	コンゴ	80
22	ガンビア	80
24	ニジェール	79
25	ベナン	76
25	ジブチ	76
25	ミャンマー	76
28	コモロ	75
28	モーリタニア	75
28	東ティモール	75
⋮		
178	日本	3

順位	国名	成人死亡率（1,000人あたり）
1	ジンバブエ	772
2	レソト	685
3	スワジランド	620
4	南アフリカ	520
5	ザンビア	515
6	マラウイ	481
7	アフガニスタン	479
8	モザンビーク	470
9	タンザニア	458
10	中央アフリカ共和国	457
11	チャド	446
12	ウガンダ	436
13	アンゴラ	421
14	ソマリア	416
15	ブルンジ	411
15	ナイジェリア	411
17	コンゴ民主共和国	407
18	マーシャル諸島	405
19	ボツワナ	404
20	カメルーン	403
20	ギニアビサウ	403
22	シエラレオネ	393
23	マリ	386
24	コンゴ	381
24	ナウル	381
26	ブルキナファソ	372
27	ケニア	371
28	コートジボアール	361
28	赤道ギニア	361
30	ニジェール	359
⋮		
183	日本	65

注）「成人」とは15～60歳をさす．
[世界保健機関（WHO）世界保健統計，2013]

- 日本の順位は，新生児死亡率189位，乳児死亡率178位，成人死亡率183位と，どの年代層においても世界的に非常に優秀（死亡率が低い）な状況である．これは平均寿命にも影響するものであり，2010年の平均寿命は男性が79.6歳で世界第4位，女性では86.4歳と世界第1位であり，この背景には心疾患や脳血管疾患などの予防・治療があると考えられる．

2 死因別死亡確率

- 人はいずれ何らかの死因で死亡することになるが，生命表の上で，ある年齢の人が将来どの死因で死亡するかを計算し，確率で表したものが死因別死亡確率である．
- 2010年の死亡確率の高い順にみると，65歳の男性では，がん（悪性新生物）29.17％，心疾患14.82％，肺炎13.62％，脳血管疾患10.08％となり，65歳の女性では，心疾患19.69％，がん（悪性新生物）18.64％，肺炎11.81％，脳血管疾患11.79％となっている．

3 年齢別死因順位（表11-2）

- 全年齢での総数でみると，死因は第1位がん（悪性新生物），第2位心疾患，第3位脳血管疾患，第4位肺炎，第5位不慮の事故となっている．少子高齢化が顕著な日本においては，中高年～高齢者の死因が上位を占める傾向にある．
- 年齢層によって特徴的な傾向を示しており，新生児期では先天奇形等，乳児か

表11-2 死因順位（1～5位）別死亡数・死亡率（人口10万人対）

年齢（歳）	第1位 死因	死亡数	死亡率	第2位 死因	死亡数	死亡率	第3位 死因	死亡数	死亡率	第4位 死因	死亡数	死亡率	第5位 死因	死亡数	死亡率
総数	悪性新生物	353,318	279.6	心疾患	189,192	149.7	脳血管疾患	123,393	97.6	肺炎	118,806	94.0	老衰	45,323	35.9
0	先天奇形等	915	85.4	呼吸障害等	341	31.8	乳幼児突然死症候群	140	13.1	不慮の事故	112	10.5	出血性障害等	85	7.9
1～4	先天奇形等	162	3.8	不慮の事故	150	3.5	悪性新生物	86	2.0	肺炎	71	1.7	心疾患	57	1.3
5～9	不慮の事故	125	2.3	悪性新生物	107	1.9	心疾患	26	0.5	先天奇形等	26	0.5	その他の新生物	24	0.4
10～14	不慮の事故	122	2.1	悪性新生物	116	2.0	自殺	63	1.1	心疾患	42	0.7	先天奇形等	23	0.4
15～19	自殺	451	7.5	不慮の事故	424	7.1	悪性新生物	150	2.5	心疾患	62	1.0	先天奇形等	30	0.5
20～24	自殺	1,372	21.1	不慮の事故	552	8.5	悪性新生物	217	3.3	心疾患	115	1.8	脳血管疾患	39	0.6
25～29	自殺	1,628	22.6	不慮の事故	512	7.1	悪性新生物	371	5.1	心疾患	195	2.7	脳血管疾患	92	1.3
30～34	自殺	1,917	23.6	悪性新生物	759	9.3	不慮の事故	571	7.0	心疾患	381	4.7	脳血管疾患	191	2.4
35～39	自殺	2,343	24.5	悪性新生物	1,596	16.7	心疾患	752	7.8	不慮の事故	665	6.9	脳血管疾患	465	4.9
40～44	悪性新生物	2,776	32.4	自殺	2,321	27.1	心疾患	1,102	12.9	脳血管疾患	840	9.8	不慮の事故	763	8.9
45～49	悪性新生物	4,728	59.6	自殺	2,461	31.0	心疾患	1,729	21.8	脳血管疾患	1,293	16.3	不慮の事故	869	11.0
50～54	悪性新生物	8,686	114.5	心疾患	2,631	34.7	自殺	2,613	34.4	脳血管疾患	1,945	25.6	不慮の事故	1,080	14.2
55～59	悪性新生物	17,811	206.8	心疾患	4,660	54.1	脳血管疾患	3,183	37.0	自殺	2,936	34.1	不慮の事故	1,645	19.1
60～64	悪性新生物	31,912	319.9	心疾患	8,047	80.7	脳血管疾患	5,172	51.8	自殺	3,121	31.3	不慮の事故	2,426	24.3
65～69	悪性新生物	39,653	482.8	心疾患	10,216	124.4	脳血管疾患	6,612	80.5	肺炎	3,262	39.7	不慮の事故	2,970	36.2
70～74	悪性新生物	48,015	686.8	心疾患	14,230	203.5	脳血管疾患	9,733	139.2	肺炎	6,529	93.4	不慮の事故	3,814	54.6
75～79	悪性新生物	60,651	1,015.4	心疾患	23,399	391.7	脳血管疾患	16,410	274.7	肺炎	13,442	225.0	不慮の事故	5,510	92.2
80～84	悪性新生物	61,794	1,415.0	心疾患	33,922	776.8	肺炎	24,018	550.0	脳血管疾患	23,725	543.3	不慮の事故	6,756	154.7
85～89	悪性新生物	44,199	1,790.2	心疾患	37,893	1,534.8	肺炎	28,869	1,169.3	脳血管疾患	24,823	1,005.4	老衰	8,980	363.7
90～94	心疾患	30,738	2,938.6	肺炎	23,557	2,252.1	悪性新生物	21,805	2,084.6	脳血管疾患	18,668	1,784.7	老衰	14,121	1,350.0
95～99	心疾患	15,536	4,665.5	肺炎	12,316	3,698.5	老衰	12,161	3,652.0	脳血管疾患	8,535	2,563.1	悪性新生物	6,992	2,099.7
100～	老衰	4,851	8,510.5	心疾患	3,353	5,882.5	肺炎	2,824	4,954.4	脳血管疾患	1,587	2,784.2	悪性新生物	856	1,501.8

［厚生労働省：平成22年人口動態統計月報年計（概数）の概況，2010］

ら学童期では不慮の事故, 青年期では自殺, 中高年以降ではがん（悪性新生物）がそれぞれ死因の第1位を占めている.
- 今の日本には青年期で自殺が死因の第1位を占めるというショッキングな実態がある. 自殺については, 10歳代, 40・50歳代でも上位に位置し, 日本における社会的問題として認識すべき結果である.

4 自　殺

- 自殺死亡数の年次推移をみると, 1899（明治32）年の5,932人から1936（昭和11）年の15,423人までは増加傾向を示しているが, 1937（昭和12）年から戦時中まで減少傾向となっている. 戦後は再び増加傾向となるが, 戦前とは異なり増減を繰り返し, 過去2回のピークがあり, 近年もピークを形成している. 最初のピークは毎年2万人を超えた1954〜1960（昭和29〜35）年であり, 2番目のピークは毎年2万3,000人を超えた1983〜1987（昭和58〜62）年である. 最近は3万人前後で推移しており, 3番目のピークである.
- 世界での自殺死亡率（人口10万対）をみると, 男性ではロシア, ハンガリー, 日本の順に高く, 女性ではハンガリー, 日本, ロシアとなっている. 逆に自殺死亡率が低い国は, 男性ではイタリア, イギリス, アメリカ, 女性ではイギリス, イタリア, アメリカである.
- 日本は世界的にみても自殺大国であるといえる.

5 過労死

- 過労死とは, 周囲からの暗黙の強制などで長時間残業や休日なしの勤務を強いられた結果, 精神的・肉体的負担により働きざかりのビジネスマンが, 心疾患, 脳血管疾患などで突然死することである.
- 厚生労働省の「産業医のための過重労働による健康障害防止マニュアル」によれば,「過労死とは過度な労働負担が誘因となって, 高血圧や動脈硬化などの基礎疾患が悪化し, 脳血管疾患や虚血性心疾患, 急性心不全などを発症し, 永久的労働不能または死に至った状態をいう」と定義されている.
- 英語ではもともと work oneself to death と普通に翻訳されていたが, 日本の状況が欧米でも報道されることが増えたため, そのまま「Karoshi」と表されるようになった. 日本語の「過労死」という言葉が欧米でそのまま使われることは, これが日本特異の現象であるとの認識を示しているといえる.
- 長時間労働によるうつ病や燃え尽き症候群に陥って自殺する者も多く, これは「過労自殺」と呼ばれる.

> **column**
> 横浜市の病院に勤務していた理学療法士が急性心不全で死亡したのは過労が原因として, 2011年に横浜西労働基準監督署が労災認定をしている. 理学療法士の過労死認定は全国初であった.

D 脳死と心臓死

1 脳死とは何か

- 脳死は「脳幹を含む全脳の機能が不可逆的に停止するに至ったと判定されるものの身体をいう（臓器の移植に関する法律 第六条）」と定義される．
- 解剖学的に，あらゆる生命活動に必要かつ重要な制御をつかさどる中枢神経（系）には，大脳，小脳，中脳，橋，延髄，脊髄という部分がある．これらのうち，中脳，橋，延髄をあわせて脳幹と呼び，ここに呼吸や循環などの生命維持に直接関与する機能中枢が存在している．したがって脳幹の機能が失われると呼吸停止となり，必然的に死が訪れる．
- しかし数十年前に人工呼吸器（レスピレータ）が発明されたことにより状況が変わった．自発呼吸が停止した人に，人工的に呼吸させることができるようになったのである．
- 心臓はその自動性*によって動くので，人工呼吸器で呼吸を維持すれば，脳幹機能が停止していても呼吸と循環を一定期間維持することが可能である．これが脳死である．

*自動性
心臓の動きを意識して止めることはできず，また，心臓は，大脳などの中枢神経からの指令がなくても，自らの力で収縮を続けることが可能である．この性質を自動性と呼ぶ．

2 脳死の概念的分類

- 中枢神経系には，脳幹以外に大脳，小脳，脊髄がある．脳死の定義には次のように各国で見解の相違があるが，いずれの場合も，人工呼吸器がなければ呼吸による血液の酸素化ができないので心臓は数分で停止する．
    ①全中枢神経死：大脳，小脳，脳幹，脊髄まで，あらゆる中枢神経系の不可逆的な機能停止
    ②全脳死：大脳，小脳，脳幹を含む全脳髄の不可逆的な機能停止
    ③脳幹死：脳幹だけの不可逆的な機能停止
- 脳死の概念そのものが臓器移植を可能にするためにつくられたものであり，死の定義として正しいのかは今後も考えていく必要がある．
- 2012年の現時点において，日本は②の全脳死を脳死とする考えをとっている．

3 植物状態とは

- 映画やニュースなどで植物状態という表現を聞くことがあるが，脳死と同じではない．
- 植物状態とは，自発呼吸をつかさどる呼吸中枢のある脳幹部は完全に生きているが，大脳が機能全廃あるいは機能全廃に近い状態にあるものである．
- 植物状態では，生命を維持するために必要な呼吸循環系の機能制御は正常あるいは正常に近い状態で働いているので，人工呼吸器はほとんど使わずに，栄養さえ与えれば生き続けることが可能である．

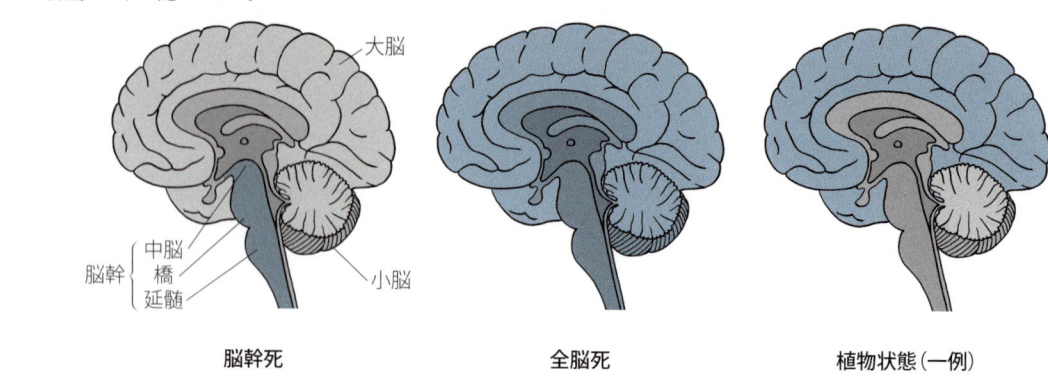

図 11-1 「脳死」と「植物状態」
■：機能喪失部分，■：機能残存部分

- 大脳のダメージにより意識レベルは低く昏睡状態となっているので，植物状態と呼ばれる（図 11-1）．

4 脳死の判定

- 1984（昭和 58）年に厚生省科学研究費助成金特別研究事業として「脳死に関する研究班」が設けられ，全国 713 施設に対して調査が行われた．
- 1986（昭和 60）年に現在の日本の脳死判定の模範となる「厚生省脳死判定基準」が発表された．
- 脳死判定基準は「前提条件」，「除外例」および「判定基準（判定のための諸検査）」で構成されている．
- 脳死判定と臓器移植は切り離して考えることのできない問題である．
- 臓器を適切な条件下で移植すれば，不治だと考えられていた病が快方に向かう可能性があることの存在は大きいが，臓器売買，臓器移植目的による海外渡航などの社会問題を引き起こしていることも周知のとおりである．

5 臓器移植（表 11-3, 11-4）

- 臓器移植法と呼ばれる臓器の移植に関する法律（法律第 104 号）は，1997（平成 9）年 7 月に制定（最終改正は 2009（平成 21）年 7 月）された．
- 子どもは回復力が強く，より慎重な判断が必要であるとされていたが，富山大学附属病院にて 2012 年 6 月に，6 歳未満としては初の臓器移植法に基づく脳死判定が行われ，臓器が摘出され移植された．
- 15 歳未満における臓器移植例がこのケースを含む 2 例にとどまるのは，家族の複雑な思いの表れだろう．
- 幼い子どもでは家族のさらに深い悲嘆も想像され，家族に対する丁寧で長期的な精神面のケアも必要である．
- 幼い子どものターミナルケアのあり方について，社会の議論が成熟しているとはいえない．脳死臓器提供が現実の看取りの方法の 1 つであることが知られた

表11-3 日本における臓器移植数（2008年）

心臓	肺	肝臓	腎臓	膵臓
13	25 (14)	476 (13)	1,201 (210)	11 (10)

（　）は脳死および心停止下での提供．
[日本移植者協議会：臓器移植の実態, 2008]

表11-4 各国の臓器移植の比較（2008年，韓国は2005年）

	心臓	肺	肝臓	腎臓
日本	13	25	476	1,201
アメリカ	2,190	1,505	6,319	16,519
イギリス	133	146	701	2,497
フランス	379	215	1,011	2,937
ユーロトランスプラント	581	972	1,688	4,610
スカンジナビア4ヵ国	89	83	237	786
韓国	26	8	594	754

[日本移植者協議会：臓器移植の実態, 2008]

のを契機に，賛成・反対を含め，あらためて議論を深めるべき時期にきているといえる．

6 リビングウィルと尊厳死

- リビングウィル living will とは，「尊厳死の権利を主張して，延命治療の打ち切りを希望する」などといった生前の意思表示のことであり，葬儀の方法や臓器提供の可否などが含まれ，インフォームド・コンセント*の浸透により広まってきた考え方である．
- 尊厳死とは，宗教的な思想や哲学に大きく左右される概念である．
- 尊厳を保つための手段として，耐えがたい苦痛からの解放を目的とした麻薬使用によるペインコントロールが代表的である．
- 無意味な延命行為の拒否については，死を迎える段階では意識を失っている可能性が高いため，リビングウィルが有効な意思表示法である．
- 尊厳死そのものの考え方については，議論が絶えない問題である．
- 1994年に日本学術会議は，①医学的に患者が回復不能の状態に陥っていること，②意思能力のある状態で患者が尊厳死の希望を明らかにしているか，患者の意思を確認できない場合は近親者など信頼しうる人の証言に基づくこと，③延命医療の中止は担当医が行うことを尊厳死容認のための条件としてあげている．
- 末期がん患者など治癒の見込みのない人々が，QOLと尊厳を保ちつつ最期のときを過ごすための医療がターミナルケアである．

*インフォームド・コンセント
あらゆる分野で活用されるが，とくに医療において，患者が，治療の内容（投薬・手術・検査など）についてよく説明を受け十分理解した上で（informed），自らの自由意思に基づいて医療従事者と方針において合意する（consent）ことであり，「同意」だけでなく説明を受けた上で治療を拒否することもインフォームド・コンセントである．

E ターミナルケア（終末期医療）

1 ターミナルケアとは

- ターミナルケア terminal care とは，末期がんなど治癒困難な患者と家族を対象とする，身体・精神両面の終末期ケアのことであり，緩和ケアと呼ばれることもある．
- 延命を目的とするものではなく，身体的苦痛や精神的苦痛などのトータルペイン（図 11-2）を軽減することによって，自由と尊厳が保障された QOL の高い生活の中で死を迎えられるように援助する．
- 世界保健機関（WHO）では，パリアティブ・ケア（緩和ケア）を「治癒を目的とした治療に反応しなくなった疾患を持つ患者に対して行われる積極的かつ全体的な医療ケアであり，痛みのコントロール，心理的な苦痛，社会的な問題，スピリチュアルな問題の解決が最も重要な課題となる．パリアティブ・ケアの最終目標は，患者とその家族にとってできる限り良好な QOL を実現させることである．そして，このような目的のために，パリアティブ・ケアは末期だけでなく，より早い病期の患者に対してもがん病変の治療と同時に適用すべき多くのメリットを持っている．」と定義している．
- ターミナル期とは，余命約 6 ヵ月以内とされ，「あらゆる手段を尽くして治療しても治癒にいたらない状態で，患者にとって全人的にみて治療行為が不適切と

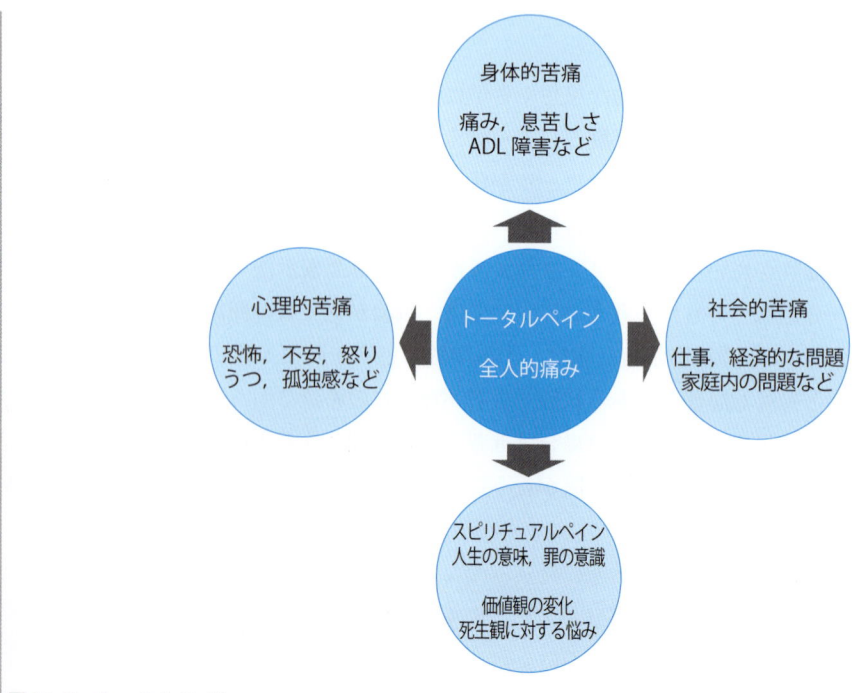

図 11-2 トータルペイン

思われる時期」と定義されている．
- 医師や看護師だけでなく，ソーシャルワーカーや心理職，宗教家，ボランティアなどによるチームで取り組まれる．家族や友人との心の交流の機会が重視され，こうした施設や在宅でのケアをホスピス hospice という．
- 日本では 1990 年から末期がん患者への保険適用の緩和ケア病棟が創設された．
- 患者本人が死を主体的に迎えるためには，病名告知を含むインフォームド・コンセントの確立，尊厳死の認知などの課題が存在する．ターミナルケアを必要とする患者の数に対して，ホスピスの絶対数とそこへ携わる医療チームの人員不足が問題視されている．
- 介護施設でもターミナルケアという考えが浸透してきたが，現実には次のような問題がある．
    - ①入居体系には相部屋も多くあり，入居者の状態に応じた環境が整備できない点．
    - ②医師が常駐していないので，迅速な医療ケアや肝心な緩和ケアが十分に行えない点．
    - ③介護職員の数が少ないため，個別ケアが効果的に実施できない点．

2 日本におけるターミナルケア

- 日本では，戦後の復興とともに，人は病院で死ぬことが当たり前だと考えられるようになってきた．自宅で最期を迎える風習は 1975 年頃を境に逆転し，その差は拡がる一方である．
- 取り立てて入院治療を行う必要性がないにもかかわらず，諸事情により入院を続ける奇妙な状況を社会的入院と呼ぶ．社会的入院から自宅に戻らず最期を迎えるという例はけっして少なくない．
- 社会的入院を余儀なくされる理由には，まず，日本の狭小な住宅事情や核家族化の進行による介護者の不足が考えられる．
- 次に，日本人気質なのだろうか，当事者の家族への気遣いや遠慮，自分の弱った姿を家族に見せたくないという気持ちといった心理的な側面を見逃すことはできない．
- さらに，経済的な問題などさまざま事情が根底にあり，病院で最期を迎えるという文化が定着していったのではないかと考えられる．
- いかなる理由であろうと自宅看病が困難であるときに，姨捨山（うばすてやま）のイメージがある老人施設よりも，医療機関という看板を掲げた病院は格好の収容施設であり終焉施設となったのである．
- しかしながら，近年なって，多くの人にとっての安息の地である自宅で死を迎える例も少しずつ増加傾向にある．
- 国立社会保障・人口問題研究所の「人口統計資料（2006 年度版）」によると，2030 年には自宅で看取られる人の数が現在の 1.5 倍になると推定されている．

3 家族とターミナルケア

- ターミナルケアといっても，余命半年，余命数週間，余命数日，死亡直前など，時期によってケアの様相は異なる．
- 最期の場所が自宅や病院，施設と環境は違えど，当事者（患者）と家族という絆に変わりはない．
- ここでは，家族とターミナルを迎えた患者との関係性を考えていく．

a. ターミナルケア前期

- 疾病治療からターミナルケアへ移行する時期であり，患者と家族の両者にとって直面する事実は受け入れがたく，精神的に最もつらい時期である．
- 緩和ケアへ移行するためには，患者への病名告知や病状説明が必要であるが，患者への配慮により必ずしも100%告知されるわけではない．しかし，患者は自分の死というものを強く意識するようになり，不安や恐怖，社会からの隔絶感による孤独，医療や医療関係者への怒りなどから心はすさむ．
- この時期には身体的症状（苦痛）はそれほど強くないことが多いので，現在どのような気持ちであるか，どのような不安を抱えているのかなど，心理的サポートを中心に考える必要がある．また，身辺整理についても考え始める時期である．

b. ターミナルケア中期

- 病状の悪化に伴い食欲減退が進み，体力の低下や倦怠感が表面化し，強い疼痛も出現する時期である．薬物の積極的投与により症状の緩和がはかられるが，独力での日常生活の遂行が困難になってくるのもこの時期である．
- 家族は痛みを訴える患者を見かねて，無力感を感じることが多い．緩和ケアによりある程度の疼痛コントロールは可能なこの時期に，家族として何ができるのかを積極的に考える必要がある．最終的に精神的な支えとなれるのは家族である，という原点に立ち戻る必要がある．
- 患者は自分の人生を振り返り，生まれてきた意味を宗教的や哲学的に考えたりする．家族は，患者が直面する最期の人生の課題について，しっかり寄り添いともに答えを考えることも必要である．

c. ターミナルケア後期

- 終日をベッド上で過ごし，時に訪れる激痛に身もだえをするような，あるいは呼びかけにも反応がなく眠ったように過ごす時期である．
- エリザベス・キューブラー・ロスによると，患者は自分の死を「受容」できるような段階であるとされる．しかし，家族にとっては看病による疲労がピークを迎える時期であり，身体的および精神的に疲弊する時期である．
- 家族が健康で元気でいることが患者の支えになると考え，無理をしない看病姿勢が重要である．

d. 死亡直前期

- 患者はほとんど意識がなくなり，言葉によるコミュニケーションができなくな

る時期である.
- 家族にできることがなくなったわけではなく,声をかける,手を握る,身体をさするなどの愛情を持った身体的コミュニケーションを欠かさず,最期を共有するという感覚を持つことが大切だとされる.
- 家族として最期までやるべきことを行えたという「達成感」を持つことは,患者の死後においても遺族によい影響を与えることになるとされる.

学習到達度 自己評価問題

1. 「死」を社会レベルで考えた場合の,脳死,臓器移植問題について考えなさい.
2. 尊厳死について自分の考えをまとめ,今後のターミナル・ケアのあり方を論じなさい.

各 論

12. 身体構造・心身機能の発達関係と整理・統合

見返し一覧表の見方

- 見返しに掲載した一覧表「発達期における各機能の発達と障害の関係一覧」は，下のように，横軸が発達期（発達段階およびライフステージ）を，縦軸が身体構造および心身機能を表す．
- 横軸をたどることで，身体構造・心身機能それぞれの生涯にわたる発達過程を把握することができる．
- 縦軸をたどることで，各発達期において獲得する身体構造・心身機能を把握することができる．

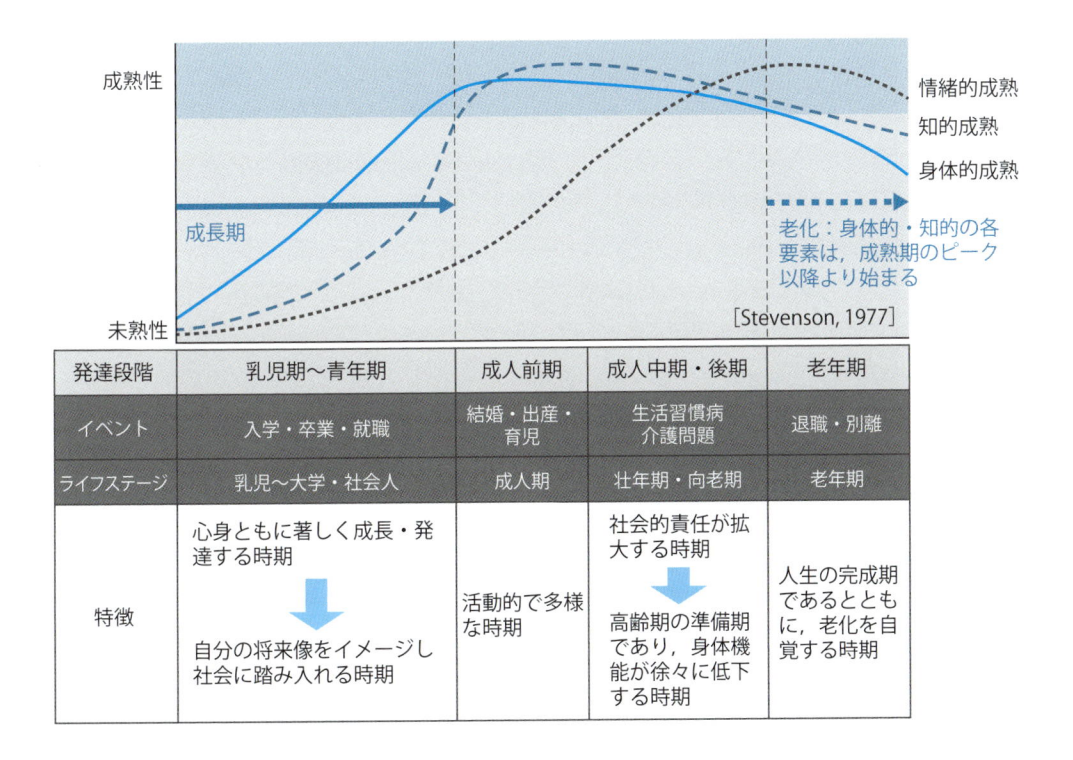

成熟性 ―――――――――――――――――― 情緒的成熟
　　　　　　　　　　　　　　　　　　　　　　知的成熟
　　　　　　　　　　　　　　　　　　　　　　身体的成熟

成長期

老化：身体的・知的の各要素は，成熟期のピーク以降より始まる

未熟性

[Stevenson, 1977]

発達段階	乳児期〜青年期	成人前期	成人中期・後期	老年期
イベント	入学・卒業・就職	結婚・出産・育児	生活習慣病 介護問題	退職・別離
ライフステージ	乳児〜大学・社会人	成人期	壮年期・向老期	老年期
特徴	心身ともに著しく成長・発達する時期 ↓ 自分の将来像をイメージし社会に踏み入れる時期	活動的で多様な時期	社会的責任が拡大する時期 ↓ 高齢期の準備期であり，身体機能が徐々に低下する時期	人生の完成期であるとともに，老化を自覚する時期

一覧表から見えてくるもの

- 発達における成熟を迎える時期やその期間は，身体構造や心身機能によって異なる（図12-1）．
- おおまかに，縦軸の①身体運動は図1-2の身体的成熟曲線に沿った，②感覚・認知および③言語は知的成熟曲線に沿った，④心理・社会性は情緒的成熟曲線に沿った発達過程をそれぞれたどる．
- 身体的成熟は，おおむね成人前期の初め頃まで成長し，成人後期より低下（老化）する．ただし，成長過程は臓器により大きく異なる．たとえば身長は，スキャモン Scammon の臓器別発育曲線の「一般型」のように20歳まで直線的に伸びるのではなく，乳幼児期と思春期に急激に伸びる．脳の重量も身長と同様，20歳まで直線的に増加するのではなく，「神経型」のように出生直後より急激に増加し，4～5歳で成人のおよそ80％に達し，12歳でほぼ同重量となる．男性の陰茎や女性の卵巣といった生殖器は，「生殖器型」のように思春期に入って急激に発育する．扁桃・リンパ節といったリンパ組織は，「リンパ型」のようにいったん成人を超える発育を遂げた後，思春期過ぎより成人のレベルに戻る．
- 知的成熟は，成人前期の半ば頃まで著明に発達し，その後，維持し続け，老年

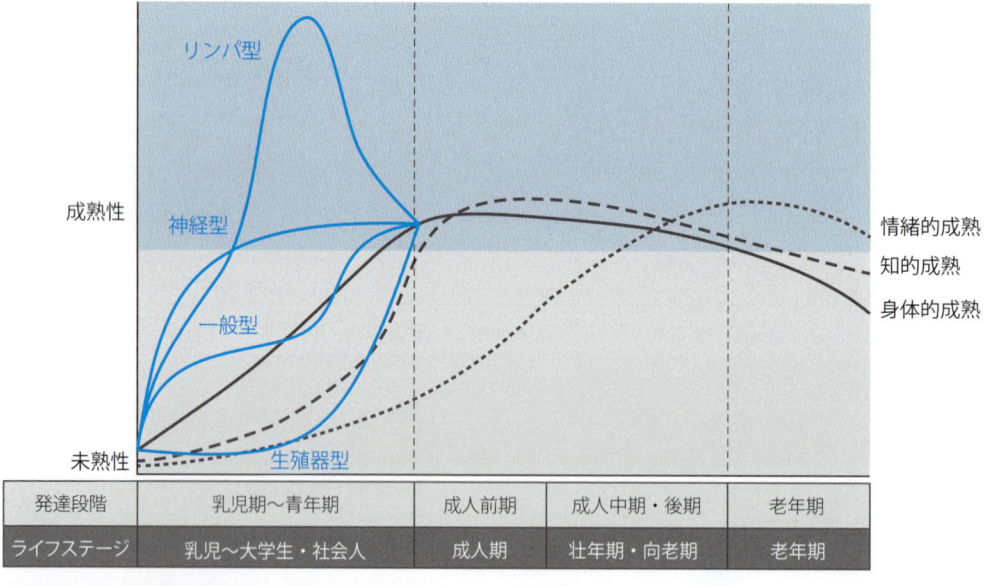

図12-1 生涯発達における成熟曲線図
図は，Stevenson による身体的・知的・情緒的成熟曲線と，スキャモンの臓器別発育曲線を重ね合わせたものである．人間発達における成熟を迎える時期やその期間は，身体構造・心身機能によって異なる．とくに身体的成熟については，成長期における発育過程が臓器によって大きく異なる．
一般型：身長や体重などの発育を示す．
神経型：脳重量や頭囲などの発育を示す．
リンパ型：扁桃やリンパ節などの発育を示す．
生殖器型：男児の陰茎や睾丸，女児の卵巣や子宮などの発育を示す．
[Stevenson, 1977 およびスキャモンの臓器別発育曲線を改変]

期より徐々に低下する．流動性知能はその一例であり，30歳頃まで発達する．ただし，こういった発達過程を遂げず，生涯にわたって発達し続ける知能（結晶性知能）もある．
- 情緒的成熟は，身体的・知的成熟とは異なり，著しく発達する時期が定まっていない．各発達期において遭遇する問題によって停滞や退行をしつつ，それを解決しながら，一生涯を通じて発達し続ける．一例として感情（自尊感情）があげられる．
- 生涯発達において，人間は，誕生から成長・成熟し，老化を経て，最終的に死を迎える（p.2，**図 1-1 参照**）が，身体構造・心身機能における成熟を迎える時期やその期間にはずれがあり，それが各発達期において固有の病気や障害をもたらす原因ともなっていることを理解しておかなければならない．
- 乳幼児期・学童期は身体構造・機能面における発達が著しい時期であり，先天性異常（生まれながらに何らかの異常を持っている）がある場合，発達遅延が表面化もしくは明確化する．また，生活行動範囲が広がるものの，危険の察知・認識が乏しく，交通事故をはじめとした不慮の事故を起こすことが多い．
- 思春期・青年期は，第二次性徴を迎え，大人らしい体つきに変化するとともに，心の面においても本当の自分を模索して，これまでとは異なる価値観を身につける子どもから大人への過度期である．同性・異性を問わず，人間関係の悩みから自殺が多い．
- 成人期は，仕事や家庭といった公私にわたって多忙な時期であり，また，身体的には老化現象による心身の衰えを自覚し始める時期でもある．過労やストレス，生活習慣病を招き，糖尿病，高血圧，心疾患，脳血管疾患などを発症する危険性が高い．女性では更年期障害を生じる時期でもあり，めまい，耳鳴り，心悸亢進，憂うつ症，倦怠感などの諸症状をきたしやすい．
- 老年期は社会から引退の時期であり，衰退のイメージが強いことは否めない．そのため，生きがいの喪失，孤独感，うつなどを生じやすい．また，老化による心身機能の低下は，日常生活範囲の狭小化を引き起こし，外部刺激の乏しさによる知的面での廃用や身体活動量の低下による身体面での廃用を生み，認知症や要介護生活となる危険性を有している．

一覧表の活用方法

- 発達障害とは，成長・成熟していく過程で，各発達期において獲得する身体構造・心身機能が同年齢と比較して劣るために生じる障害ととらえることができる（p.8，**図 1-4**；Aちゃん参照）．
- 担当する患児・患者の発達期を縦軸にたどり，それに該当する身体構造・心身機能が獲得されていない場合，それは「発達の遅れ」を意味し，発達障害を疑うことになる．ただし，発達には個人差があり，「発達の遅れは発達障害である」といった短絡的なとらえ方は間違ってもしてはならず，その他の検査・測

12章 身体構造・心身機能の発達関係と整理・統合

定データも含めて総合的に判断する必要がある．

- また，前発達課題は次の発達課題獲得の基礎となることから，ある1つの身体構造・心身機能の発達の遅れは，次発達期の身体構造・心身機能のスムーズな獲得を妨げたり，同発達期の他の身体構造・心身機能の獲得に影響を及ぼすことを忘れてはならない（**図 12-2**）．

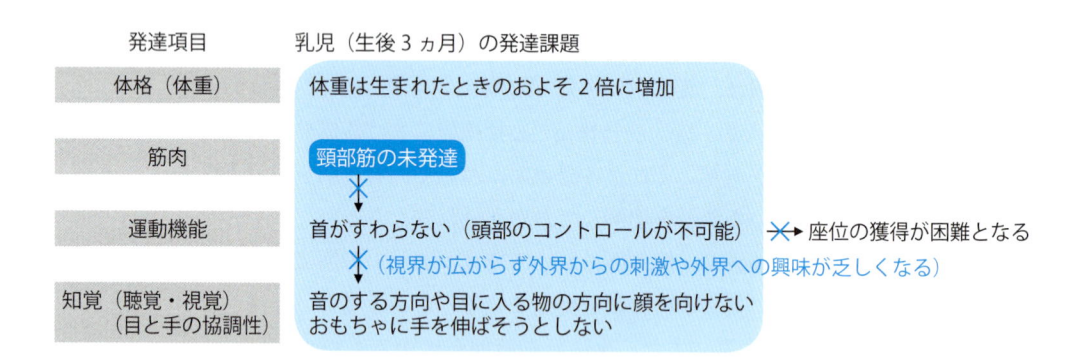

発達項目	乳児（生後3ヵ月）の発達課題
体格（体重）	体重は生まれたときのおよそ2倍に増加
筋肉	頸部筋の未発達
運動機能	首がすわらない（頭部のコントロールが不可能） → 座位の獲得が困難となる （視界が広がらず外界からの刺激や外界への興味が乏しくなる）
知覚（聴覚・視覚） （目と手の協調性）	音のする方向や目に入る物の方向に顔を向けない おもちゃに手を伸ばそうとしない

図 12-2 発達課題の関連性
成長期である生後3ヵ月の乳児は，頸部筋の発達によって首がすわり，視界が広がることで刺激が増して外界への興味が増え，音のする方向に顔を向けたり，目に入ったものに手を伸ばそうとする動作がみられるようになる．また，首がすわることで次段階である座位の獲得の準備がなされる．図は，その成長期の課題の1つに遅れがあることで，次成長期の課題がスムーズに獲得できないばかりか，同成長期のほかの課題にも影響を及ぼすことを示している．

付　録

表1　年表　発達の変遷

18世紀──発達科学の黎明	学問的背景	考え方の連関	発達理論	発達観
1762　ルソー, J. J.(仏)	哲学		『エミール』成育史	教育学的
1777　テテンス, J. N.(独)	心理学		魂は環境との相互作用で生涯にわたり変化	生涯発達論
1801　ペスタロッチ, J. H.(瑞西)	教育学		幼児教育	教育学的
1826　フレーベル, F. W. A.(独)	教育学		幼児教育	教育学的

19世紀──進化論が生まれた時期				
1859　ダーウィン, C.(英)	自然科学		『種の起源』自然選択と適応・系統発生	進化論的
1866　ヘッケル, E.(独)	生物学		「反復説」個体発生は系統発生を繰り返す	進化論的

20世紀前半──発達科学の誕生				
1905　ビネー, A.(仏)	心理学		知能検査	心理学的
1917　フロイト, S.(墺)	精神医学		性的発達段階	精神分析学
1919　ワトソン, J. B.(米)	心理学		古典的行動主義	学習優位
1923　ウェルナー, H.(墺)	心理学		未分化から分化へ	法則性
1928　スキャモン, R. E.(米)	医学		発達曲線（器官）	成熟優位
1932　パーテン, M.(米)	社会学		遊びの発達	社会学的
1932　ヴィゴツキー, L. S.(蘇)	心理学		発達の最近接領域（潜在的能力の想定）	文化歴史的
1935　ローレンツ, K.(墺)	動物行動学		臨界期と刷り込み	相互作用[*1]
1935　シュテルン, W. L.(米/独)	心理学		「輻輳説」遺伝も環境も作用する	相互作用
1940　マッグロウ, M. B.(米)	児童心理学		寝返り・這い・歩行など様式出現の順序	成熟優位
1947　ゲゼル, A.(米)	小児科学		レディネス・発達の順序	成熟優位
1948　ハヴィガースト, R. J.(米)	教育学		ライフサイクル	生涯発達論
1949　ヘッブ, D. O.(加)	神経心理学		「Hebbの法則」	神経科学的
1949　ワロン, H.(仏)	精神医学		身体・自我・社会の関連から	身体と情動[*2]
1950　エリクソン, E. H.(独)	発達心理学		ライフステージ	生涯発達論

20世紀後半──発達科学の発展				
1953　サリバン, H. S.(米)	精神医学		人間関係の発達	精神分析学
1957　ワディントン, C.(英)	発達生物学		エピジェネティック地形モデル	相互作用
1958　スキナー, B. F.(米)	心理学		新行動主義	学習優位
1964　マズロウ, A. H.(米)	心理学		欲求の5段階説	心理学的
1967　ミラニーコンパレッティ, A.(伊)	神経精神医学		運動発達と姿勢反射の関連性	神経科学的
1967　フランケンバーグ, W. K.(米/独)	科学		デンバー式発達テストと個人差	相互作用
1969　ボウルビー, J.(英)	精神医学		愛着理論と母子関係	成熟優位
1969　ルリヤ, A. R.(蘇)	心理学		言語発達での社会的相互作用	文化歴史的
1970　バルテス, P. B.(独)	発達心理学		*論文集 "Life Span Development" の刊行	生涯発達論
1970　ピアジェ, J.(仏)	発達心理学		認知発達理論・シェマの同化・調節と均衡化	相互作用
1971　コールバーグ, L.(米)	心理学		道徳性の発達段階	相互作用
1979　バウアー, T. G. R.(英)	心理学		発達は環境把握過程である	学習優位
1980　フォスベルグ, H.(瑞典)	神経科学		神経回路の発達と歩行様式の発達	成熟優位
1982　フッテンロッハー, P. R.(米)	脳神経科学		シナプスの刈り込み	神経科学的
1986　プロミン, R.(米)	行動遺伝学		個人差（相互作用）	生涯発達論
1989　ジェンセン, A. R.(米)	教育心理学		環境閾値説	相互作用
1996　シーグラー, R. S.(米)	認知心理学		多重波モデル（相互作用）	生涯発達論
1998　バタワース, G.(英)	心理学		*雑誌『発達科学』の刊行	生涯発達論

21世紀──発達科学の現在				
2003　ダマシオ, A.(米/葡)	脳神経科学		身体の変化によって情動が形成される	身体と情動
2006　セーレン, E. & スミス, L.(米)	発達心理学		ダイナミックシステムズアプローチ	自己組織化

仏：フランス, 独：ドイツ, 瑞西：スイス, 瑞典：スウェーデン, 英：イギリス, 墺：オーストリア, 米：アメリカ, 蘇：旧ソヴィエト連邦, 加：カナダ, 伊：イタリア, 葡：ポーランド

[*1] 相互作用：成熟と学習が相互に作用して発達するとするという発達観.
[*2] 身体と情動：身体と情動が環境に働きかけて発達するという発達観.

表2　各機能の発達一覧

	人（対大人，対子ども）との関係	言語理解	喃語・言語表出	文字の習得
新生児	情動的交流			
3ヵ月頃	語りかけに社会的微笑		クーイング	
4ヵ月頃	呼名反応	呼ばれたとわかる		
6ヵ月頃	基本的信頼・アタッチメントの形成＝人見知り		子音と母音の組み合わせによる喃語	
8〜10ヵ月	共同注意	状況とあわせて日常語理解	会話様喃語	
1歳頃	三項関係の成立	カテゴリー知覚の完成	初語→1語文 ボキャブラリー・スパート	文字への気づき
2歳頃		二分評価の始まり	2語文	
3歳頃		二分評価	多語文	仮名の拾い読み
4歳頃	ひらめきや思いつき，他者の動きで意図が変化	音韻意識の成立 音韻の分解と抽出		
5歳頃	行動する前に決めた通りに行おうとする			仮名の書字の始まり
6歳頃	自分と他人を比較し，その違いを意識する	音声言語理解の完成	音声言語表出の完成	仮名の音読・書字
7歳以降				仮名・漢字習得 ローマ字の習得 作文・読書
12歳以降		英語学習の始まり	英語学習の始まり	IT使用・電子メール PCの使用 英語学習の始まり

参考文献

総 論
1章 人間発達とは
上田礼子（著）：生涯人間発達学（改訂第2版），三輪書店，東京，2005
福田恵美子（編）：コメディカルのための専門基礎分野テキスト 人間発達学，中外医学社，東京，2005
上田礼子（著）：リハビリテーション医学講座 第2巻 人間発達学，医歯薬出版，東京，1985
川村佐和子，志自岐康子，松尾ミヨ子（編）：ナーシング・グラフィカ16 基礎看護学—看護学概論，メディカ出版，大阪，2009
American Occupational Therapy Association：Occupational therapy practice framework：domain and process. *Am J Occup Ther* 56：609-639, 2002
吉川ひろみ（著）：「作業」って何だろう 作業科学入門，医歯薬出版，東京，2008
岩崎テル子（編）：標準作業療法学 専門分野 作業療法学概論（第2版），医学書院，東京，2011
日本作業療法士協会（監修）："作業"の捉え方と評価・支援技術 生活行為の自律に向けたマネジメント，医歯薬出版，東京，2011

4章 社会科学からみた人間
住田正樹，高島秀樹（著）：子どもの発達社会学—教育社会学入門，北樹出版，東京，2011
山内光哉（編）：発達心理学（上）—周産・新生児・乳児・幼児・児童期（第2版），ナカニシヤ出版，京都，1998
浅野智彦（著）：図解 社会学のことが面白いほどわかる本—本当のことがホントにわかる！，中経出版，東京，2002
苅谷剛彦，濱名陽子，木村涼子，酒井 朗（著）：教育の社会学—「常識」の問い方，見直し方，有斐閣，東京，2000
溝口仁美（監修）：すぐに役立つトラブルから子供を守る法律マニュアル，三修社，東京，2008
佐久間毅（監修）：これから勉強する人のための日本一やさしい法律の教科書，日本実業出版社，大阪，2011
加藤孝正，小川英彦（編著）：基礎から学ぶ社会的養護，ミネルヴァ書房，京都，2012
久塚純一，長沼建一郎，森田慎二郎（編）：医療・福祉を学ぶ人のための法学入門，法律文化社，京都，2012

各 論
1，2章 身体運動器機能—身体構造1：胎児期～青年期／身体構造2：成人期～老年期
細田多穂（監修）：シンプル理学療法学シリーズ 運動療法学テキスト，南江堂，東京，2010
岸 清，石塚 寛（編）：全国柔道整復学校協会監修教科書 解剖学（第2版），医歯薬出版，東京，2008
河田光博，樋口 隆（編）：シンプル解剖生理学，南江堂，東京，2004
Castaing, J., Burdin, Ph.：図解 関節・運動器の機能解剖，協同医書出版社，東京，1986
落合慈之（監修）：整形外科疾患ビジュアルブック，学研メディカル秀潤社，東京，2012
福田恵美子（編）：コメディカルのための専門基礎分野テキスト 人間発達学，中外医学社，東京，2005
大内尉義（編）：標準理学療法学・作業療法学 専門基礎分野 老年学（第3版），医学書院，東

京，2009

3章　身体運動器機能—運動・歩行1：胎児期〜青年期
前川喜平（著）：小児の神経と発達の診かた，新興医学出版社，東京，2003
北野利夫：筋肉・関節の成長・発達．バイオメカニズム学会誌 32（2），2008
大城昌平（編）：リハビリテーションのための人間発達学，メディカルプレス，東京，2010
Gabbard, C. P.(著)：Lifelong Motor Development（6th Edition），Benjamin Cummings, San Francisco, 2011

4章　身体運動器機能—運動・歩行2：成人期〜老年期
村木重之：筋力と筋量の経年的変化および運動器疾患との関連．医学のあゆみ 236（5）：1-29, 2011
大高洋平，里宇明元：高齢者の姿勢と歩行．老年精神医学雑誌 16（8）：922-928, 2005
安田直史，村田　伸，村田　潤：軽度要介護後期高齢者女性の手指運動機能と手指筋力・感覚・反応時間との関連．理学療法科学 25（3）：469-472, 2010
浅川康吉ほか：高齢者における下肢筋力と起居・移動動作能力の関連性．理学療法学 24（4）：248-253, 1997
松井康素：大腿骨頸部骨折例の転倒状況—受傷前ADL機能との関係—．*Geriatr Med*（老年医学）44（2）：219-224, 2006
長谷公隆：立位姿勢の制御．リハビリテーション医学 43（8）：542-553, 2006
伊藤博一ほか：加齢に伴う身体機能の変化とその評価法　体力．診断と治療 98（11）：31-36, 2010
野上佳恵，鰺坂隆一：健常高齢者における組織ドプラ法を用いた左室拡張機能指標と運動耐容能の関連．日本臨床スポーツ医学会誌 17（2）：264-272, 2009
小池建吾，植木　純，高橋和久：高齢者の息切れと軽症のCOPDをどう見分けるか．*Geriatr Med*（老年医学）47（2）：159-162, 2009
金成建太郎ほか：簡易上肢機能検査（STEF），脳卒中上肢機能検査（MFT）．*J Clin Rehabil* 15（5）：470-474, 2006
緒方　徹：姿勢・歩行能力と脊髄機能—ロコモティブシンドロームと脊髄機能．医学のあゆみ 236（5）：545-548, 2011
小面進也：若年者と高齢者における姿勢制御能力—不安定板上および安定した支持面上での比較—．理学療法科学 24（1）：81-85, 2009
黒木裕士：重力と姿勢制御．理学療法 26（5）：633-637, 2009
杉山美早紀：後期高齢者における運動耐容能の評価法の再考—Stand Sit Test（SST）の検討—．理学療法群馬 20：12-16, 2009
Tirosh, O., Sparrow, W. A.：Age and walking speed effects on muscle recruitment in gait termination. *GAIT POSTUR* 21：279-288, 2005
Cofré, L. E., Lythgo, N., Morgan, D., Galea, M. P.：Age and walking speed effects on muscle recruitment in gait termination. *GAIT POSTUR* 33：484-489, 2011
Scherder, E. et al.：Gait in ageing and associated dementias；its relationship with cognition. *Neurosci Biobehav Rev.* 31（4）：485-497, 2007
芳賀信彦：歩行分析の手法と中高年の歩行．医学のあゆみ 236（5）：477-481, 2011
帖佐悦夫：ロコモティブシンドローム：運動器疾患を取り囲む新たな概念—ロコモ予防とリハビリテーション—．リハビリテーション医学 50（1）：48-54, 2013

10章　生について—社会化と再社会化
藤原健固（著）：スポーツと社会化，道和書院，東京，1976
大澤真幸（編）：社会学の知33，新書館，東京，2000
E. H. エリクソン：幼児期と社会1，みすず書房，東京，1977
R. J. ハヴィガースト：人間の発達課題と教育，荘司雅子（監訳），玉川大学出版部，1989

Hanson, S. M. H., Boyd, S. T.（著）：家族看護学—理論・実践・研究，村田惠子ほか（監訳），医学書院，東京，2001

Friedman, M. M.（著）：家族看護学—理論とアセスメント，野嶋佐由美（訳），へるす出版，東京，1993

山口泰雄，野川春夫：種目別にみた"ねんりんピック"参加者のイベント評価と社会化過程．体育・スポーツ科学 2：43-53，1993

原田宗彦：ソシアリゼーション．体育の科学 41（7）：508-514，1991

長ヶ原誠，山口泰雄，池田　勝：高齢者におけるスポーツ活動への再社会化に関する研究．鹿屋体育大学学術紀要 7：31-41，1992

富岡比呂子：日米の小学生の自己概念—自己記述質問票（SDQ-I）の心理測定的検討．パーソナリティ研究 19（3）：191-205，2011

松浦　勲：単身家族における子どもの社会化—母子，父子家族で成育した子どもの生活史の事例から．高知大学教育学部研究報告第 1 部 44：171-217，1992

濱田裕子：障害のある子どもと社会をつなぐ家族のプロセス—障害児もいる家族として社会に踏み出す．日本看護科学会誌 29（4）：13-22，2009

小倉康嗣：高齢期社会化の新たな様相への探索的アプローチ—その方法と視点をめぐる考察．慶応義塾大学言語文化研究所紀要 43：1-10，1996

阪本陽子：高齢期の社会化における「語り」の意義．教育研究所紀要 14：73-78，2005

坂口里佳：現代青年論再考—多元的生活世界における青年社会学に向けて．東京大学教育学部紀要 34：163-171，1994

髙旗正人：パーソンズの子ども社会化パラダイムの検討．中国学園紀要 4：43-51，2005

佐藤カツコ：家族における子どもの社会化に関する一考察—ベールズの相互作用分析による親子関係の分析．教育社会学研究 25：146-160，1970

朝倉隆司：ソーシャル・キャピタルは子どもの健康格差を緩和する鍵となるか．学術の動向：JSC ニュース 15（4）：88-95，2010

長田久雄：加齢に関する心理学的研究について．理学療法科学 17（3）：135-140，2002

小石寛文：学校教育における教育社会心理学研究の動向—学校・学級・地域における対人関係を中心に．教育心理学年報 49：86-95，2010

Lee, J. C., Mortimer, J. T.：Family Socialization, Economic Self-Efficacy, and the Attainment of Financial Independence in Early Adulthood. *Longit Life Course Stud.* 1：45-62, 2009

11章　死について

エリザベス・キューブラー・ロス（著）：死ぬ瞬間—死とその過程について，鈴木　晶（訳），中央公論新社，東京，2001

厚生労働省・日本医師会（監修）：がん緩和ケアに関するマニュアル（改訂第 3 版），日本ホスピス・緩和ケア研究振興財団，2010

浜崎盛康：脳死と人の死（下）—視床下部・下垂体系ホルモンと統合性．人間科学 13：287-300，2004

上畑鉄之丞，過労自殺—実情と背景，予防の可能性について．心療内科 7（4）：298-303，2003

赤澤正人：現代における思春期の死生観．現代のエスプリ 509：84-93，至文堂，2009

Holmes, T. H., Rahe, R. H.：The Social Readjustment Rating Scale. *J Psychosom Res.* 11（2）：213-218, 1967

索 引

欧文索引

A
accomodation　123
ADL　10, 89
aging　2
assimilation　123
asymmetrical tonic neck reflex（ATNR）　74
ATP　112
attachment　147
attachment theory　21

B
Binet　16
Bower　18
Bowlby　21

C
cautious gait　90
cell assembly　19
center of pressure（COP）　88
character　145
child-directed speech（CDS）　132
chronic obstructive pulmonary disease（COPD）　108
cognition　117
congenital myopathy　59

D
Damasio　20
Death Anxiety Scale　165
development　2
developmental psychology　144
developmental stage　4
developmental task　4
disuse atrophy　67
Down syndrome　24
dyslexia　138

E
Elisabeth Kübler-Ross　163
emotion　141
Erikson　17

F
fat free mass（FFM）　65
fidgety movement　101
Forssberg　16
Frankenburg　15
Freud　16
Functional Residual Capacity（FRC）　109

G
GABA　20
General Movements（GM）　101
Gessel　15
give and take　151
growth　2

H
Hebb　19
　――の可塑的シナプスモデル　95, 104
　――の法則　19
hospice　173
Huttenlocher　20

I
identity　144, 149, 154, 158
identity crisis　149
identity diffusion　144
international classification of functioning, disability and health（ICF）　7, 9

J
Jensen　18
joint attention　133

K
Kohlberg　18
Kretschmer　61

L
life stage　4
life-span development　1
life-style related disease　68
living will　171
Lorenz　20
Luria　21

M
marginal man　149
maturation　2
McGraw　15
mental status　141
Milani-Comparetti　15
mood　146
motor milestone　101
myasthenia gravis　59
myelination　94

O
osteoporosis　69

P
Parten　20
peak bone mass　63
perception　117
personality　146
Piaget　18
Plomin　18
polymyositis（PM）　59, 71
progressive muscular dystrophy（PMD）　59

Q
quality of life（QOL）　85

R

resocialization　158

S

SaO₂　106, 110
sarcopenia　65, 85
Scammon　2, 15, 178
Schem　123
self-regulation　150
sensory　117
separation-individuation phase　143
Siegler　18
simple test for evaluating hand function　89
Skinner　20
SLTA　138
social referencing　134
socialization　153
spontaneous movement　101
Stand Sit Test　89
STEF　89
Stern　16
Sulliban　17

T

temperament　146
terminal care　172
Thelen　20
total hip arthroplasty（THA）　70
typeⅠ線維　53, 56, 65, 81
typeⅡ線維　53, 56, 65, 81

V

Vygotsky　20

W

Waddington　19
Watson　20
writhing movements　101

X

X連鎖遺伝病　56

Y

young adult mean（YAM）　63

和文索引

あ

愛着　35, 132, 147
愛着行動　20
愛着理論　21
アイデンティティ　144, 149, 154, 158
アイデンティフィケーション　156
アヴェロンの野生児ヴィクトール　35
青い鳥症候群　150
握力　27, 81, 87
アタッチメント　132, 133, 147
アダルトチルドレン　161
圧迫骨折　70
アデノシン三リン酸　112
アニミズム　164
アリスサイン　58
アルツハイマー病　104
アンカップリング　64, 69
アンドロゲン　53, 81

い

閾値　18
異所性投射　95
異速性　4
Ⅰ型上皮細胞　105
Ⅰ型糖尿病　114
一次性変形性股関節症　70
1秒量　108
遺伝因子　16, 18
遺伝学　14
遺伝性神経筋疾患　83
遺伝的素因　21
遺伝的要素　18
意味記憶　126
インスリン　81, 112
　──抵抗性　113
咽頭　130
インフォームド・コンセント　171

う

ヴィゴツキー　20, 21
ウェルナー　16
ウェルニッケ失語　138
う蝕　63, 67
うつ　126, 165, 179
運動　7, 73, 85

運動器不安定症　92
運動習慣　28
運動遂行能力　82
運動制御系の習熟　79
運動性失語　138
運動耐用能　87, 89
運動単位　67
運動能力指標　27
運動発達　13, 15, 21, 73, 101, 104

え

永久歯　49
エネルギー代謝　112
エミール　14
エリクソン　17, 142, 144, 155, 160
エリザベス・キューブラー・ロス　163, 174
嚥下障害　12
遠心性収縮筋力　86

お

横断的研究法　21
応答の指差し　134
奥行き知覚　120
オスグッド・シュラッター病　59
オペラント条件づけ　20
オリゴデンドログリア　94
音韻　130, 136
音声　130, 134, 137
音声言語　130

か

介護予防　61, 67
外胚葉　24, 93
解剖生理学　23
カイリー　150
カウプ指数　42
核家族　156
学童期の身体異常　57
ガス交換　105, 106
家族　149, 155, 174
可塑性　4
活動　9
滑動性眼球運動　119
活動理論　159
カップリング　63
カテゴリー知覚　133
体の立ち直り反射　99

ガラント反射　97
加齢性筋肉減少症　85
加齢による姿勢・体型の変化　62
過労死　168
過労自殺　168
簡易上肢機能検査　89
感音性の難聴　137
感覚　117, 178
感覚運動　73
感覚性失語　138
眼球運動　119
環境閾値説　18
環境因子　8, 16
環境的要素　18
環境要因　73, 91
感情　141, 143, 179
間脳包　93

き

記憶　123
機械的記憶　125
器官形成　24
利き側の確立　79
気質　146
基礎代謝　112
基礎代謝量　113
喜怒哀楽　143
技能　149
機能的残気量　109
気分　146
基本的人権　36
基本的生活習慣　10, 148, 155
白蓋角　51, 64
求心性収縮筋力　86
胸郭　45, 47, 108
強靱さ　4
共同注意　11, 133
筋萎縮　56, 65
筋衛星細胞　53, 65
均衡化　18, 123
筋持久力　81
筋収縮速度　86
筋線維タイプ　53
筋代謝　82
緊張性頸反射　74, 98
筋肉　52, 59, 64, 71, 80
筋量　54, 65, 85
筋力　52, 64, 65, 67, 80, 85
　──の発達　79

く

屈伸運動　80
国別死亡率　166
頸の立ち直り反射　99
クリックサイン　58
クレッチマー　61

け

経済　37
継続説　158
頸体角　51, 64
系統的発達　41
系統発生　14, 16, 24
ゲゼル　15, 21
結合組織性骨化　50
結晶性知能　123, 137
言語　11, 129, 134, 137, 178
言語獲得の臨界期　36
言語機能　129
言語聴覚士　1
言語聴覚療法　10
言語の習得　147
原始反射　73, 96
原発性萎縮　59
原発性骨粗鬆症　69
健忘失語　138

こ

構音　11, 131
構音障害　11, 138
高次脳機能障害　12
抗重力伸展活動　74
行動遺伝学　14
行動科学　20, 21, 30
行動学　14
行動主義　14
後脳包　93
項目応答理論　21
呼吸仕事量　109
呼吸循環機能　87
呼吸数　108
国際生活機能分類　7, 9
個人　147
個人因子　9
語想起能力　137
個体発生　14, 16
骨　49, 50, 58, 63
骨格筋　52, 64
骨芽細胞　50, 51, 63
骨吸収　63
骨形成　63
骨粗鬆症　64, 69
骨膜　51
古典的行動主義　20
ことば　129, 131, 134
子どもの社会化　156
コールバーグ　18
コンプライアンス　108

さ

再社会化　153, 156, 158
最大骨量　63
在胎週数　74
再認　125
細胞　23
細胞集合体　19
細胞分化　52
細胞分裂　24
作業　10
作業遂行障害　10
作業バランス　10
作業療法　10
作業療法士　1
サテライト細胞　53, 65
作動記憶　126
サーファクタント　105, 106
サリバン　17
サルコペニア　65, 85
参加　9
三項関係　134
参政権　36
酸素飽和度　106, 110

し

死　163, 179
死因別死亡確率　167
視運動性眼振　119
ジェネラルムーブメント　101
シェム　18, 123
ジェンセン　18
自我　30
視覚　118
視覚性立ち直り反応　75
視覚的記憶　125
視覚的断崖法　121
自我同一性　17, 144, 145, 149, 158
子宮外環境　74
子宮内胎児発育遅延　46
シーグラー　18
刺激伝導路　112
自己効力感　159
自己主張　148, 150
自己制御力　150
自己喪失感　144
自殺　168, 179
自殺関連行動　165
支持基底面　77, 88
歯周病　63, 68
姿勢　41, 46, 47, 56, 61, 62
死生観　164
姿勢制御　88
姿勢制御反応　73
視性立ち直り反射　99
姿勢調節能力　77
姿勢反射（反応）　15, 98
自尊感情　143
失語症　12, 138
シットアップ　82
失名詞失語　138
児童虐待　36
児童虐待防止法　36
自動性　169
自動歩行　97
シナプスの刈り込み　20, 21, 94
死の受容段階　163
死の不安尺度　165
自発的な運動　101
自閉症スペクトラム　11
縞視力　119
社会　33, 178
社会化　153
社会科学　33
社会化機能　155
社会学　20, 34
社会化理論　154
社会権　36
社会心理的発達理論　17
社会性　134, 141, 147
　　──の発達　30, 134
社会的再適応評価尺度　165
社会的参照　134
社会的承認　147
社会的発達　33
社会との隔絶　152
若年成人平均値　63
周期別発育　42
自由権　36

重症筋無力症　59
縦断的研究　21
終脳包　93
終末期医療　172
主従関係　148
受精　24, 41
出勤恐怖　161
出生前検査　41
シュテルン　16
受容　164, 174
馴化　123
順序性　4
生涯発達　1, 14, 18, 32, 179
生涯発達論　14
上肢機能　78, 79, 88
小循環　109
常染色体優性遺伝病　56
常染色体劣性遺伝病　56
小泉門　50
情緒　141
　　——の発達　30, 142
情緒的成熟　3, 177, 178
衝動性　150
衝動性眼球運動　119
静脈血　110
上腕骨外顆骨折　58
上腕骨顆上骨折　59
上腕骨内側上顆骨折　59
植物状態　169
初語　11, 134
書字　137
除脂肪量　65
自律性　143
しりとり　136
視力　118
人格　146
進化論　14
心筋梗塞　114
神経科学　14
神経管　24, 93, 104
神経溝　93
神経心理学　19, 21
神経伝達物質　95, 104
人工股関節置換術　70
進行性筋ジストロフィー　59
心身機能・身体構造　7, 9, 152, 161
心身症　161
心身の成熟　80, 142
新生児期の障害　57
新生児呼吸窮迫症候群　106
心臓死　169

心臓の重量　110
心臓の容量　111
身体図式　75
身体的成熟　3
新体力テスト　27
シンデレラ・コンプレックス　150
真の理解者　148
心拍数　110
心理　141, 178
心理学　13, 14, 16, 21
心理社会的危機　17
心理的再構築　149

す

随意眼球運動　119
髄鞘化　94, 101, 125
髄脳包　93
スキナー　20
スキャモン　2, 5, 15, 178
スキル　149
ストライド　90
スポーツ科学　26
刷り込み　20

せ

性格　145
性格分類　61
生活機能　9, 67
生活習慣病　68, 179
生活障害　10
生活の質　85
成熟　2, 178
成熟優位説　14, 15
成人期の身体的特徴　61
精神障害　161
精神状態　117, 141
精神分析学　16, 151
声帯　130
成長　2, 154, 178, 179
性徴　41, 46, 47, 61, 62
成長軟骨板　51
成長ホルモン　81
生得的行動　20
青年期の障害　57
生理的屈曲　74
生理的老化　148
脊髄性障害　83
脊柱　41, 46, 47, 56, 61, 62
　　——の伸展　46

　　——の生理的弯曲　45
セーレン　20
染色体異常　25, 83
染色体異常症候群　56
全前脳包症　104
全中枢神経死　169
前庭性眼振　119
前庭動眼反射　119
先天歯　57
先天性股関節脱臼　58, 70
先天性ミオパチー　59
前捻角　51, 64
全脳死　169
前脳包　93

そ

臓器移植　170
臓器移植法　169, 170
相互依存　148
相互作用　14, 154
早産児　106
喪失の時代　31
僧帽弁　111
足底圧中心　88
続発性骨粗鬆症　69
粗大運動　79, 101
粗大運動能力尺度　21
その人の特徴　145
尊厳死　171

た

体育学　26
第一次性徴　47
体格　41, 46, 47, 56, 61, 62, 180
耐久力　80
胎児期の異常　56
胎児循環　110
体循環　109
大循環　109
代償運動　83, 92
体節　24, 52
大泉門　50
体組成　52
大腿骨頸部骨折　70
大動脈弁　111
ダイナミックシステムズアプローチ
　　　　　　　　　15, 20
第二次性徴　47, 148, 151, 179
体力　87

体力指標　27
体力テスト　27
ダーウィン　14
ダウリング　150
ダウン症候群　24, 152
他者との交流　141
立ち直り反射　98
多発性筋炎　59, 71
ダマシオ　20
ターミナルケア　172
短期記憶　96, 125
探索的行動　151
単純な屈伸運動　80

ち

知覚　117
父親　156
知的障害　11, 16, 35
知的成熟　3, 177, 178
知能　122, 123, 179
恥毛の発生　47
着床　24
中枢神経　93
中脳包　93
中胚葉　24, 52
聴覚　121, 137
聴覚障害　11, 148
聴覚誘発電位　121
長管骨　51
長期記憶　126
聴性脳幹反応　122
調節　18, 123
チロキシン　81

て

啼泣　107
ディスレキシア　138
テストステロン　81
テテンス　13, 15
転倒　89
転倒後症候群　89
転倒予防　67
デンバー　14
デンバー式発達スクリーニング検査
　　　　　15, 21

と

頭囲　47

同一性拡散　145
同一性危機　149
同化　18, 123
トゥクリアランス　90
統合　4
橈骨遠位端骨折　70
等尺性運動　80
糖代謝　112
動体視力　121
糖尿病　114, 179
動脈管　26, 110
動脈血　110
動脈血酸素分圧　106, 108
動脈硬化　114
動脈瘤　114
特異的言語発達障害　11
特発性脊柱側弯症　59
トータルペイン　172
トレンデレンブルグ徴候　58

な

中山　20
喃語　11, 132
軟骨性骨化　50
難聴　137

に

II型上皮細胞　105
II型糖尿病　114
二次性変形性股関節症　70
日常生活能力　148
ニート　152
二分脊椎　104
乳歯　49
乳房の発育　47
乳幼児の腹部　45
人間発達　1
認知　117, 178
認知神経科学　14, 19
認知発達理論　14, 18, 21
認知面の発達　122

ね

ネグレクト　37
年功序列　33
年齢別死因順位　167

の

脳科学　14
脳幹死　169
脳梗塞　114
脳死　169
脳死判定基準　170
脳性の障害　83

は

歯　49, 57, 63, 67
把握反射　96, 97
ハイガード歩行　77
背景因子　9
肺循環　26, 109
肺の表面積　107
肺胞の数　107
肺胞の表面積　107
胚葉　24
廃用性筋萎縮　67
バウアー　18
ハヴィガースト　16
パーキンソン病　104, 138
跛行　58, 91
破骨細胞　63
パーソナリティ　146, 153, 156
パーソナリティ論　154
バタワーズ　15
発育栄養状態　42
発育曲線　2, 5, 15
発育性股関節形成不全　58
発達　2, 178, 179
発達科学　13
発達学　14
発達課題　4, 14, 144, 180
発達心理学　144
発達段階　4
発達段階説　142
発達の最近接領域　20, 21
発達理論　13, 15
パーテン　20
母親　156
パリアティブ・ケア　172
バルテス　15
パワー　87
反射・反応　93

ひ

ピアジェ　14, 16, 18, 21, 123
引き起こし反射　98
引きこもり　152, 161
飛行機姿勢　76
微細運動　101
皮質脊髄路　94
非対称性緊張性頸反射　74, 98
ピーターパン・シンドローム　150
人見知り　30, 121, 133
ビネー　16
病院で死ぬ　173
標準失語症検査　138
表面活性物質　105

ふ

フィジェティ　101
フィードバック　90
フィードフォワード　90
フォスベルグ　16
フォルクマン拘縮　59
不快感情　142
腹囲　47
複雑系理論　15
不随意眼球運動　119
物質代謝　112
プッシュアップ　82
フッテンロッハー　20, 21
不登校　161
フランケンバーグ　15
フリーター　38
プルアップ　82
フレーベル　14
フロイト　16, 154
ブローカ失語　138
プロミン　18
分化　4, 24, 142
分析的研究　21
分離・個体化の時期　143

へ

閉眼片脚立ち　87
平衡反応　98
ペスタロッチ　14
ヘッケル　14
ヘッブ　19
　──の可塑的シナプスモデル　95, 104
　──の法則　19
ペルテス病　58
変形性股関節症　70
変形性膝関節症　70

ほ

方向性　4
方向定位　122
法律　36
ボウルビー　21
ボキャブラリー・スパート　134
歩行　73, 85
歩行率　78, 90
保護伸展反応　77
ホスピス　173
骨　49, 50, 58, 63, 69
ホメオスタシス　23

ま

マイルストーン　101
マージナル・マン　149
マズロウ　17
マッグロウ　15
慢性閉塞性肺疾患　108

み

三つ子の魂百まで　145
看取り　31, 170
ミドルガード歩行　77
ミラニー　14
ミラニー・コンパレッティ　15

め

迷路性立ち直り反射（反応）　75, 99
メタボリックシンドローム　71
　──予防　67
目と手の協調運動　75
メンタルヘルス　31

も

文字　130, 136
モロー反射　97

ゆ

有効支持基底面　88
指差し　133, 134

よ

養育環境　149
要因分析法　21
陽性支持反射　97
よせ運動（輻輳・開散）　119
予測的姿勢制御　88
読み　136
読み書き　136

ら

ライシング　101
ライフコース　154
ライフサイクル　155
ライフステージ　4, 17, 155
卵円孔　26, 110
ランゲルハンス島　112
ランドー反射　98

り

理学療法　7
理学療法士　1
理学療法士及び作業療法士法　9
離脱　158
離脱理論　159
立体視　121
リハビリテーション　4, 7, 31, 38
リビドー説　154
リビングウィル　171
リモデリング　63
流動性知能　123
療育　57
量的研究　21
菱脳包　93
臨界期　4, 20
臨床医学　14

る

ルソー　14
ルリヤ　21

れ

レヴィン　149
レスポンデント条件づけ　20
レディネス　15, 21
連続性　4

ろ

老化　2, 177, 179
ローガード歩行　77
ロコモティブシンドローム　67, 92
　——予防　67
ローレル指数　47

ローレンツ　20
論理的記憶　125

わ

ワディントン　19
ワトソン　20
ワロン　16

シンプル理学療法学・作業療法学シリーズ
人間発達学テキスト

2014年6月10日　第1刷発行	監修者　細田多穂
2019年8月10日　第2刷発行	編集者　植松光俊, 中川法一,
2022年8月30日　第3刷発行	大工谷新一
	発行者　小立健太
	発行所　株式会社 南江堂
	〒113-8410　東京都文京区本郷三丁目42番6号
	☎(出版)03-3811-7236　(営業)03-3811-7239
	ホームページ https://www.nankodo.co.jp/
	印刷　三報社印刷／製本　ブックアート
	装丁　node（野村里香）

Human Development
© Nankodo Co., Ltd., 2014

Printed and Bound in Japan
ISBN 978-4-524-26867-2

定価は表紙に表示してあります．
落丁・乱丁の場合はお取り替えいたします．
ご意見・お問い合わせはホームページまでお寄せください．

本書の無断複製を禁じます．
JCOPY 〈出版者著作権管理機構　委託出版物〉

本書の無断複製は，著作権法上での例外を除き禁じられています．複製される場合は，そのつど事前に，出版者著作権管理機構（TEL 03-5244-5088, FAX 03-5244-5089, e-mail: info@jcopy.or.jp）の許諾を得てください．

本書の複製（複写，スキャン，デジタルデータ化等）を無許諾で行う行為は，著作権法上での限られた例外（「私的使用のための複製」等）を除き禁じられています．大学，病院，企業等の内部において，業務上使用する目的で上記の行為を行うことは私的使用には該当せず違法です．また私的使用であっても，代行業者等の第三者に依頼して上記の行為を行うことは違法です．

発達期における各機能の発達と障害の関係一覧②

発達段階		胎児期	新生児期	乳児期	幼児期 幼児前期	幼児期	幼児期 幼児後期	学童期
ライフステージ		胎児	新生児期	乳児	準年少児	年少児	年長児	小学生期
		受精から出生まで	出生後28日以内	0～1歳半	1歳半～2歳	3～4歳	5～6歳	7～12歳
②感覚・認知	五感（とくに視覚・聴覚）	胎児期後期になると音や光に反応あり	視力0.03～0.05 衝動性眼球運動 聴力80～90db	視力0.1～0.2 滑動性眼球運動 立体視 聴力60～20db	視力0.4 上下感覚	視力1.0 左右感覚	聴力5db	
	知能	←――――― 感覚運動的段階（ピアジェ）―――――→				←―― 前操作的段階 ――→		←具体的操作段階→
	記憶		1～7分程度の記憶	1日程度の記憶	1～数週間の記憶	1年程度の記憶	4数の短期記憶	6数の短期記憶 作動記憶のピー〔ク〕
③言語	音声言語		叫喚音	4ヵ月頃：喃語 9ヵ月頃：会話様喃語 12ヵ月頃：初語	1歳半：語彙の爆発的増加 2歳：文法理解の始まり 2歳頃：大小の理解	文章レベルでの発語	言語による思考・行動調整 前後関係のあるまとまりを持った発語	9,10歳頃：抽象的な思考の芽生〔え〕
	文字			絵本への関心	絵の名称理解	一部の仮名の読み ○や十字の模写	ほとんどの仮名の読みの習得 仮名書字の始まり	読み書きの急速な伸び 仮名書字の習得 漢字学習の始〔まり〕
	コミュニケーション		泣き・微笑による養育者との情動的な交感 →	6ヵ月：人見知り 9ヵ月：要求・叙述の指さし	1歳頃：周囲の子どもとのやりとりの芽生え 2歳頃：第一次反抗期	3歳：できないことへの苦手意識の芽生え、自己主張の増加 4歳：自己抑制機能の発達		仲間関係におけるコミュニケーションの深まり 社会的な立場に〔応〕じた表現の使用
④心理・社会性 心理・情緒	感情（自尊感情）		「喜怒哀楽」の基本が出現	他人に支配されない「自分のプライド」	←―― 恥vs自律（自立）	――→ ←― 罪悪感vs積極性 ―→		←劣等感vs勤勉性→
					「自己肯定」→「自己主張」→「自尊感情」→「強情」の順序をたどり、「名誉心」、「自己誇示」が成立する			
	性格			「三つ子の魂百まで」 三つ子とは「3歳の子ども」、魂百までとは「性格は100歳まで続く」ということで、人の性格は3歳までに決定づけられ、その性格は死ぬまで続くということ				仲間との連帯と〔い〕う中で、他者〔より〕目立つことを求〔め〕ることがある
④心理・社会性 社会性	異性関係						異性への関心が芽生え、男児は母親に、女児は父親に性的関心を持ち、同時に同性の親を憎むようになる（精神分析による仮説）	「趣味や価値」、「〔分〕け合い」、「譲り〔合〕い」 →親の価値観と異〔な〕る価値観形成
	自己制御力				親（大人）から導かれたり、サポートされることが必要	自分自身で自己制御力を増加させる時期で、親（大人）からも自己制御を期待される時期		幼児後期の発達〔が〕（個人差）が持続〔す〕る
	友人・家族・学校・職場・地域との交流			←――― 心理・社会性の発達において、親の養育スタイルは非常に大きな影響力を持つ			―――→	8歳頃までは男〔女〕関係なく遊ぶが、11～12歳からは同性どうしで遊〔ぶ〕
	日常生活能力				日常生活能力（自立機能、運動機能、コミュニケーション、物の操作、状況判断、移動など）は、大人への依存から徐々に離れて自立の方向へ進み、4～5歳頃までには基本的生活習慣を獲得する			親の援助を受け〔な〕がら自分の身の〔ま〕わりのケアができ〔〕るようになる
⑤生について	社会化・再社会化		虐待、家族関係の異常				人間関係（家族・友人・先生）	ひきこもり・不〔登校〕
	ライフコース				入園		卒園	入学・卒業